常见病护理实践与技能

Nursing Practices
and Skills for Common Disease

罗 萍 杨 林 赵桂凤 李秧华 沈宗欢 段小娇 主编

化学工业出版社
·北京·

内容简介

本书共包括九章，针对护理临床实践中常见疾病的护理需求，系统介绍了常见的急危重症、儿科疾病、循环系统疾病、消化系统疾病、内分泌与代谢性疾病、神经系统疾病、女性生殖系统疾病、普通外科疾病及骨骼疾病等常见病的护理技能与实践要点。每章结合临床实际，突出护理评估、护理诊断、护理措施及健康教育等关键环节，以帮助护理人员迅速掌握临床护理的核心知识和实践技能。

本书内容翔实，实用性强，适合各级临床护理人员、护理专业学生及护理教育工作者参考使用。

图书在版编目（CIP）数据

常见病护理实践与技能 / 罗萍等主编． -- 北京：化学工业出版社，2024.11． -- ISBN 978-7-122-46934-2

Ⅰ．R47

中国国家版本馆CIP数据核字第20248AN005号

责任编辑：王　玮　满孝涵　　　　　　　文字编辑：马学瑞
责任校对：李　爽　　　　　　　　　　　装帧设计：史利平

出版发行：化学工业出版社（北京市东城区青年湖南街 13 号　邮政编码 100011）
印　　装：三河市君旺印务有限公司
787mm×1092mm　1/16　印张 15　字数 337 千字　2024 年 11 月北京第 1 版第 1 次印刷

购书咨询：010-64518888　　　　　　　　售后服务：010-64518899
网　　址：http://www.cip.com.cn
凡购买本书，如有缺损质量问题，本社销售中心负责调换。

定　　价：79.80 元　　　　　　　　　　　　　　　　　版权所有　违者必究

编写人员名单

主　编 罗　萍　萍乡市人民医院

杨　林　萍乡市第三人民医院

赵桂凤　大理大学护理学院

李秧华　景德镇市第三人民医院

沈宗欢　新余市人民医院

段小娇　吉安市中心人民医院

副主编 刘佳佳　首都医科大学附属北京积水潭医院

金　蕊　哈尔滨医科大学附属第二医院

舒文婷　四川大学华西医院

唐　焰　四川大学华西医院

孙亚丽　四川大学华西医院

庞　超　吉林省前卫医院

武瑞青　内蒙古医科大学附属医院

张先梨　内蒙古医科大学附属医院

李　姗　四川大学华西第二医院

编　委 李　敏　桐乡市中医医院

夏　琴　桐乡市中医医院

龙　平　四川省肿瘤医院

唐　媛　四川省肿瘤医院

王　勤　四川省肿瘤医院

张　莉　四川省肿瘤医院

赵晓霞　四川省肿瘤医院

主编简介

罗萍，女，副主任护师，毕业于南昌大学，本科学历。现任萍乡市人民医院护理部副主任。现任中华护理学会第二十八届理事会重症护理专业委员会专家库成员；江西省研究型医院学会肝胆外科护理专业委员会第一届委员会副主任委员；江西省护理学会灾难护理专业委员会委员。从事临床护理、护理管理和科研教学工作 20 余年，对外科疾病护理具有丰富经验。擅长肝胆胰脾外科疾病及各种普通外科常见疾病的护理，各种急危重症、骨创伤、外科重症感染等急诊外科患者的护理，对加速康复外科护理有一定的经验；以第一作者发表论文 5 篇，主持省、市级课题 3 项。

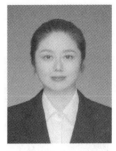

杨林，女，主管护师，毕业于萍乡市卫生学校，现就职于萍乡市第三人民医院。现任神经外科护士长，曾在南昌大学第一附属医院骨科和四川大学华西医院神经外科进修学习，在神经外科和骨科危重症患者护理方面具有丰富的经验。

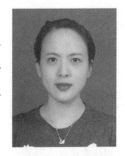

赵桂凤，女，副教授，毕业于重庆医科大学，研究生学历，现就职于大理大学护理学院。担任教研室主任，研究生导师，研究方向为护理教育、社区护理。从事一线教学工作 20 余年，近几年一直承担教学督导工作。现任中国生命关怀协会常务委员。近 3 年参编教材 2 部，申报课题 10 余项，主持课题 8 项，公开发表论文 20 余篇，获批专利 2 项。

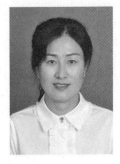

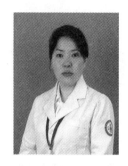

　　李秧华，女，毕业于南昌大学，本科学历。现任景德镇市第三人民医院支助中心、一站式住院服务中心主任。在临床工作 20 余年，有丰富的临床经验。2016—2020 年任景德镇市护理学会肿瘤组组长，2023 年担任江西省心理咨询师协会成员。擅长临床内、外科护理工作，现负责医院老年人、危重症患者的陪检及一站式住院服务中心窗口各项服务等工作。发表国家级论文 2 篇，主持市级课题 2 项。

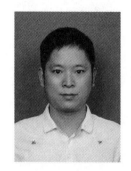

　　沈宗欢，男，毕业于南昌大学，本科学历。现就职于新余市人民医院，从事急诊科临床护理工作。擅长临床护理，包括危重患者的护理和院前急救护理。科技立项：2022 年新余市科学技术局立项《区域协同救治体系下基层医院对急性胸痛患者救治效率的研究》；2023 年新余市科学技术局立项《院前院内一体化救治模式对严重创伤患者救治效果的研究》。

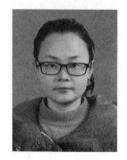

　　段小娇，女，毕业于井冈山大学，本科学历。2010 年 8 月起，就职于吉安市中心人民医院，从事儿科临床护理工作；2021 年 9 月起，从事新生儿护理工作。擅长儿科护理，新生儿护理。主持市级课题《新生儿重症监护室家庭参与式护理模式研究》。

前 言

随着医学的不断发展和社会的不断进步，疾病谱发生了显著变化，护理人员的角色和职责也在不断扩展和增强。特别是在现代医疗环境中，护理工作已经不再局限于单纯的日常护理，而是包含急危重症的处理、常见疾病的管理以及患者个性化护理方案的制订等多方面内容。《"十四五"卫生健康人才发展规划》明确提出，要加快培养具备循证护理能力、智慧医疗应用能力和人文关怀素养的护理队伍。在这个背景下，专业护理人员的知识和技能储备显得尤为重要。

本书的内容包含多个临床科室的常见病种，根据常见病的不同分类，依次介绍了急危重症、儿科疾病、循环系统疾病、消化系统疾病、内分泌与代谢性疾病、神经系统疾病、女性生殖系统疾病、普通外科疾病及骨骼疾病等常见病的护理要点。每个章节都详细介绍了相关疾病的临床表现、护理评估、护理诊断以及护理措施等方面的内容，以帮助护理人员更好地理解和掌握相关的护理知识和技能。护理不仅是对患者进行简单的生理照顾，更要对患者进行心理和情感的关怀，因此，本书在介绍疾病护理的同时，也强调人文关怀和沟通技巧的重要性，帮助护理人员建立良好的医患关系、提升护理质量。

本书可以帮助护理人员通过掌握各类常见疾病的护理技巧，提升应急应变能力，优化护理效果，更好地服务于患者的康复。本书不仅适用于在职的护理人员，也是护理专业学生、护理教育工作者及护理相关人员的重要参考资料。书中的每一章节都经过精心编排，以便读者能快速找到所需的护理知识和技能。无论是初学者还是经验丰富的护理工作者，都能够从中获得有价值的指导。

本书在编写过程中参考了大量的科研成果和资料，在此对相关作者表示诚挚的感谢。由于时间仓促，加上编者水平有限，书中难免存在不足和疏漏之处，敬请广大读者不吝批评指正。

编 者
2024 年 9 月

目 录

第一章

常见急危重症的护理

第一节　急腹症

腹痛是指由各种原因引起的腹腔内外脏器的病变表现在腹部的疼痛，可分为急性与慢性腹痛两类。急性腹痛（简称急腹症）是临床最常见的急症之一，其病因复杂，病情多变，涉及学科广。通常内科、外科、妇产科、儿科及传染病科等科室的疾病均可引起急腹症，若诊断处理不当，常可造成严重后果。因而，对急腹症必须尽快做出定位、定性及病因诊断，以防误诊、漏诊及误治，从而改善预后。育龄期女性的急腹症需请妇产科医生会诊，以排除妇产科急腹症。

一、临床表现

1. 腹痛的部位

腹痛最先发生的部位可能是病变的原发部位。例如，胃十二指肠溃疡穿孔开始在上腹部痛，当胃壁全层损伤后消化液流向下腹，此时腹痛扩展至右下腹乃至全腹，易与阑尾炎穿孔相混淆。急性阑尾炎为转移性腹痛，开始时疼痛在脐周或上腹部，为炎症刺激性内脏痛，当炎症波及浆膜或阑尾周围壁腹膜时，则表现为右下腹痛。腹痛最明显的部位常是病变最严重的部位，如有腹膜刺激征，则常提示该部位有腹膜炎。

2. 腹痛的性质

患者表现为持续性、剧烈钝痛，侧卧屈膝可减轻疼痛，咳嗽、深呼吸等加重疼痛，提示急性腹膜炎。持续性胀痛常由脏腹膜扩张牵拉引起，见于麻痹性肠梗阻、肝肿瘤等。阵发性绞痛多提示空腔脏器梗阻，如肠梗阻、胆道结石、输尿管结石等。持续性疼痛伴阵发性加剧，常见于绞窄性肠梗阻早期或胆道、胆囊炎症伴结石。

3. 腹痛的程度

腹痛分轻度（隐痛）、中度和重度（剧痛），表示病变的轻、中、重程度，具体情况会因个人耐受程度不同而有所差异。

二、护理评估

1. 疼痛评估

对急腹症患者进行全面的疼痛评估是关键。首先，需详细询问疼痛的性质，如是否为绞痛、钝痛或刺痛，并记录疼痛的部位，常见的有右下腹、上腹等。其次，评估疼痛的强度，使用标准化疼痛评估量表，如 0 ~ 10 分制，以便准确了解患者的疼痛感受。此外，记录疼痛的发作时间、持续时间及缓解或加重因素，这些信息有助于判断病因及指导后续治疗。

2. 腹部体征评估

通过腹部体格检查，评估患者的腹部体征。首先，进行腹部触诊，观察是否存在压痛、反跳痛或肌肉紧张，这些可能提示急性腹膜炎。其次，进行腹部叩诊，评估有无腹水或肠梗阻的可能，听诊肠鸣音，正常情况下肠鸣音频率应为每分钟 5～30 次，若肠鸣音亢进或消失则需引起重视。此外，观察腹部形态是否异常，如腹部膨隆等。

3. 生命体征监测

定期监测患者的生命体征是护理评估的重要环节。注意体温、脉搏、呼吸和血压的变化。特别关注低血压、心动过速或呼吸急促等指标，这些指标的变化可能提示休克、感染或内出血等危急情况。应记录所有数据，并及时向医生报告异常情况。

4. 排便和排尿评估

评估患者的排便和排尿情况至关重要。询问患者有无便秘、腹泻或排尿困难，记录排便频率和性质。注意观察尿量及尿液颜色、气味等的变化，这些信息可帮助判断是否存在泌尿系统并发症。必要时，可进行尿液分析，以筛查潜在的感染或其他问题。

5. 精神状态观察

观察患者的精神状态，评估意识水平、定向力及情绪反应。急腹症常伴随焦虑和恐惧，患者可能因疼痛及不确定性而感到不安。护理人员应给予适当的心理支持，帮助患者缓解紧张情绪，建立良好的信任关系，增强患者的安全感和舒适度。

三、护理诊断

（1）疼痛：与腹部脏器的炎症、梗阻、穿孔等有关。
（2）体温过高：与炎症反应有关。
（3）体液不足：与呕吐、腹泻、禁食等导致的体液丢失有关。
（4）营养失调，低于机体需要量：与禁食、呕吐、疼痛等导致的营养摄入量减少有关。
（5）活动无耐力：与疼痛、虚弱等有关。

四、护理措施

1. 疼痛管理

急腹症患者常会出现显著的腹痛，因此有效的疼痛管理至关重要。应根据医嘱，及时给予适当的镇痛药物，如非甾体抗炎药或麻醉性镇痛药，以减轻患者的疼痛感受。护理人员需定期评估疼痛的性质和强度，并根据需要调整药物类型和剂量。此外，可采用非药物性疼痛缓解措施，如热敷或通过心理放松技巧帮助患者放松并缓解疼痛。

2. 禁食管理

急腹症患者通常需实施禁食措施，以防进一步刺激胃肠道。期间需监测患者的水分摄入与排出情况，保持水分摄入与排出平衡。可以给予适量清水或电解质溶液，防止脱水。必要时，可通过静脉输液提供营养和水分，确保患者的生理需求得到满足，以维持身体的正常功能。

3. 生命体征监测

定期监测患者的生命体征，包括体温、脉搏、呼吸和血压，确保及时发现任何异常变化。例如，若观察到低血压、心动过速或发热等情况，应立即向医生报告。记录生命体征的变化趋势，并与医疗团队沟通，为后续治疗提供参考依据。

4. 腹部护理

护理人员需定期进行腹部检查，观察腹部的形态、压痛及肠鸣音的变化。通过轻柔的触诊评估腹部的紧张度和有无异常肿块，并记录相关数据。同时，避免过度按压腹部，以防引发进一步的疼痛或不适。若发现异常，应及时向医生报告。

5. 心理支持

急腹症患者常伴随焦虑和不安，护理人员应提供情感支持，鼓励患者表达内心感受，了解其对病情的疑虑与担忧。通过有效的沟通，向患者解释治疗过程和预期结果，增强患者的信任，帮助他们减轻心理压力，提升对治疗的依从性。

第二节　腹部创伤

腹部创伤是一种较为常见的外科急症，在临床上根据腹部皮肤完整性是否遭到破坏，分为闭合性与开放性两大类。其中，闭合性创伤由于其症状表现较为隐匿，导致误诊、漏诊率相对较高。而腹部创伤病情的严重程度，取决于所涉腹腔脏器是否存在多发性损伤，这对于准确诊断和有效治疗具有极其重要的意义。

一、临床表现

1. 腹痛

腹部创伤患者最常见的症状就是腹痛。腹痛的程度和性质因人而异，有些患者可能会感到剧烈的疼痛，而有些患者则可能只有轻微的不适感。腹痛的部位也很重要，它可以帮助医生判断创伤的部位和程度。

2. 恶心和呕吐

腹部创伤患者可能会出现恶心和呕吐的症状。这是因为创伤会刺激胃肠道，导致胃肠道蠕动加快，从而引起恶心和呕吐。恶心和呕吐的程度也因人而异，有些患者可能会感到非常严重，而有些患者则可能只有轻微的不适感。

3. 出血

腹部创伤患者可能会出现出血的症状。出血的程度和性质也因人而异，有些患者可能会出现大量出血，而有些患者则可能只有轻微出血。出血的部位也很重要，它可以帮助医生判断创伤的部位和程度。

4. 休克

腹部创伤患者可能会出现休克。休克是一种严重的并发症，患者可表现为血压下降、心率加快、呼吸急促等症状。如果不及时治疗，休克可能会导致患者死亡。

二、护理评估

1. 病因评估

刀、剑等锐器刺伤，枪、弹等火器伤，多导致腹部开放性损伤；高处坠落、撞击、压砸、钝性暴力打击等多造成腹部闭合性损伤；剧烈爆炸引起的气浪或水浪的冲击、摔打，吞食异物（金属类），接触化学物质（如具有腐蚀性的强酸、强碱或毒物等），也会造成腹部外伤。评估外伤史，根据致伤因素进行分类。

2. 症状及体征评估

（1）单纯腹壁损伤的症状和体征一般较轻，局限性腹壁肿痛和压痛常见，有时可见皮下瘀斑。

（2）腹痛情况：呈进行性加重或范围扩大，甚至遍及全腹时，考虑内脏损伤，早期压痛明显处即受伤脏器所在部位。损伤实质脏器（如肝、脾、肾）或大血管时，腹痛呈持续性，常导致内脏出血，可引起失血性休克；损伤空腔脏器（如胃、肠、胆囊、膀胱）时，其内容物（如胃液、肠液、胆汁、尿液等）流入腹腔，造成剧烈腹痛，常伴有腹部压痛、反跳痛和肌紧张等腹膜刺激征。但如果患者出现意识障碍、合并多发伤或使用镇痛药物，腹部症状可不明显。

（3）注意胃肠道变化，如有无反射性恶心、呕吐、腹胀、呕血、便血等。

（4）内出血：肝、脾、胰、肾等实质性脏器或大血管损伤时，以腹腔或腹膜后出血症状为主，患者表现为面色苍白、脉搏加快，甚至发生失血性休克。腹腔内脏器损伤，内容物流入腹腔，可引起腹腔感染，甚至出现感染性休克。

三、护理诊断

（1）疼痛：与腹部脏器损伤、手术创伤等有关。

（2）焦虑与恐惧：与突发的腹部创伤、对疾病的担忧、对手术的恐惧等有关。

（3）有感染的风险：与腹部脏器损伤、手术创伤、留置引流管等有关。

（4）体液不足：与腹部创伤导致的出血、呕吐、禁食等有关。

（5）潜在并发症：如出血性休克、感染性休克、腹腔脓肿等。

（6）营养失调，低于机体需要量：与腹部创伤导致的禁食、消化吸收功能障碍等有关。

（7）活动无耐力：与腹部创伤导致的疼痛、虚弱等有关。

四、护理措施

（1）对于开放性腹部损伤，务必妥善处理伤口。倘若伴有腹腔内脏器或组织自腹壁伤口处突出，应当使用无菌容器予以覆盖保护，切不可强行回纳，以免造成更严重的损伤。而对于闭合性损伤，需在较短时间内争取进行手术探查，旨在处理破裂内脏的出血状况、修补损伤的脏器，并通过腹腔引流来控制感染。对于拟行手术的患者，应及时且高效地完成腹部急症手术的术前准备工作，包括备血以保障手术中的用血需求、备皮以做好手术区域的清洁准备、进行药物敏感试验以避免术中用药过敏、导尿以便准确记录尿量等。

（2）指导患者积极配合治疗至关重要。患者应卧床休息，在必要时吸氧，尽量避免搬动患者，以防加重病情。待患者病情稳定之后，可改为半坐卧位，以减轻腹部压力，改善呼吸功能。严格遵循医嘱应用镇痛药物，但在诊断未明确之前，严禁使用吗啡、哌替啶等镇痛药物，以免掩盖病情。为准确评估患者的体液平衡，需留置导尿管并记录24小时出

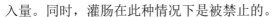

入量。同时，灌肠在此种情况下是被禁止的。

（3）密切监测生命体征是观察病情变化的关键环节。动态监测红细胞计数、血红蛋白含量和血细胞比容，能够及时发现是否存在失血及失血的程度。同时，要高度警惕有无急性腹膜炎、休克等严重并发症出现。一旦有相关症状，应立即采取相应的治疗措施，以保障患者的生命安全。

（4）术后引流管的护理需要格外谨慎。要给予妥善固定，确保引流管不发生移位、脱落等，保证其通畅无阻，密切观察引流液的性状和量。通过对引流液的分析，可以判断是否存在出血、肠瘘、胆瘘等并发症。如引流量较多或有形成消化道瘘的迹象，应考虑延长引流时间，并按时换药，根据病情适时拔管，以促进伤口愈合和恢复。

（5）术后一般需要禁食，并进行胃肠减压 2 ～ 3 天，期间通过静脉输液来维持水、电解质平衡，以及提供必要的营养支持。对于伤情较重的患者，应依照医嘱输注全血、血浆等，以补充血容量和营养物质。当肠蠕动恢复、肛门排气后，可拔除胃管，先给予易消化、营养丰富的流质饮食，而后逐步过渡到高蛋白、高热量、高维生素的普通饮食，从而促进伤口的愈合与身体的康复。

（6）严格遵医嘱应用抗生素，直至腹膜炎症状完全消失，体温恢复正常后，再综合考虑是否停药。合理使用抗生素能够有效控制感染，防止炎症的扩散和加重，但也要避免抗生素的滥用，以免导致耐药性产生。

（7）全身麻醉 6 小时内，患者应去枕平卧，以保持呼吸道通畅，防止呕吐物误吸。术后 6 小时，可取半卧位，这样有利于腹腔引流，减轻腹痛症状，同时改善呼吸及循环功能。鼓励患者在身体条件允许的情况下早期下床活动，有助于减轻腹胀，促进肠蠕动，防止肠粘连等并发症的发生。

（8）持续观察患者的全身状况，保护肝肾功能及机体防御功能，积极防治各种并发症。通过全面的观察和精心的护理，为患者的康复创造有利条件，促进患者早日恢复健康。

第三节　休克

休克是机体在遭受致病因素猛烈侵袭之后所产生的一种病理综合征。其核心机制在于有效循环血量急剧减少，致使组织和器官的灌注严重不足，进而引发微循环淤滞现象。在这种状况下，重要器官因血液供应匮乏而受到损害，随之表现出一系列全身性的反应。这些反应涵盖了多个生理系统的功能紊乱，如心血管系统的血压下降、心率变化，呼吸系统的呼吸困难，以及神经系统的意识障碍等，对机体的健康和生命构成了严重威胁。

一、临床表现

休克是一种急性循环衰竭状态，导致组织灌注不足和细胞缺氧。休克的类型和病因不同，其临床表现有所不同。

1. 失血性休克

失血性休克通常由外伤、手术或内出血引起。患者表现为明显的血压下降，收缩压通常低于 90mmHg。心率会显著增快，常超过 100 次 / 分，以补偿血流量的不足。皮肤可能

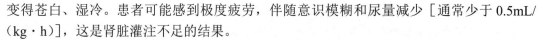

变得苍白、湿冷。患者可能感到极度疲劳，伴随意识模糊和尿量减少［通常少于 0.5mL/（kg·h）］，这是肾脏灌注不足的结果。

2. 感染性休克

感染性休克通常是由严重感染引起的，表现为发热、心率加快和低血压。患者的皮肤可能出现潮红或斑丘疹，特别是在败血症患者中。此外，患者可能会出现意识混乱、极度乏力，尿量也可能减少。实验室检查常见乳酸水平升高，提示代谢性酸中毒。

3. 心源性休克

心源性休克多见于心脏病患者，表现为胸痛、心律失常和明显的低血压。心肌供血不足可能导致心力衰竭，患者可能感到呼吸急促、乏力和四肢发凉。由于心脏泵血功能下降，尿量常减少，且可能伴随恶心、呕吐等消化道症状。

二、护理评估

1. 生命体征监测

对患者进行生命体征监测是评估其健康状况的重要环节。其中，重点在于评估患者的心率、血压、呼吸频率和体温。休克患者通常会呈现出一系列明显的症状，如心动过速、低血压、呼吸急促。在这些生命体征中，心率和血压的变化尤为关键，因为它们能够直接反映循环系统的功能状态。

2. 意识状态评估

密切观察患者的意识水平是早期发现休克的关键步骤之一。这包括对患者反应能力和定向能力的评估。意识状态的改变往往是灌注不足的早期迹象。当身体重要器官得不到足够的血液供应时，大脑功能会首先受到影响，从而导致患者的意识水平下降。例如，反应迟钝、对时间和地点的定向障碍等都可能是休克的早期警示信号。

3. 皮肤评估

对患者皮肤的仔细检查能够提供有关患者循环状态的重要信息。具体而言，需要检查皮肤的颜色、温度和湿度。休克患者的皮肤通常会出现苍白的颜色，这是血液灌注减少导致血红蛋白氧合不足所致；同时皮肤会变得湿冷和黏腻，这反映了体内血液循环量的显著下降。这些皮肤症状是身体内部血液循环障碍的外在表现。

4. 毛细血管充盈时间评估

通过测量甲床的毛细血管充盈时间，可以有效地评估微循环的状态。在正常情况下，当压迫甲床后，毛细血管充盈时间应在 2 秒以内。如果充盈时间延长，超过了正常范围，就提示微循环可能存在障碍，可能是休克导致的血管收缩和灌注不足造成的，为进一步诊断和治疗提供了重要依据。

5. 疼痛和不适评估

主动询问并评估患者的疼痛和不适感受，包括胸痛、腹痛或其他不适的感觉，对于提示休克的潜在原因具有重要意义。这些症状可能是由心脏疾病、腹部脏器损伤或其他内部病变引起的，进而导致休克的发生。例如，剧烈的胸痛可能提示心肌梗死，严重的腹痛可能暗示腹腔内出血或脏器破裂，通过对这些疼痛症状的详细了解和分析，可以为诊断休克的根本原因提供关键线索。

6. 呼吸系统评估

对患者呼吸系统的全面评估包括呼吸模式、呼吸深度及血氧饱和度的检测。呼吸系统的功能障碍会显著加剧休克的病情。呼吸模式的异常，如浅快呼吸或深大呼吸，可能反映了身体的代偿或失代偿状态；呼吸深度的改变可能与肺部的通气功能受损有关；而血氧饱和度的下降则直接表明氧气供应不足，这些都与休克导致的组织缺氧和代谢紊乱密切相关。

7. 心血管系统评估

仔细检查心脏的节律和心音，以及四肢的脉搏，对于识别心输出量的改变和血管阻力的变化至关重要。心脏节律紊乱，如心律失常，可能影响心脏的泵血功能；心音的异常，如杂音，可能提示心脏结构的病变；四肢脉搏的减弱或消失可能提示血管收缩或阻塞，这些心血管系统的变化是休克发展过程中的重要表现，对于判断病情的严重程度和调整治疗策略具有重要的指导价值。

8. 神经系统评估

对患者神经反射和肌力的评估能够反映休克对神经系统功能的影响。休克会导致神经系统的功能下降，表现为神经反射减弱，如膝跳反射、跟腱反射等变得迟钝；肌力减退，患者可能出现肢体无力、活动困难等症状。这些神经系统的改变是大脑和脊髓等神经组织灌注不足和缺氧所致，通过对神经功能的评估，可以及时了解休克对神经系统的损害程度，并采取相应的治疗措施来保护神经功能。

三、护理诊断

（1）组织灌注量不足：与休克导致的有效循环血量减少有关。

（2）气体交换受损：与休克导致的肺淤血、肺水肿有关。

（3）心输出量减少：与休克导致的心肌收缩力减弱、心率加快有关。

（4）体温过低：与休克导致的血管收缩、散热增加有关。

（5）有皮肤完整性受损的风险：与休克导致的组织缺氧、营养不良有关。

（6）有感染的风险：与休克导致的免疫力下降、侵入性操作有关。

（7）营养失调，低于机体需要量：与休克导致的代谢率增加、营养摄入量减少有关。

（8）潜在并发症：如多器官功能障碍综合征、弥散性血管内凝血等。

四、护理措施

（一）一般护理

1. 专人护理

应设专人护理，保持病室安静，详细记录病情变化、出入量及用药等。

2. 调节体温

休克患者应保暖，避免受寒、加重休克。若体温过低，调节室温至 20℃ 左右，避免温度过高以减少氧耗。保持患者舒适，减少活动，充分休息。输血时，需将血液复温，避免低温血液引起体温下降。感染性休克患者出现高热时，可采用冰帽、冰袋等物理降温，必要时用药物降温。

3. 预防意外损伤

对于烦躁或意识模糊的患者，应加床旁护栏以防坠床；必要时，四肢以约束带固定于床旁。

4. 对需手术的患者的护理

应在抗休克的同时，做好必要的术前准备，如青霉素、普鲁卡因、破伤风抗毒素（TAT）敏感试验，备皮，配血，协助有关辅助诊断，一切护理操作均要迅速而准确。

（二）病情观察与护理

1. 一般情况的观察

注意观察患者的神志变化，早期休克患者处于兴奋状态，烦躁而不合作，应耐心护理，并注意患者的安全，必要时加以约束。当缺氧加深，患者从兴奋转为抑制，出现表情淡漠、感觉迟钝时，应警惕病情恶化。如经过治疗，患者从烦躁转为安静，由昏迷转为清醒，往往是休克好转的标志。

2. 观察体温

休克时体温大多偏低，但感染性休克可有高热，应每小时测量 1 次，对高热者应给予物理降温，一般降至 38℃ 以下即可，不要太低。注意不宜采用药物降温，以防出汗过多，加重休克。体温低于正常时应予保温，但不要在患者体表加温（如热水袋），因体表加温将使皮肤血管扩张，破坏机体的调节作用，减少生命器官的血液供应，对于抗休克不利。

3. 观察脉搏与血压

根据病情每 15 ~ 30 分钟测 1 次脉搏，注意脉搏的频率、节律与强度。脉搏过快提示血中儿茶酚胺增多；脉搏快而细，血压低，表示心脏代偿失调，趋向衰竭。相反，脉搏由快变慢，脉压由小变大，说明周围循环阻力降低，表示休克好转。血压应每 15 ~ 30 分钟测量 1 次，加以记录。休克最早表现之一为脉压缩小，当收缩压降至 90mmHg 或脉压降至 30mmHg 时，应引起注意。

4. 观察尿量的变化

尿量是反映组织灌流的重要指标，危重及昏迷患者需留置尿管，保持尿管通畅并预防尿路感染，记录每小时尿量。成人每小时尿量应达到 30mL（小儿为 20mL），理想状态为 50mL。若尿量不足 30mL，应加快静脉输液速度；过多则减慢速度。如输液后尿量持续减少而中心静脉压正常，需警惕急性肾衰竭的发生。

5. 观察周围循环情况

观察面颊、耳垂、口唇、甲床、皮肤，如患者皮肤由苍白转为发绀，表示从休克早期进入中期。如发绀后又出现皮下瘀点、瘀斑，则提示有弥散性血管内凝血（DIC）可能；反之，如发绀程度减轻并转为红润，肢体皮肤干燥、温暖，说明微循环好转。如四肢湿冷则表示休克加重，应保温。

6. 血流动力学的监测

（1）中心静脉压（CVP）：可作为调整血容量和心功能的标志，指导输液和强心剂、利尿剂及血管扩张剂的使用。CVP 正常值范围为 5 ~ 12cmH_2O，降低提示血容量不足，升高多见于右心功能不全或血容量过多。CVP 仅反映右心功能，左心功能监测则通过肺

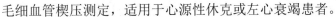

毛细血管楔压测定，适用于心源性休克或左心衰竭患者。

（2）肺毛细血管楔压（PCWP）：CVP不能直接反映肺静脉、右心房、左心室的压力，因此可通过测定肺动脉压和PCWP来了解肺静脉与左心房的压力，以及肺循环阻力情况。根据压力测定的结果，可以更好地指导血容量的补充，防止补液过多引起肺水肿。导管留在肺动脉内的时间，一般不宜超过72小时，在抢救严重的休克患者时才采用此法，PCWP的正常值范围为6～12mmHg，升高表示肺循环阻力增加。肺水肿时，PCWP超过30mmHg。

（3）心输出量和心排血指数：休克时，心输出量一般会降低，但在感染性休克时，心输出量可比正常值高，必要时，需进行测定，以指导治疗。心排血指数的正常值为3.2L/（min·m^2）。

（4）动脉血气分析：动脉血氧分压（PaO_2）正常值范围为75～100mmHg，动脉血二氧化碳分压（$PaCO_2$）正常值为40mmHg，动脉血pH正常为7.35～7.45。休克时$PaCO_2$一般都较低或在正常范围。如超过45mmHg而通气良好，往往是严重肺功能不全的征兆。

（5）动脉血乳酸盐测定：正常值为12mg/dL。休克时间越长，血液灌流障碍越严重，动脉血乳酸盐浓度也越高，乳酸盐浓度持续升高，表示病情严重。

（6）其他：根据休克类型及病情还需进行心电监测、电解质检测、肝肾功能检测及有关DIC的各项检查，有些项目需动态监测才能及时了解病情，以指导治疗。

（三）用药护理

1. 浓度和速度

使用血管活性药物时应从低浓度、慢速度开始，并用心电监护仪每5～10分钟测1次血压，血压平稳后每15～30分钟测1次。

2. 监测

根据血压测定值调整药物浓度和滴速，以防血压骤升或骤降引起不良后果。

3. 严防药液外渗

若发现注射部位红肿、疼痛，应立即更换滴注部位，并用0.25%普鲁卡因封闭穿刺处，以免发生皮下组织坏死。

4. 药物的停用

血压平稳后，应逐渐降低药物浓度、减慢滴注速度后撤除，以防突然停药引起不良反应。

5. 其他

对于有心功能不全的患者，遵医嘱给予西地兰等增强心肌功能的药物，用药过程中，注意观察患者心率变化及药物不良反应。

第四节　多发伤

多发伤是指由同一因素所引发的两个或更多解剖部位严重创伤的情况。在此情形中，任何一个部位的损伤倘若单独存在，都有危及生命的可能。其常见的病因主要包括机械性的钝力伤和利器伤。钝力伤的类型多样，如高空坠落时产生的冲击力、交通事故中的撞击

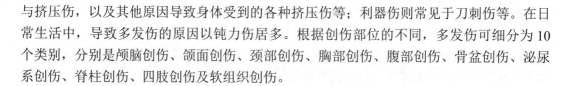

与挤压伤，以及其他原因导致身体受到的各种挤压伤等；利器伤则常见于刀刺伤等。在日常生活中，导致多发伤的原因以钝力伤居多。根据创伤部位的不同，多发伤可细分为10个类别，分别是颅脑创伤、颌面创伤、颈部创伤、胸部创伤、腹部创伤、骨盆创伤、泌尿系创伤、脊柱创伤、四肢创伤及软组织创伤。

一、临床表现

不同的受伤部位，往往有不同的临床表现。

1. 颅脑创伤

颅脑创伤通常表现为颅内血肿、脑挫裂伤、颅底骨折等情况。随着病情的发展，患者会逐渐出现颅内高压的症状，如头痛加剧、呕吐频繁、视神经盘水肿等。若颅内高压未能得到及时、有效控制，可能会进一步发展为脑疝，出现瞳孔不等大、意识障碍加深等危急情况。严重时，脑干功能衰竭，患者的呼吸、心跳等生命体征会逐渐停止。

2. 颌面创伤

颌面创伤中，颌面部开放性骨折合并大出血的情况较为常见。由于出血量较大，患者很容易出现失血性休克，表现为血压下降、心率加快、四肢湿冷等。同时，大出血还可能导致气道堵塞，引起窒息，这是极其危急的情况，若不及时处理，会迅速危及生命。

3. 颈部创伤

颈部创伤若合并大血管损伤、创伤性血肿、颈椎骨折等，后果往往十分严重。大血管损伤可导致大量出血，使患者容易出现失血性休克。创伤性血肿可能会对气道产生压迫，进而引发窒息。而颈椎骨折若损伤颈髓，则可能导致高位截瘫，患者会出现四肢瘫痪、呼吸功能障碍等严重症状。

4. 腹部创伤

腹部创伤主要表现为腹腔内大出血和内脏损伤。患者常因肝、胆、肠破裂而引发腹膜炎，炎症的发展可能导致感染性休克，引起微循环障碍及多器官功能障碍综合征（MODS）。此外，肝、脾、肾等脏器破裂可能造成大量出血，进而发展成失血性休克，致使微循环障碍，严重时可导致心搏骤停。

二、护理评估

1. 生命体征监测

定期监测患者的生命体征，包括心率、呼吸频率、血压和体温，确保及时发现任何异常变化。特别注意观察是否出现休克的迹象，如低血压、心动过速、皮肤苍白、出冷汗等。记录这些数据不仅能帮助评估患者的稳定性，还能为医生提供重要的信息，以便快速采取干预措施。使用电子监测设备可以提高数据的准确性。

2. 病史采集

详细了解患者的病史，包括受伤的原因、时间，受伤部位以及既往史。特别关注患者有无合并症，如心脏病、糖尿病或出血性疾病，过敏史亦需详细记录。此外，询问患者的药物使用情况，尤其是抗凝药物的使用，因其可能影响伤口愈合及出血风险。这些信息对

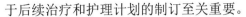

于后续治疗和护理计划的制订至关重要。

3. 疼痛评估

使用标准化的疼痛评估工具，如数字分级评分法（NRS）或面部表情评分法，定期评估患者的疼痛位置、性质和强度。疼痛的评估应包括发作时间、持续时间及其对日常生活的影响。根据评估结果，遵医嘱给予适当的镇痛药物，如非甾体抗炎药（NSAID）或麻醉性镇痛药，并观察药物的疗效和潜在不良反应，以优化疼痛管理并提高患者的舒适度。

4. 身体评估

对患者进行全面的身体检查，关注各个系统的功能。仔细检查患者四肢的活动能力、肌肉力量、感觉功能和关节活动范围。对于受伤部位，需评估肿胀、淤血、创伤或畸形情况，并进行触诊以确认是否存在压痛或其他异常。此外，注意患者的全身性体征，如皮疹、淋巴结肿大等，这些可能提示系统性疾病或感染。

5. 神经系统评估

密切观察患者的意识状态，包括清醒程度、瞳孔反应和肢体运动情况。通过简易神经评估工具，评估患者的定向力、语言表达能力和认知状态，特别是在头部或脊柱受伤的情况下，及时识别神经功能损伤的迹象。注意观察患者有无肢体无力、感觉减退或不自主运动等表现，这些均可提示神经损伤。

6. 呼吸系统评估

监测患者的呼吸频率、呼吸模式和气促情况。注意观察是否存在呼吸音异常，如哮鸣音或湿啰音，并评估肺部听诊结果，以判断是否存在肺部并发症，如肺水肿或肺炎。同时，记录血氧饱和度，并在需要时进行氧气治疗，确保患者的氧合状态良好。

7. 循环系统评估

评估心音、心率及心律情况。观察外周循环状态，包括皮肤温度、颜色和脉搏的强弱，判断血液循环是否正常。定期测量血压，观察有无高血压或低血压的表现，及时识别潜在的循环衰竭。对于存在外伤失血的患者，需重点关注补液和输血的适应证，确保有效的循环支持。

8. 心理状态评估

评估患者的心理状态，包括焦虑、恐惧和抑郁情绪。多发伤患者通常面临着较大的心理压力，提供心理支持与疏导显得尤为重要。通过与患者沟通，鼓励他们表达内心感受，建立互信关系，增强其对治疗过程的信任和配合度。此外，与患者的家属进行沟通，提供必要的心理教育，以促进患者情绪的稳定与康复。

三、护理诊断

（1）气体交换受损：与肺泡毛细血管膜损伤、肺水肿或肺不张有关。

（2）低效性呼吸型态：常与呼吸肌疲劳、呼吸窘迫和低氧血症有关。

（3）营养失调，低于机体需要量：与机体代谢率增加、营养摄入不足或消耗增加有关。

（4）有皮肤完整性受损的风险：与长期卧床、水肿和营养不良有关。

四、护理措施

1. 现场急救

在急救过程中，应当始终遵循"先救命后治伤"的基本原则，将心肺复苏置于首要地位，优先保障患者的生命体征。抢救程序涵盖多个关键环节：首先要维持气道的通畅，确保氧气能够顺利进入肺部；其次通过输液来对抗休克，迅速补充患者体内的血容量；再者要维持泵血及复苏心脏泵血功能，保障心脏的正常跳动和血液循环；然后有效地控制出血，减少血液流失；接下来进行必要的手术治疗，以修复受损的组织和器官；最后加强监护和护理，密切观察患者的病情变化。在急救过程中，配合医生按照"一问二看三测四摸五穿刺"的步骤来评估伤情。同时，快速了解患者的症状、过敏史、用药史、既往史、最后一餐的情况及受伤的经过，以便及时、准确地处理生命体征的变化。

2. 保持呼吸道通畅

加强对患者呼吸道的护理工作至关重要。及时、彻底地清除患者呼吸道内的分泌物及血块等异物，能够有效地预防误吸的发生，从而降低肺部感染和其他并发症的风险。对于轻度缺氧的患者，及时给予吸氧治疗可以改善其缺氧状况。而对于重度缺氧的患者，需要紧密配合医生进行气管插管或气管切开操作，并备齐相关器械和药物，做好细致入微的吸痰护理，以确保呼吸道始终保持畅通，为患者的呼吸功能提供有力的保障。

3. 纠正休克

建立两条或两条以上静脉通路是纠正休克的重要措施之一。通过快速扩容，及时补充血容量，能够有效地改善组织灌注和器官功能。同时，积极采取止血措施，找到出血的源头并进行处理，针对原发病进行有效的治疗，是从根本上纠正休克、稳定患者病情的关键步骤。

4. 伤口出血的处理

在早期急救护理中，迅速控制活动性出血是至关重要的手段。对于有明显外出血的患者，应当迅速采取行动，用加厚的敷料对伤口进行加压包扎，以达到止血的目的。这种方法能够有效地减少血液的流失，为后续的治疗争取宝贵的时间和良好的条件。

5. 体位护理

根据患者的不同病情，采取合适的体位护理具有重要意义。当患者昏迷时，应将其头部偏向一侧，以防呕吐物误吸导致窒息。对于颅脑损伤伴脑疝的患者，抬高头部 $15° \sim 30°$ 有助于减轻颅内压力，缓解脑疝症状。有胸部损伤或有胸腔引流的患者，如果没有休克症状，可以给予半卧位，这样能够有效地缓解呼吸困难，有利于胸腔内积液的引流。然而，对于有下肢供血不足的患者，则不宜抬高下肢，以免增加肢体缺血性坏死的风险。对于休克且循环状态不稳定的患者，应以抢救生命为首要任务，尽量避免过多的搬动和翻身，防止因体位变化而引起血压波动，进而导致休克加重甚至死亡。

6. 转运护理

多发伤患者经过急诊抢救，只有在生命体征平稳的情况下，才可以转送检查、入院或进行手术治疗。在转送过程中，医护人员必须全程陪护，以确保患者的安全。保持患者呼吸道的通畅及各种管道的正常运行是关键环节之一。同时，要携带好抢救所需的药物和仪器，密切监测患者的生命体征。在转送途中，如果患者的病情发生恶化，应当立即就地进

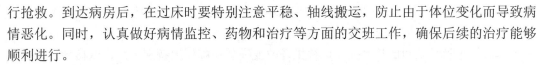

行抢救。到达病房后，在过床时要特别注意平稳、轴线搬运，防止由于体位变化而导致病情恶化。同时，认真做好病情监控、药物和治疗等方面的交班工作，确保后续的治疗能够顺利进行。

7. 心理护理

多发伤患者往往由于突然受伤，面临着残疾或死亡的威胁，加之外伤、出血、疼痛、胸闷、呼吸困难等一系列症状，使得他们躯体上的痛苦与心理上的恐惧相互交织。护士应当主动关心和安抚患者及其家属，在紧急处理时做到稳、准、轻、快、沉着冷静，让患者感受到安全感。通过积极的心理干预，消除患者紧张、恐慌的心理，帮助他们树立战胜疾病的信心，以更加积极的心态配合治疗和护理。

第五节 急性呼吸窘迫综合征

急性呼吸窘迫综合征（ARDS）属于一种极为严重且呈急性发作的呼吸系统病症。其主要的病理特征为肺泡通透性显著增加，致肺泡间质出现水肿，同时肺内有纤维蛋白沉积。这些变化会导致肺的正常功能遭受损害，进而引发氧合不足的状况。ARDS 通常由严重创伤、感染、烧伤、胃吸入等一系列病因诱发。在临床表现上，急性呼吸困难症状较明显，伴有低氧血症，且在肺部 X 线片上会有相应改变，为诊断和病情评估提供重要依据。

一、临床表现

1. 发病迅速

ARDS 的发病通常是突发性的，常见于特定因素，如严重创伤、休克、败血症或误吸有毒气体及胃内容物。这些发病因素一般会在 12 ～ 48 小时内引起明显的病理变化，但偶尔也有患者在更长时间（如 5 天）后才出现临床症状。一旦病情发作，患者往往难以在短时间内得到缓解，主要是由于修复肺损伤通常需要超过 1 周的时间。因此，及时识别并进行干预是改善预后的关键。

2. 呼吸窘迫

呼吸窘迫是 ARDS 患者最常见的临床症状，主要表现为气急和呼吸频率显著增快。患者的呼吸频率通常会升高至 25 ～ 50 次 / 分，且其严重程度与基础呼吸频率及肺损伤的程度密切相关。在此阶段，患者可能会感到呼吸困难、胸闷和窒息，甚至在安静状态下也可能表现出明显的呼吸费力。这种现象不仅影响患者的生理状态，也极大地影响其心理状态，可能导致焦虑和恐惧情绪加重。

3. 难以纠正的低氧血症与严重氧合功能障碍

ARDS 患者常会出现难以纠正的低氧血症，表现为血氧饱和度显著下降。低氧血症的程度与肺泡的渗出及肺不张形成的低通气或无通气肺区的比例密切相关。该比值越大，低氧血症越明显，提示肺功能的受损程度加重。血气分析中，患者常表现为动脉血氧分压（PaO_2）明显低于正常范围，使有效氧合功能受到严重影响，进而导致器官缺氧和多脏器功能障碍。

4. 无效腔气量与潮气量比值增加

在急性呼吸窘迫综合征中，无效腔气量与潮气量比值是一个重要的病理生理指标。当这一比值超过 0.6 时，通常与更严重的肺损伤相关，而健康人的这一比值一般在 0.33 ～ 0.45。无效腔的增加意味着气体交换效率的下降，肺泡的通气未能有效参与气体交换，进一步加重了患者的呼吸困难和低氧血症。这种生理改变需要在临床上特别关注，以指导后续的治疗措施。

二、护理评估

1. 病史

了解患者的病史，包括基础疾病、手术史、创伤史等，以及有无吸烟史、酗酒史等危险因素。同时，还需要了解患者的用药史，包括药物过敏史、抗生素使用情况等。这些信息对于评估患者的病情和制订护理计划非常重要。

2. 症状

观察患者症状时，需注意呼吸困难、咳嗽、咳痰和胸痛等表现。呼吸困难是 ARDS 患者的主要症状，表现为呼吸费力、浅快、窘迫。咳嗽、咳痰常见，痰液可能呈粉红色或白色泡沫状。胸痛可能由肺炎或肺不张引起。发绀提示缺氧，口唇和指甲可能发青。呼吸急促时，患者呼吸频率可能超过 30 次 / 分。

3. 体征

进行全面体格检查时，需评估患者的生命体征（体温、脉搏、呼吸、血压）并密切观察其变化。心肺听诊用于评估心肺功能，需关注心音、心率、呼吸音等情况。腹部检查需注意压痛、反跳痛等异常。肺部啰音可能提示炎症或肺不张，哮鸣音则提示气道痉挛或狭窄，需及时发现并处理这些异常体征。

4. 实验室检查

根据患者情况进行实验室检查，包括血常规检查、血气分析和肝肾功能检查。血常规检查用于评估白细胞、红细胞及血小板计数，判断有无感染或贫血。血气分析检测动脉血氧分压、二氧化碳分压及酸碱度，评估呼吸功能和氧合状态。肝肾功能检查则用于评估肝肾是否受损，了解病情进展和治疗效果。

5. 影像学检查

进行胸部 X 线、CT 扫描等影像学检查，以了解患者的肺部病变情况。胸部 X 线检查是评估肺部病变的常用方法，需要拍摄患者的胸部正位片、侧位片等，以了解患者的肺部有无炎症、肺不张、胸腔积液等情况。CT 扫描是评估肺部病变的重要方法，可以了解患者的肺部有无弥漫性病变、实变、结节等情况。

三、护理诊断

（1）气体交换受损：与肺泡毛细血管膜损伤、肺水肿、肺不张等有关。
（2）清理呼吸道无效：与分泌物黏稠、咳嗽无力、呼吸急促等有关。
（3）低效性呼吸型态：与呼吸肌疲劳、呼吸窘迫、低氧血症等有关。
（4）焦虑与恐惧：与疾病的严重程度、呼吸困难、对预后的担忧等有关。
（5）营养失调，低于机体需要量：与机体代谢率增加、营养摄入不足、消耗增加等有关。
（6）有皮肤完整性受损的风险：与长期卧床、水肿、营养不良等有关。

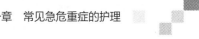

（7）潜在并发症：如多器官功能障碍综合征、DIC 等。

四、护理措施

1. 病情观察

对 ARDS 患者进行密切的病情观察是至关重要的。需持续且细致地监测患者的生命体征，包括体温、脉搏、血压等，以及意识状态的变化，及时察觉任何可能的异常。同时，高度关注患者的呼吸频率、节律及深度的改变，对于评估呼吸功能的状态具有关键意义。例如，呼吸频率显著加快或减慢、呼吸节律规则或不规则及呼吸深度变浅或加深，都可能预示着病情的恶化或好转。

2. 氧疗护理

根据患者的具体病情和氧合状况，谨慎选择适宜的氧疗方式是治疗的重要环节。鼻导管吸氧适用于轻度缺氧患者，提供浓度相对较低的氧气；面罩吸氧能提供浓度较高的氧气，适用于中度缺氧的情况；而无创正压通气则常用于较严重的低氧血症患者。

定期监测患者的动脉血气分析是调整氧疗方案的重要依据。通过分析动脉血氧分压、二氧化碳分压，以及血氧饱和度等指标，能够准确评估氧疗的效果，从而适时调整氧流量、吸氧浓度或更换氧疗方式，以达到最佳的氧合效果。

3. 机械通气护理

对于需要机械通气支持的患者，做好全方位的护理工作是保障治疗效果和患者安全的关键。呼吸机的参数设置必须根据患者的病情特点和呼吸功能进行精准调整，以确保提供恰当的通气支持。

气道管理是机械通气护理的核心之一，包括保持气道通畅，防止气道堵塞和感染。定期进行湿化处理，有助于稀释痰液，便于排出；适时、规范的吸痰操作能够有效清除气道内的分泌物，降低肺部感染的风险。

4. 心理护理

ARDS 患者由于病情危急，往往容易产生焦虑、恐惧、抑郁等一系列心理问题。因此，给予患者充分的心理护理至关重要。护士应主动关心、安慰患者，以温暖、体贴的态度让患者感受到关怀与支持，帮助他们树立战胜疾病的坚定信心。

5. 营养支持

ARDS 患者在病情危急阶段，常需要禁食或限制饮食，这使营养支持成为治疗中的重要组成部分。通过静脉输注营养液或给予肠内营养制剂等方式，确保患者能够获得足够的能量、蛋白质、维生素和矿物质等营养物质，以维持身体的正常代谢和免疫功能。

6. 预防感染

ARDS 患者由于病情严重，身体免疫力显著下降，极易发生感染。因此，做好全面的感染预防工作至关重要。严格执行无菌操作是预防感染的首要措施，从医疗器械的使用到护理操作的每一个环节，都必须贯彻无菌原则。

7. 康复护理

ARDS 患者在经过积极治疗后，病情通常会逐渐好转。此时，做好康复护理工作对于患者的全面恢复具有重要意义。康复护理包括呼吸功能锻炼、体能锻炼及心理康复等多个方面。

第六节　多器官功能障碍综合征

多器官功能障碍综合征（MODS）是指在疾病、创伤或手术后，两个及以上器官出现功能障碍的一种病理状态。此病症在重症监护病房（ICU）较为常见，且与患者的预后有着紧密的关联。其发展进程通常会依次出现全身炎症反应综合征（SIRS）、感染性休克、单器官衰竭，直至最终演变成多器官衰竭。在这一系列进程中，全身炎症反应、免疫反应及凝血系统的活动都发挥着重要作用。

一、临床表现

1. 呼吸系统

在 MODS 患者中，呼吸系统是最常受累的器官之一。早期症状常表现为呼吸急促、气促、呼吸困难，甚至出现静息状态下的呼吸窘迫。患者可有明显的发绀。进一步发展，会出现低氧血症和高碳酸血症，导致呼吸衰竭。肺部体征方面，可出现啰音、喘鸣等。

2. 循环系统

MODS 患者的循环系统表现主要包括心血管功能障碍。患者常有低血压和组织灌注不足，表现为皮肤苍白、湿冷、脉搏细弱等。由于心输出量减少，可出现心率加快。在晚期，患者会出现休克状态，即心输出量持续减少，伴随明显的血压下降。心电图检查可显示心律失常、心室肥大和心肌缺血的表现。

3. 肝

MODS 可导致肝功能异常，表现为转氨酶升高，如丙氨酸转氨酶（ALT）、天冬氨酸转氨酶（AST）和碱性磷酸酶（ALP）等升高。此外，胆红素和 γ-谷氨酰转移酶（GGT）也升高。肝功能损害主要是由于炎症因子和细胞因子的释放，导致肝细胞损伤和坏死。

4. 肾

肾是 MODS 患者受损较为严重的器官之一。患者会出现少尿或无尿，表现为尿量少于每小时 0.5mL。肾功能不全也可导致血尿素氮（BUN）和肌酐浓度升高。由于肾对水和电解质的调节受损，会出现水钠潴留，导致水肿和高血压。尿液检查可发现大量蛋白尿、红细胞尿和管型。

5. 中枢神经系统

MODS 患者可表现为中枢神经系统的异常。早期有烦躁、意识模糊等非特异性症状。随着病情进展，患者可出现定向力障碍、意识丧失，甚至昏迷。这些症状往往与脑缺氧和代谢紊乱有关。

二、护理评估

1. 血流动力学监测

对 MODS 患者进行血流动力学监测至关重要，包括对血压、中心静脉压、肺毛细血管楔压及心输出量等关键指标的监测。血压的变化直接反映了心血管系统的功能状态，中心静脉压有助于评估血容量和右心功能，肺毛细血管楔压则能够反映左心房和左心室的前负荷，心输出量则综合体现了心脏的泵血能力。通过对这些指标的持续监测，可以及时发现心血管功能的异常，为调整治疗方案提供重要依据。

2. 呼吸功能监测

在 MODS 中，肺往往是最先受到累及的器官。因此，对呼吸功能的严密监测对于及时察觉肺功能障碍具有关键意义。

（1）严密观察：密切且细致地观察呼吸频率、节律和深度是基础的监测手段。当呼吸频率超过 35 次 / 分，并且伴有呼吸困难的症状时，应高度警惕并考虑采用机械通气来辅助患者的呼吸功能，以免发生呼吸衰竭。

（2）呼吸力学监测：指标众多，如潮气量（TV）、功能残气量、每分通气量、肺泡通气量、气道压力、肺顺应性、呼吸功能、肺泡通气 / 血流比例（V/Q）等。当肺顺应性低于 50mL/kPa 时，表明肺的弹性和扩张能力显著下降，此时必须借助呼吸机来提供有效的呼吸支持，以维持正常的气体交换。

（3）动脉血气分析：包括动脉血氧分压（PaO_2）、动脉二氧化碳分压（$PaCO_2$）、pH、碱剩余（BE）等重要参数。在吸入氧浓度为 50% 的情况下，如果 PaO_2 低于 8.0kPa（60mmHg），则提示氧合功能严重受损，应及时给予机械通气支持，以改善缺氧状况，防止组织和器官因缺氧而发生不可逆的损伤。

（4）肺毛细血管楔压监测：在进行呼气末正压通气（PEEP）治疗时，监测肺毛细血管楔压（PCWP）能够反映肺循环的压力状态，对于调整通气参数和评估治疗效果具有重要的参考价值。

（5）胸部 X 线检查：若显示肺野出现点状阴影，通常提示存在散在的肺泡内渗出，这可能是肺部炎症或水肿的早期表现，需要进一步加强呼吸支持和治疗。

3. 肾功能监测

（1）尿液监测：包括监测尿量、尿比重、尿钠、尿渗透压、尿蛋白等。在这些指标中，尿量是监测肾功能最为简便且敏感的指标。应当精确记录患者每天的尿量变化，尿量的显著减少往往是肾功能受损的早期信号。

（2）生化检查：尿素氮、肌酐、渗透清除率等生化指标也是评估肾功能的重要依据。若患者血尿素氮＞ 17.8mmol/L，血肌酐为 177.0 ～ 381.2μmol/L，并且有逐渐升高的趋势，或者患者原有肾病史，血肌酐增加 2 倍以上，这些情况都提示可能出现了急性肾功能障碍。在必要时，应及时进行血液透析治疗，以清除体内的代谢废物和多余水分，维持内环境的稳定。

4. 肝功能监测

前清蛋白浓度、视黄醇结合蛋白浓度、胆红素的亚成分浓度、吲哚菁绿清除试验、苯丙氨酸及酮体比例等指标是肝功能临床监测的常用指标。通过对这些指标的定期检测和综合分析，可以及时发现肝合成、代谢和排泄功能的异常，为肝功能的评估和治疗决策提供有力的支持。

5. 凝血功能检测

凝血功能的检测主要包括血小板计数、凝血时间、纤维蛋白原、凝血因子Ⅶ、凝血因子Ⅴ、凝血酶原检测等。动态地测定这些指标有助于早期发现和处理凝血功能障碍，预防

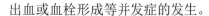

出血或血栓形成等并发症的发生。

6. 中枢神经系统功能监测

中枢神经系统功能的监测包括对患者神志状态及神经系统定位体征的观察。在重症患者中，可能会出现嗜睡甚至昏迷的情况，这往往提示患者大脑功能受到了严重的影响，需要及时进行评估和干预，以保护神经系统的功能，改善预后。

三、护理诊断

（1）气体交换受损：与肺功能障碍有关。

（2）体液失衡：与循环功能障碍、肾功能障碍等有关。

（3）营养失调，低于机体需要量：与机体代谢率增加、营养摄入不足等有关。

（4）意识障碍：与脑功能障碍有关。

（5）体温调节无效：与体温调节中枢功能障碍有关。

（6）焦虑与恐惧：与疾病的严重程度、预后的不确定性等有关。

（7）有皮肤完整性受损的风险：与长期卧床、水肿等有关。

（8）有感染的风险：与机体免疫力下降、侵入性操作等有关。

（9）潜在并发症：如多器官功能衰竭、DIC 等。

四、护理措施

1. 休息与活动管理

给予患者卧床休息，采取舒适体位；根据病情决定活动的量及幅度。

2. 饮食护理

给予易消化、营养丰富的饮食，少食多餐。伴有胃肠功能衰竭的患者禁饮食，通过胃肠外营养，改善糖、脂肪、蛋白质等营养供应，并应注意维生素和微量元素的补充。

3. 用药护理

使用抗生素前询问有无过敏史，根据医嘱做药物敏感试验，注意药物的配伍禁忌，观察用药的效果及有无不良反应。使用高渗药液、血管活性药物时注意保护血管。

4. 心理护理

向患者讲解疾病的病因、治疗、预后，鼓励患者配合治疗，消除恐惧心理，树立战胜疾病的信心。

5. 病情观察与护理

（1）病情观察：多器官功能障碍综合征患者常出现高热（达 40℃），可通过乙醇擦浴、冰袋降温。体温低于 35℃提示病情危重，需紧急抢救。监测意识、昏迷程度，昏迷患者定期进行格拉斯哥昏迷评分。观察脉搏快慢、强弱和规则性，脉搏异常提示血管衰竭。血压低时需保护重要器官并合理用药。监测呼吸频率和深度，如有异常及时汇报。关注尿液的量、颜色、比重及血尿素氮、肌酐，警惕肾衰竭。

（2）导管及引流管的护理：妥善固定气管插管、胃管、尿管及各种引流管，保持管路的通畅，更换管路和引流袋时严格无菌操作。

（3）机械通气患者执行机械通气护理常规。

（4）留置导尿患者执行导尿护理常规。

（5）留置胃管患者执行胃管护理常规。

（6）中心静脉穿刺置管患者的护理：如有锁骨下静脉、股静脉置管，在护理此类患者时严格无菌操作；随时观察插管有无扭曲、脱出，输液是否通畅。每周更换敷料1次，如有浸湿、污染，随时更换。

（7）按危重患者护理常规加强基础护理、生活护理。

6. 去除与避免诱发因素

（1）了解多器官功能障碍综合征发生的原因及其典型表现和非典型表现，掌握病程发展的规律并给予预见性护理。

（2）在处理各种急症时有整体观念，做到及时、全面地诊断和处理。

（3）加强生命体征监测：密切观察患者体温、脉搏、呼吸和血压的变化，如果患者出现呼吸、心率加快，应警惕发生心肺功能障碍的可能，血压下降时考虑周围循环衰竭。对于可能发生MODS的高危患者，应进一步扩大监测的范围，如中心静脉压、尿量及尿比重、心电图等，预防MODS的发生。

（4）防治感染：是预防多器官功能障碍综合征的重要措施，对可能感染或已有感染的患者，在未查出明确感染微生物前，必须合理使用广谱抗生素或联合应用抗菌药物；对明确的感染病灶，应采取各种措施使其局限化，必要时做外科引流，以减轻脓毒症；患者有明显感染症状，但未发现感染灶时，应反复细致进行全身检查，利用各种手段寻找隐藏的感染灶；维持各种引流管的通畅，有利于防止感染的发生。

（5）改善全身情况：纠正水、电解质紊乱及酸碱平衡失调，对于创伤、感染导致的低蛋白血症、营养不良等，除补充蛋白质外，应酌情使用生长激素增加蛋白质合成。

（6）及早发现和治疗最先发生的器官功能衰竭，阻断其病理的连锁反应，防止多器官功能受损。

第七节　脾破裂

脾破裂是指脾在受到外部力量冲击作用的情况下所发生的破裂损伤现象，在腹部外伤类别中属于较为常见的一种损伤情形。依据破裂的程度差异，脾破裂可分为3种主要类型，其一为中央型破裂，其二为被膜下破裂，其三则为真性破裂。中央型破裂时，脾实质深部破裂；被膜下破裂时，脾实质周边部分破裂，而被膜仍完整；真性破裂则是脾实质及被膜均破裂，此类型引发的症状通常较为严重，出血量大，病情危急，需及时进行有效的治疗和处理。

一、临床表现

（一）腹痛

腹痛是脾破裂最常见的症状，多为左上腹持续性疼痛，可逐渐加重。疼痛可放射至左肩或左腰部，这是因为脾周围的神经与左肩和左腰部的神经有共同的传导通路。

在轻度脾破裂或被膜下破裂时，腹痛可能相对较轻，呈隐痛或胀痛。随着出血量的增加，腹痛会逐渐加重，并且范围可能扩大至全腹。

（二）内出血症状

1. 休克表现

脾破裂后，大量血液流入腹腔，可迅速导致失血性休克。患者出现面色苍白、皮肤湿冷、脉搏细速、血压下降等症状。患者早期可能表现为烦躁不安、焦虑等，随着休克的加重，逐渐出现意识模糊，甚至昏迷。

出血量较少时，休克症状可能不明显，但患者仍可能感到头晕、乏力、心慌等。出血量较大时，休克发展迅速，如不及时救治，可危及生命。

2. 贫血表现

由于大量失血，患者可出现贫血症状，表现为口唇、甲床、睑结膜苍白等。血常规检查可发现红细胞计数、血红蛋白浓度降低。

（三）腹膜刺激征

脾破裂后血液流入腹腔，可刺激腹膜，引起腹膜刺激征，表现为腹部压痛、反跳痛和肌紧张。压痛通常以左上腹最为明显，但随着出血量的增加和血液在腹腔内的扩散，全腹均可出现压痛。反跳痛是指在按压腹部后突然松手时，患者感到疼痛加剧。肌紧张是指腹部肌肉处于紧张状态，触诊时感觉腹部硬如木板。

（四）其他症状

1. 恶心、呕吐

脾破裂后，腹腔内的积血和刺激可引起胃肠道反应，患者出现恶心、呕吐等症状。呕吐物通常为胃内容物，有时可能含有血液。

2. 腹胀

出血量的增加和血液在腹腔内的积聚可导致肠管蠕动减弱，患者出现腹胀症状。腹胀可进一步加重患者的不适，并影响呼吸功能。

3. 发热

脾破裂后，血液在腹腔内可引起感染，患者可能出现发热症状。体温一般在 38℃ 左右，严重者可出现高热。发热通常在伤后数小时至数天内出现，持续时间不等。

二、护理评估

（一）健康史评估

1. 受伤史

对患者受伤史的全面且深入的了解是评估的重要环节。需要详细询问患者受伤的具体时间，这对于判断病情的进展和可能出现的并发症具有重要意义。明确受伤的地点，有助于推测受伤的机制和可能的外力强度。深入探究受伤的原因，是意外碰撞、高处坠落还是暴力击打等。细致了解受伤机制，包括受力的方向、力度和作用部位等。

特别关注患者有无腹部外伤史，尤其是左上腹这一与脾位置密切相关的区域。询问患

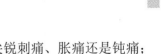

者在受伤瞬间的症状表现，如是否出现腹痛，其疼痛的性质是尖锐刺痛、胀痛还是钝痛；有无腹胀感，这种腹胀是逐渐加重还是相对稳定；是否伴有恶心、呕吐等胃肠道反应。通过对这些症状的详细了解，能够初步判断脾损伤的可能性和严重程度。

2. 既往史

全面了解患者的既往史对于评估脾破裂的风险和后续治疗具有重要参考价值。询问患者有无慢性肝病，如肝硬化、肝炎等，因为慢性肝病可能导致脾大，增加脾破裂的风险。了解患者有无脾大的病史，包括先天性的脾结构异常，以及其他疾病继发引起的脾肿大。

同时，关注患者有无血液系统疾病，如血小板减少性紫癜、白血病等，这些疾病可能影响凝血功能和血液细胞的正常分布，进而影响脾的功能和稳定性。询问患者有无手术史，包括腹部手术和其他可能影响腹腔内器官的手术，以及有无药物过敏史，这对于后续治疗中药物的选择具有重要指导意义。

3. 治疗史

了解患者受伤后接受治疗的情况对于评估病情和调整治疗方案至关重要。询问患者是否接受过治疗，了解治疗的具体方式，详细询问治疗的经过，评估治疗的效果。通过对治疗史的全面了解，可以判断前期治疗的有效性，为进一步的治疗决策提供依据。

（二）身体状况评估

1. 生命体征

精确测量患者的体温、脉搏、呼吸、血压等生命体征是评估身体状况的基础。体温的升高可能提示感染或炎症反应；脉搏的加快通常与失血、疼痛或休克相关；呼吸频率的改变反映肺部功能受到影响或全身氧合状态的变化；血压的波动则直接反映循环系统的稳定性。同时，密切观察患者的神志和精神状态。

2. 腹部检查

仔细观察患者腹部的外形能够提供关于腹腔内情况的初步线索。腹部膨隆可能提示腹腔内出血、积气或积液；腹部凹陷则可能与脱水、营养不良或腹腔内器官萎缩有关。

轻柔而细致地触诊患者的腹部对于判断脾损伤的程度和是否存在其他腹部并发症至关重要。检查腹部有无压痛，明确压痛的部位、程度和范围；反跳痛的出现通常提示腹膜炎症；肌紧张则提示腹膜炎或腹腔内出血导致的腹腔压力升高。

认真听诊患者的腹部，注意肠鸣音是否正常。肠鸣音减弱或消失可能提示肠麻痹，常与腹腔内严重感染或出血有关；肠鸣音亢进则可能提示肠道梗阻或肠道蠕动异常。

3. 其他检查

根据患者的具体情况，有针对性地进行血常规、血生化、凝血功能、腹部超声、CT扫描等检查。血常规能够反映患者的血红蛋白水平、红细胞压积等，判断是否存在失血和贫血；血生化检查可以了解肝功能、肾功能、电解质等指标，评估器官功能和内环境稳定。

凝血功能的检查对于判断出血倾向和止血能力具有重要意义。腹部超声能够快速、无创地观察脾的大小、形态、结构及腹腔内有无积液；CT扫描则可以提供更详细、准确的脾和腹腔内器官的图像，帮助判断损伤的程度和范围。

（三）心理-社会状况评估

1. 心理状态

了解患者受伤后的心理状态对于提供全面的医疗护理至关重要。观察患者是否表现出紧张、焦虑或恐惧等情绪。通过与患者的交流，深入了解其心理需求，如对得到病情解释的渴望、对参与治疗方案选择的意愿及对疼痛管理和康复预期的关注。及时提供心理支持和安慰，帮助患者缓解紧张情绪，增强应对疾病的信心。

2. 社会支持

评估患者的社会支持情况对其康复过程具有重要影响。了解患者在受伤期间有无家人、朋友的陪伴和支持，询问患者的经济状况，了解患者的工作情况，这对于评估患者的社会角色和生活压力具有重要意义。

3. 应对能力

了解患者对疾病的认知和应对能力对于制定个性化的护理计划和促进康复至关重要。询问患者对脾破裂这一疾病的了解程度，包括病因、症状、治疗方法和预后等方面。观察患者在面对疾病时的行为表现，评估患者的应对方式。根据患者的应对能力，提供相应的教育和心理支持，帮助患者建立有效的应对策略，提高其应对疾病的能力和信心，促进身心的全面康复。

三、护理诊断

（1）疼痛：与脾破裂、腹腔内出血等有关。
（2）组织灌注量不足：与腹腔内出血、失血性休克等有关。
（3）有感染的风险：与腹腔内出血、手术创伤等有关。
（4）焦虑与恐惧：与疾病的严重程度、预后的不确定性等有关。
（5）知识缺乏：缺乏疾病的相关知识和自我护理知识。

四、护理措施

（一）一般护理

1. 严密观察监护患者病情变化

把患者的脉率、血压、神志、血氧饱和度（SaO_2）及腹部体征作为常规监测项目，及时记录治疗时的数据，为动态监测患者生命体征提供依据。

2. 补充血容量

建立两条静脉通路，快速输注平衡盐溶液及血浆或血浆代用品，扩充血容量，维持水、电解质及酸碱平衡，改善休克状态。

3. 保持呼吸道通畅

及时吸氧，改善失血导致的机体缺氧状态，改善有效通气量，并注意清除口腔中异物、义齿，防止误吸，保持呼吸道通畅。

4. 密切观察患者尿量变化

怀疑脾破裂的患者应常规留置导尿管，观察单位时间的尿量，如尿量超过 30mL/h，说明患者休克已纠正或处于代偿期。如尿量不足 30mL/h 甚至无尿，则提示患者已进入休克或肾衰竭期。

5. 术前准备

观察中如发现继续出血（48 小时内输血超过 1200mL）或有其他脏器损伤，应立即做好药物皮试、备血、腹部常规备皮等手术前准备。

（二）心理护理

对患者要有耐心，做好心理安抚，让患者知道手术的目的、意义及手术效果，消除紧张、恐惧心理，还要尽快通知家属并取得其同意和配合，使患者和家属都有充分的思想准备，积极主动配合抢救和治疗。

（三）术后护理

1. 体位

术后患者应去枕平卧，头偏向一侧，防止呕吐物进入气管，如清醒后血压平稳，病情允许时可采取半卧位，以利于腹腔引流。患者不得过早起床活动，一般需卧床休息 10 ～ 14 天。以 B 超或 CT 检查结果为依据，观察脾愈合程度，确定能否起床活动。

2. 密切观察生命体征变化

按时检测血压、脉搏、呼吸、体温，观察再出血倾向。部分脾切除患者，体温持续在 38 ～ 40℃，持续时间一般在 2 ～ 3 周，血常规检查白细胞计数不升高，称为脾热。对脾热的患者，按高热护理及时给予物理降温，并补充水和电解质。

3. 管道护理

保持大静脉留置管输液通畅，保持无菌，定期消毒。保持胃管、导尿管及腹腔引流管通畅，妥善固定，防止脱落，注意引流物的量及性状的变化。若引流管引流出大量的新鲜血性液体，则提示活动性出血，及时报告医生处理。

4. 改善机体状况，给予营养支持

术后保证患者有足够的休息和睡眠，禁食期间补充水、电解质，避免酸碱平衡失调，肠功能恢复后方可进食。应给予高热量、高蛋白、高维生素饮食，静脉滴注复方氨基酸、血浆等，保证机体需要，促进伤口愈合，减少并发症。

（四）健康教育

（1）患者住院 2 ～ 3 周后出院，出院时复查 CT 或 B 超，嘱患者每月复查 1 次，直至脾损伤愈合，脾恢复原形态。

（2）嘱患者若出现头晕、口干、腹痛等不适，应停止活动并平卧，及时到医院检查治疗。

（3）继续注意休息，脾损伤未愈合前避免体力劳动，避免剧烈运动，如弯腰、下蹲、骑摩托车等。注意保护腹部，避免外力冲撞。

（4）避免增加腹压，保持排便通畅，避免剧烈咳嗽。

（5）脾切除术后的患者免疫力低下，注意保暖，预防感冒，避免进入拥挤的公共场所。病愈后坚持锻炼身体，提高机体免疫力。

第八节　全身性感染

全身性感染是一种严重的感染状况，其本质是病原体侵入人体的血液循环系统，并在其中生长与繁殖，进而产生毒素所引发的感染综合征。全身性感染的发生，通常是因为局部感染在初始阶段未得到妥善且有效的控制，病原体得以突破局部的防御屏障，成功侵入血液循环。在引发全身性感染的众多病原体中，常见的有：细菌，如金黄色葡萄球菌、大肠埃希菌等；真菌，如白假丝酵母菌；病毒，如流感病毒等。这些病原体在血液中肆虐，对人体健康造成极大威胁。

一、临床表现

1. 发热

发热是全身性感染的常见症状，病原体及其毒素刺激免疫系统产生白细胞介素-6（IL-6）、肿瘤坏死因子-α（TNF-α）等致热原，作用于下丘脑体温中枢，提升体温调定点。革兰氏阴性菌通常引起较低热，而革兰氏阳性菌则导致较高热，持续高热可引发烦躁、意识模糊等症状。

2. 寒战

寒战是全身性感染的常见表现，通常发生在发热前。病原体进入血液循环后，刺激免疫系统释放 IL-6 等炎症介质，作用于下丘脑体温中枢，触发寒战。寒战增加产热，使体温升高，帮助机体对抗感染。

3. 心率加快

全身性感染时，由于病原体及其毒素的作用，机体代谢率增加，心脏负担加重，导致心率加快。此外，感染还可引起交感神经兴奋，进一步加快心率。心率加快的程度与感染的严重程度相关，严重感染时心率可显著加快，甚至出现心律失常。

4. 呼吸急促

全身性感染可导致呼吸急促，这主要是机体代谢率增加，耗氧量增加，以及病原体及其毒素对呼吸系统的直接损害所致。感染还可引起肺血管通透性增加，导致肺水肿，呼吸急促进一步加重。严重感染时，患者可出现呼吸困难、发绀等症状。

5. 精神状态改变

全身性感染可引起精神状态改变，如烦躁不安、意识模糊、昏迷等。这主要是病原体及其毒素对中枢神经系统的直接损害，以及感染引起的代谢紊乱、缺氧等所致。精神状态改变的程度与感染的严重程度相关，严重感染时患者可出现昏迷等严重的精神状态改变。

6. 胃肠道症状

全身性感染可引起胃肠道症状，如恶心、呕吐、腹痛、腹泻等。这主要是病原体及其毒素对胃肠道的直接损害，以及感染引起的全身炎症反应所致。胃肠道症状的严重程度与感染的严重程度相关，严重感染时患者可出现严重的胃肠道出血、肠麻痹等症状。

二、护理评估

（一）健康史评估

1. 感染史

了解患者近期的感染病史至关重要。询问患者是否经历过任何类型的感染，包括呼吸道感染（如肺炎）、泌尿道感染（如膀胱炎）、皮肤或软组织感染等，这些信息有助于识别潜在的感染来源。要特别关注患者有无高危接触史，如与感染者密切接触、住院治疗或接受手术的经历。此外，了解患者的症状发作时间、严重程度及持续时间也很重要。询问患者有无发热、咳嗽、尿频、排尿疼痛或皮肤红肿等具体表现。对于曾经诊断过的慢性感染，如结核分枝杆菌或人类免疫缺陷病毒（HIV）感染，亦需进行详细询问，以评估其对当前健康状况的影响。

2. 既往史

询问患者有无慢性疾病，如糖尿病、慢性肝病、慢性肾病等，这些疾病可能影响免疫系统，使患者更易受到感染。了解既往的免疫系统疾病或其他影响免疫功能的因素，如类风湿关节炎或系统性红斑狼疮。同时，关注患者的疫苗接种史，包括流感、肺炎和肝炎疫苗，了解是否及时接种，以评估保护状态。

3. 治疗史

记录患者过去的治疗情况，包括使用的抗生素及其效果，尤其是任何已知的药物过敏反应。了解患者有无接受免疫抑制治疗的病史，如应用类固醇、化学治疗或生物制剂。询问患者近期是否经历过手术、侵入性操作或任何可能引发感染的情况。

（二）身体状况评估

1. 生命体征

定期监测体温、脉搏、呼吸频率和血压，以便识别感染引起的发热、心率加快和低血压等生理变化。同时，观察神志状态，评估患者的意识水平和反应能力，注意意识模糊或嗜睡等症状，可能提示严重感染或败血症。

2. 全身症状

详细询问全身症状，如乏力、食欲下降、恶心、呕吐、肌肉或关节疼痛等，评估这些症状的严重程度及其对患者日常生活的影响。

3. 局部检查

针对感染的潜在来源，仔细检查相关部位（如伤口、胸部、腹部、泌尿道等）。观察有无红肿、发热、分泌物或脓液，触诊淋巴结以判断有无肿大。

4. 实验室检查

进行血常规检查，注意白细胞计数及分类，判断是否存在白细胞计数升高或降低。进行血培养、尿培养、痰培养等，以确定病原体并评估其敏感性。同时，进行血生化检查，评估肝功能、肾功能和电解质水平，以监测器官功能和代谢状态。

（三）心理-社会状况评估

1. 心理状态

观察患者的情绪变化，评估是否表现出焦虑、抑郁、恐惧或孤独感。通过与患者沟通，了解其对疾病及治疗方案的认知，并提供信息支持以减轻其焦虑。

2. 社会支持

评估患者的家庭和社会支持网络，包括家人、朋友的陪伴和照顾能力，了解患者的经济状况，以判断其对治疗的影响。

三、护理诊断

（1）气体交换受损：与肺部感染导致的炎症、肺水肿或气道阻塞有关。

（2）清理呼吸道无效：与气道分泌物过多、咳嗽无力或呼吸道通畅性下降有关。

（3）低效性呼吸型态：与呼吸肌疲劳、呼吸窘迫及血氧不足有关。

（4）感染相关焦虑：与对病情发展的不确定性、住院环境及治疗过程的恐惧有关。

（5）营养失调，低于机体需要量：与发热引起的代谢增加、食欲下降及营养摄入不足有关。

（6）体液失衡：与发热、出汗及感染引起的炎症反应有关。

（7）有皮肤完整性受损的风险：与长期卧床、感染引起的水肿或营养不良有关。

四、护理措施

（一）对症护理

1. 高热护理

高热时，可采取物理降温或药物降温的方法。物理降温可采用温水擦浴、冷敷等方法，药物降温可使用解热镇痛药。在降温过程中，应注意观察患者的体温变化，避免体温过低。

2. 疼痛护理

疼痛时，可根据患者的疼痛程度给予相应的镇痛措施。可使用镇痛药、针灸、按摩等方法缓解疼痛。

3. 呼吸困难护理

呼吸困难时，应立即给予吸氧，保持呼吸道通畅。可采取半卧位、雾化吸入等方法缓解呼吸困难。

4. 休克护理

休克时，应立即建立静脉通道，快速补充血容量。可使用血管活性药物、糖皮质激素等药物治疗休克。同时，应密切观察患者生命体征、意识状态等的变化，以便及时调整治疗方案。

（二）感染控制

1. 严格执行无菌操作

在护理过程中，应严格执行无菌操作，防止交叉感染。

2. 合理使用抗生素

根据患者的感染情况和药物敏感试验结果，严格按照医嘱合理使用抗生素。

3. 伤口护理

保持伤口清洁、干燥，定期更换敷料。对于有感染的伤口，应及时进行清创处理，促进伤口愈合。

4. 引流管护理

保持引流管通畅，定期更换引流袋。观察引流液的颜色、性质、量等，如有异常，应及时报告医生。

（三）营养支持

1. 高热量、高蛋白、高维生素饮食

给予患者高热量、高蛋白、高维生素饮食，以满足患者的营养需求。可多食瘦肉、鱼类、蛋类、豆类、新鲜蔬菜和水果等。

2. 肠内营养支持

对于不能经口进食的患者，可给予肠内营养支持。可通过鼻饲或胃肠造瘘等方式给予患者营养物质。

3. 静脉营养支持

对于严重营养不良或无法进行肠内营养支持的患者，可给予静脉营养支持。可通过中心静脉或外周静脉给予患者营养物质。

（四）心理护理

1. 心理支持

关心、安慰患者，给予患者心理支持。可与患者进行沟通，了解患者的心理状态，帮助患者缓解焦虑、恐惧等情绪。

2. 心理疏导

对于存在心理问题的患者，可给予心理疏导。可采用心理咨询、心理治疗等方法，帮助患者解决心理问题。

3. 家庭支持

鼓励患者的家属给予患者关心、支持和照顾。可与患者的家属进行沟通，了解患者的家庭情况，帮助患者的家属更好地照顾患者。

（五）健康教育

1. 疾病知识教育

向患者及其家属介绍全身性感染的相关知识，包括病因、症状、治疗方法、预防措施等。帮助患者及其家属了解疾病的相关知识，增强患者及其家属的自我保健意识。

2. 饮食指导

向患者及其家属介绍饮食的注意事项，包括高热量、高蛋白、高维生素饮食的重要性，以及如何选择合适的食物。

3. 活动指导

向患者及其家属介绍活动的注意事项，包括适当活动的重要性，以及如何避免过度活动。

4. 出院指导

向患者及其家属介绍出院后的注意事项，包括定期复查、按时服药、注意休息、避免劳累等。

第九节 特异性感染

一、破伤风

破伤风是一种由破伤风梭菌引发的急性且具有特异性的感染性疾病。破伤风梭菌属于革兰氏阳性厌氧芽孢杆菌，其分布范围广泛，在土壤、尘埃及人畜粪便中均可存在。一旦人体的皮肤或者黏膜出现破损情况，破伤风梭菌便能够经由伤口侵入人体内部，进而产生毒素，从而导致肌肉呈现强直性痉挛及阵发性抽搐的症状。破伤风的潜伏期通常为6～10天，但短的可能在24小时之内就发病，长的则能够达到数月甚至数年之久。鉴于破伤风病情的严峻性及较高的死亡率，故而应当及时进行诊断并予以治疗。

（一）临床表现

1. 肌肉痉挛

由于运动神经元失去抑制，肌肉会出现强烈痉挛。最初通常表现为咀嚼肌痉挛，导致张口困难（牙关紧闭），随后可出现面部表情肌痉挛（苦笑面容）、颈项部肌肉痉挛（颈项强直）、背部肌肉痉挛（角弓反张）等。随着病情的进展，全身肌肉均可受累，出现严重的痉挛症状。

2. 自主神经功能紊乱

破伤风还可引起自主神经功能紊乱，表现为血压波动、心率加快、大汗淋漓等。这是由于破伤风痉挛毒素影响了自主神经系统的调节功能。

（二）护理评估

1. 健康史

详细询问患者的受伤史，包括受伤的时间、地点、原因及伤口的处理情况等。了解患者有无破伤风疫苗接种史，以及最后一次接种的时间。询问患者有无其他疾病史，如糖尿病、免疫功能低下等，这些疾病可能会增加破伤风的发病风险。

2. 身体状况

观察患者的生命体征，包括体温、脉搏、呼吸、血压等，了解患者的整体健康状况。检查患者的伤口，观察伤口的位置、大小、深度、清洁度等，了解伤口的感染情况。检查患者的神经系统功能，包括意识状态、瞳孔大小、对光反射、肌肉张力等，了解患者有无神经系统受累的表现。检查患者的呼吸系统功能，包括呼吸频率、呼吸深度、有无呼吸困难等，了解患者有无呼吸系统受累的表现。检查患者的心血管系统功能，包括心率、心律、血压等，了解患者有无心血管系统受累的表现。

3. 心理-社会状况

评估患者的心理状态，包括焦虑、恐惧、抑郁等，了解患者的心理需求。了解患者

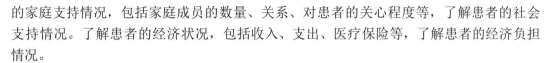

的家庭支持情况，包括家庭成员的数量、关系、对患者的关心程度等，了解患者的社会支持情况。了解患者的经济状况，包括收入、支出、医疗保险等，了解患者的经济负担情况。

4. 辅助检查

（1）血常规检查：了解患者有无白细胞计数升高、中性粒细胞比例升高等感染迹象。

（2）伤口分泌物培养：了解伤口的感染病原体，为选择抗生素提供依据。

（3）破伤风抗毒素（TAT）或破伤风免疫球蛋白（TIG）检测：了解患者有无破伤风抗体，为判断患者是否需要再次注射破伤风抗毒素提供依据。

（4）神经系统检查：包括脑电图、头颅 CT 扫描、头颅 MRI 等，了解患者有无神经系统受累的表现。

（5）其他检查：根据患者的具体情况，可能还需要进行其他检查，如心电图、胸部 X 线检查、腹部 B 超等，了解患者有无其他系统受累的表现。

（三）护理诊断

（1）有窒息的风险：与持续性喉头痉挛及气道堵塞有关。

（2）有体液不足的风险：与痉挛消耗和大量出汗有关。

（3）有受伤风险：与强烈肌痉挛抽搐，造成肌撕裂或骨折有关。

（4）尿潴留：与膀胱括约肌痉挛有关。

（5）营养失调，低于机体需要量：与痉挛消耗和不能进食有关。

（四）护理措施

1. 一般护理

（1）环境要求。将患者置于隔离病室，室内遮光、安静、室温 15 ～ 20℃、湿度约 60%。病室内急救药品和物品准备齐全。处于应急状态。

（2）减少外界刺激。医护人员要做到走路轻，语声低，操作稳，避免光、声、寒冷及精神刺激；使用器具无噪声；护理治疗安排集中有序，尽量在痉挛发作得到控制的一段时间内完成，减少探视，尽量避免搬动患者。

（3）严格隔离消毒。严格执行无菌技术；医护人员进入病房穿隔离衣，戴口罩、帽子、手套，身体有伤口时不要进入病室内工作；患者的用品和排泄物应严格消毒处理，伤口处更换的敷料应立即焚烧。尽可能使用一次性材料物品。

（4）保持静脉输液通畅。在每次发作后检查静脉通路，防止因抽搐使静脉通路堵塞、脱落而影响治疗。

（5）加强营养。轻症患者，应争取在痉挛发作间歇期，鼓励患者摄入高热量、高蛋白、高维生素饮食，进食应少量多次，以免引起呛咳、误吸。重症不能进食的患者，可通过胃管进行鼻饲，但时间不宜过长。也可根据机体需要由静脉补充或给予全胃肠外营养。

2. 病情观察

遵医嘱测量体温、脉搏、呼吸、血压，常规吸氧，使血氧饱和度维持在 95% 左右。观察患者痉挛、抽搐发作次数，持续时间及有无伴随症状，并做好记录，发现异常及时报告医生，并协助处理。

3. 呼吸道管理

（1）保持呼吸道通畅。对抽搐频繁、持续时间长、药物不易控制的严重患者，应尽早行气管切开，以便改善通气；及时清除呼吸道分泌物，必要时进行人工辅助呼吸。

（2）在痉挛发作得到控制后的一段时间内，协助患者翻身、叩背，以利于排痰，必要时用吸痰器，防止痰液堵塞；给予雾化吸入，稀释痰液，便于痰咳出或吸出。气管切开患者应给予气道湿化。

（3）患者进食时注意避免呛咳、误吸，以免引起窒息。

4. 维持水、电解质平衡

纠正酸中毒，由于肌痉挛大量出汗，体力消耗极大且不能进食，均可引起患者水、电解质紊乱，所以应及时补充纠正，记录24小时出入水量。

5. 保护措施

保护患者，防止受伤，使用带护栏的病床，必要时使用约束带，防止痉挛发作时患者坠床和自我伤害；应用合适的牙垫，以防舌咬伤；剧烈抽搐时勿强行按压肢体，关节部位放置软垫，以防肌腱断裂、骨折及关节脱位；床上置治疗气垫，防止压疮。

6. 人工冬眠的护理

应用人工冬眠过程中，应密切观察病情变化，做好各项监测，随时调整冬眠药物的剂量，使患者无痉挛和抽搐的发作。

二、气性坏疽

气性坏疽一般是指由梭状芽孢杆菌所导致的、以肌坏死或者肌炎为突出特征的急性特异性感染。这种感染具有独特的病理表现和临床进程，其特点为病情发展迅猛，往往在短时间内就能造成严重的组织损伤和功能障碍。由于其进展极为急剧，若未能得到及时、有效的诊治，预后通常极为严重，可能导致患者肢体残疾，甚至危及生命。因此，对于气性坏疽，早期诊断、迅速干预及恰当的治疗措施至关重要，以最大程度减轻其危害，改善患者的预后。

（一）临床表现

1. 潜伏期

短至伤后8～10小时，长可达5～6天，一般在伤后1～4天。

2. 局部症状

患者常诉伤肢沉重或疼痛，持续加重，犹如胀裂，程度常超过创伤伤口所能引起者，镇痛剂无效；局部肿胀与创伤所能引起的程度不成比例，并迅速向上、下蔓延，每小时都可见到加重。伤口中有大量浆液性或浆液血性渗出物，可渗湿厚层敷料，当移除敷料时有时可见气泡从伤口中冒出。皮下如有积气，触之可有捻发音。因组织分解、液化、腐败和大量产气（硫化氢等），伤口可有恶臭。

3. 全身症状

患者常感伤肢沉重或剧痛，呈胀裂感，疼痛严重且镇痛剂无效。

（二）护理评估

1. 健康史

患者的一般情况涵盖了年龄、性别、职业及生活习惯等多个方面，这些因素能够在一定程度上反映出其健康基础和免疫状态。

对于受伤经过的详细询问具有关键意义。这包括精确了解受伤的时间、地点、原因，受伤的具体部位以及伤口的受污染程度，特别是对于开放性创伤的处理情况。

患者的既往史同样不容忽视。对于糖尿病患者，由于血糖控制不佳可能导致血管和神经病变，影响伤口的愈合；免疫缺陷疾病会削弱机体抵御病原体入侵的能力；恶性肿瘤患者在接受放射治疗和化学治疗等治疗后，免疫系统功能也会受到抑制。

近期的用药史也是健康史评估的重要组成部分。特别需要关注抗生素的使用情况，过度使用可能导致耐药菌的产生，影响后续治疗效果；免疫抑制剂的应用则会直接抑制免疫系统的功能，增加患者的易感性，同时也可能对伤口的正常愈合过程产生不利影响。

2. 身体状况

对局部症状的观察是评估的重点之一。仔细查看伤口的外观，包括伤口的形状、边缘是否整齐；观察伤口的颜色；留意伤口的气味；检查伤口的渗液情况，渗液的性质（如脓性、血性）和量的多少都能反映伤口的状态。同时，关注伤口周围皮肤的情况，有无红肿、皮疹、水疱等。准确测量伤口的大小和深度，有助于判断伤口的病情进展和愈合趋势。

在全身症状方面，持续监测生命体征是必不可少的。高热常是感染的重要信号，同时要警惕是否出现休克的表现，如低血压、心率加快、少尿等。意识状态的改变也可能提示病情的恶化，如从清醒转为嗜睡或昏迷。此外，评估胃肠道症状，如恶心、呕吐、腹痛、腹泻等，能够反映出感染是否已经波及消化系统。通过相关实验室指标的检查，如血常规、血生化、病原学检查等，可以深入了解器官功能的状态和感染的严重程度，为治疗方案的调整提供依据。

3. 心理-社会状况

对气性坏疽患者而言，心理状态的评估具有极其重要的意义。鉴于这种疾病的严重性质和潜在的致残、致死风险，患者很可能会产生强烈的恐惧、焦虑和绝望等负面情绪。了解患者对疾病的认知程度和心理承受能力，是为其提供有效心理支持和安慰的重要前提。

家庭支持情况也是需要重点考量的因素之一。家属的关心程度直接影响患者的心理状态和治疗信心。在经济方面，治疗气性坏疽可能需要较高的医疗费用，如果家庭经济状况不佳，可能会给患者和家属带来沉重的负担，从而影响治疗决策和患者的康复进程。

此外，患者的社会适应能力也不容忽视。疾病可能对患者的身心健康和生活质量产生深远的影响，因此在评估和治疗过程中，需要综合考虑患者的心理-社会状况，提供全方位的支持和帮助。

（三）护理诊断

（1）疼痛：与创伤、感染及局部肿胀有关。

（2）组织完整性受损：与组织感染坏死有关。

（3）自我形象紊乱：与失去部分组织和肢体而致形体改变有关。

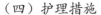

（四）护理措施

1. 严格隔离消毒

一旦确诊，应立即执行严格的接触隔离制度，将患者安置于隔离室。医护人员在进入病室时，必须严格遵守防护要求，身着隔离衣、头戴帽子、佩戴口罩和手套等防护装备。若医护人员身体存在伤口，则严禁进入室内工作，以防交叉感染。对于患者所使用的一切用品及产生的排泄物，都要进行严格的隔离消毒处理。患者的敷料应予以焚烧，以彻底消除感染源。在可能的情况下，尽量使用一次性物品及器具，以降低交叉感染的风险。室内的物品未经严格处理，一律不得带出隔离间，以确保隔离区域的安全和卫生。

2. 监测病情变化

对于严重创伤的患者，尤其是伤口肿胀明显者，需要严密监测伤口的肿痛情况。特别要警惕突然发作的伤口胀裂样剧痛，这往往是病情恶化的重要信号。应当准确记录疼痛的性质、特点及与发作相关的各种情况，为后续的诊断和治疗提供详细的参考依据。

对于出现高热、烦躁、昏迷等症状的患者，要密切观察其生命体征的变化，高度警惕感染性休克的发生。一旦发现患者出现感染性休克的迹象，应立即按照休克护理的标准流程进行紧急处理，包括快速建立静脉通道、补充血容量、应用血管活性药物、纠正酸碱平衡失调等，以挽救患者的生命。

3. 疼痛护理

在疼痛管理方面，应及时为患者应用镇痛剂。对于疼痛剧烈难以忍受的患者，必要时可给予麻醉镇痛剂，以有效缓解疼痛。同时，也可以采用非药物治疗手段来减轻疼痛。

对于截肢后出现幻肢痛的患者，要耐心地给予解释和心理疏导。向患者说明幻肢痛产生的可能原因，帮助其解除忧虑和恐惧，增强其对疼痛的耐受能力。对于需要进行扩大清创或截肢的患者，应协助其变换体位，以减轻外部压力和肢体疲劳引起的疼痛。在伤口愈合过程中，对伤肢实施理疗、按摩及功能锻炼，不仅可以减轻疼痛，还有助于恢复患肢的功能。

4. 心理护理

对待患者，应当以关心、同情和热情的态度，为其提供全面的生活护理。对于患者的心理需求，要给予充分的关注和满足，帮助患者缓解焦虑、恐惧和抑郁等不良情绪，增强其战胜疾病的信心和勇气。

5. 健康教育

指导患者对患肢进行自我按摩及功能锻炼，详细讲解按摩的手法、力度和频率，以及功能锻炼的方法、强度和时间安排，以便尽快恢复患肢的功能。对于伤残者，要指导其正确使用假肢和进行适当的训练。根据患者的伤残情况和身体条件，制定个性化的康复计划，包括假肢的佩戴方法、使用注意事项、日常维护保养等。

第二章

常见儿科疾病的护理

第一节　新生儿呼吸窘迫综合征

新生儿呼吸窘迫综合征（NRDS）是一种常见的新生儿急症，其主要致病机制在于肺表面活性物质的匮乏致使肺泡表面张力显著增高，进而引发一系列临床症状，如呼吸困难、低氧血症等。NRDS 的发病主要集中在早产儿群体，特别是极低出生体重儿更为多见。这是由于此类新生儿的肺发育尚未成熟，肺泡表面活性物质严重不足，进而造成肺泡萎陷，通气功能受阻，使得呼吸困难的状况逐步加剧。

一、临床表现

1. 呼吸困难

NRDS 的核心症状之一是呼吸急促和困难。患儿呈快速浅表呼吸，可伴有鼻翼扇动、胸腔和腹部的辅助呼吸肌参与。呼吸频率升高，超过每分钟 60 次。

2. 发绀和低氧血症

由于肺泡表面活性物质不足导致肺泡塌陷，通气不畅，气体交换受阻，从而导致氧气供应不足，患儿出现发绀和低氧血症的表现。

3. 胸骨上突和喘鸣音

患儿的胸骨和肋骨之间出现上突，形成鸡胸状，这是由于肺泡塌陷引起的。同时，患儿出现喘鸣音，原因是狭窄的气道造成了气流阻力的增加。

4. 呼吸衰竭

随着呼吸困难的加剧，新生儿进一步发展为呼吸衰竭，表现为呼吸频率极高、呼吸肌疲劳、动脉血氧饱和度急剧下降等症状。

5. 代谢性酸中毒

NRDS 会导致肺泡通气不足，二氧化碳排出减少，从而影响血气平衡，引发代谢性酸中毒。患儿出现快速浅表呼吸，以试图排出体内过多的二氧化碳。

二、护理评估

1. 呼吸系统评估

对患儿而言，其呼吸状态的评估至关重要。一般需要细致观察呼吸频率，正常情况下，新生儿的呼吸频率相对较快，但如果明显超出正常范围，就可能预示着呼吸系统的异常。呼吸深度的变化也不容忽视，过浅或过深的呼吸都可能是呼吸系统异常的信号。鼻翼扇动是呼吸困难的常见表现之一，当发现患儿出现这一症状时，需要提高警惕。此外，胸腔和腹部的辅助呼吸肌的使用情况也能反映呼吸的困难程度。同时，密切留意患儿有无

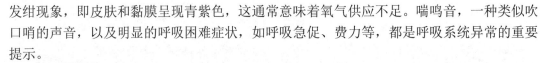

发绀现象，即皮肤和黏膜呈现青紫色，这通常意味着氧气供应不足。喘鸣音，一种类似吹口哨的声音，以及明显的呼吸困难症状，如呼吸急促、费力等，都是呼吸系统异常的重要提示。

2. 循环系统评估

循环系统的评估对于患儿的健康监测同样关键。心率、血压和脉搏是反映循环功能的重要指标。心率过快或过慢都可能暗示心脏功能的异常。血压的稳定对于维持身体各器官的正常灌注至关重要，低血压可能提示循环血量不足或心脏泵血功能障碍。脉搏的强弱和节律也能提供有关循环系统状态的信息。同时，要时刻观察患儿是否存在心力衰竭的迹象，如呼吸急促、肺部啰音、水肿等。休克是循环系统功能严重障碍的表现，可能伴有神志不清、皮肤湿冷、脉搏微弱等症状。

3. 氧合评估

氧合状况对于患儿的生存和健康至关重要。通过监测动脉血氧饱和度，可以直接了解血液中的氧气含量。动脉血气分析则能更全面地评估氧合状态，包括氧分压、二氧化碳分压等指标。低氧血症是氧合不足的常见表现，患儿可能会出现口唇发绀、精神萎靡等症状。及时发现和处理氧合不足的情况，对于预防器官损伤和功能障碍具有重要意义。

4. 温度评估

体温的评估在患儿的护理中占有重要地位。新生儿由于体温调节功能尚未完善，体温容易受到外界环境温度的影响。保持适宜的体温对于维持其生理功能和稳定状态至关重要。过高或过低的体温都可能对患儿的健康造成不利影响，如过高的体温可能导致脱水和神经系统损伤，过低的体温则可能影响新陈代谢和免疫功能。因此，需要密切监测体温，并采取适当的措施将体温维持在正常范围内。

5. 饮食评估

患儿的喂养情况是评估其营养状况和生长发育的重要依据。对于母乳喂养的患儿，要关注哺乳的过程是否顺利，母亲的乳汁分泌是否充足。对于配方奶喂养的患儿，要注意配方奶的选择是否合适，喂养的进程是否符合患儿的年龄和需求，以及摄入量是否足够满足其生长发育的需要。确保患儿获得充足且均衡的营养支持，对于其身体和智力的发育都具有深远的影响。

6. 液体平衡评估

液体平衡对于患儿身体功能的正常运行至关重要。监测患儿的尿量可以直观地反映肾的功能和液体排出情况。尿量过少可能提示脱水或肾功能障碍，而尿量过多则可能与液体摄入过多或肾调节功能异常有关。体重变化也是评估液体平衡的重要指标，体重的突然增加或减少可能意味着体液潴留或丢失。通过调整液体管理，避免过度的液体负荷或脱水，有助于维持患儿内环境稳定。

7. 皮肤评估

患儿的皮肤状况能够提供许多关于其健康状况的信息。除了常见的皮肤疾病外，如湿疹、尿布疹等，还要特别关注胸骨上窝和胸骨下凹等部位。胸骨上窝或胸骨下凹的异常凹陷或隆起，可能提示呼吸或循环系统有问题。皮肤的颜色、温度、湿度和弹性等方面的变化也能反映患儿的整体健康状况。

8.情绪评估

患儿的情绪状态虽然不易准确判断，但仍然是评估其舒适度和健康状况的一个方面。不安、哭闹等情绪反应可能是身体不适、饥饿、疲劳或环境不适等的表现。通过观察患儿的情绪变化，并结合其他评估指标，可以更全面地了解患儿的需求和健康问题。

9.家庭评估

了解患儿家庭的情况对于提供全面的护理和支持至关重要。家庭的经济状况、家庭成员的支持程度、父母的育儿知识和技能等方面都会影响照顾患儿的质量。提供家庭教育和支持，帮助家庭更好地理解患儿的需求和护理要点，能够提高患儿在家中的护理水平，促进其康复和健康成长。

三、护理诊断

（1）气体交换受损：与肺泡缺乏表面活性物质、肺泡萎缩及肺透明膜形成有关。
（2）清理呼吸道无效：与呼吸道分泌物黏稠、呼吸肌无力有关。
（3）营养失调，低于机体需要量：与营养摄入不足、消耗增加有关。
（4）有感染的风险：与机体免疫力低下、侵入性操作有关。
（5）焦虑（家长）：与患儿病情严重、担心预后有关。
（6）潜在并发症：肺出血、颅内出血、气胸等。

四、护理措施

1.呼吸支持

为患儿提供恰当的呼吸支持是护理工作的关键要点。具体而言，要依据患儿的临床症状及呼吸状态来决定采取何种方式，如可能需要机械通气，或者持续气道正压通气（CPAP）等手段。在实施这些呼吸支持措施的过程中，通气参数的调整是一个动态且关键的环节，需要紧密结合动脉血气分析的结果及患儿的临床反应来进行精准操作。比如，如果血气分析显示氧分压过低或二氧化碳分压过高，就可能需要增加通气量或调整吸入氧浓度；而如果患儿出现明显的不耐受或其他不良反应，则需要重新评估并调整通气参数，以确保呼吸支持既有效又安全。

2.氧疗管理

维持适宜的氧合水平对于患儿的治疗有着极其重要的意义。然而，在给予氧疗时，必须谨慎，避免过度氧合的情况发生，因为过度氧合不仅可能引发氧中毒，还会带来其他一系列的并发症。这就要求通过动脉血气分析来严密监测患者的氧合水平，并据此精准地调整氧气的浓度。只有这样，才能在保障患儿获得足够氧气供应的同时，最大程度地降低氧疗可能带来的不良影响，为患儿的康复创造有利条件。

3.肺表面活性物质替代治疗

对于存在肺表面活性物质缺乏问题的患儿，进行肺表面活性物质的替代治疗是非常必要的。这种治疗手段能够有效地促进肺泡的稳定，改善通气功能。通过补充外源性的肺表面活性物质，可以降低肺泡表面张力，减少肺泡的萎陷，从而提高肺部的气体交换效率，为患儿呼吸功能的改善提供有力支持。

4. 液体管理

确保患儿获取适当的液体量是护理中的重要环节，但同时也要警惕液体负荷过度的情况，以防出现肺水肿。这需要根据患儿的具体病情、体重、年龄等因素来精确计算液体的摄入量和排出量。在输液过程中，要密切观察患儿的呼吸、心率、血压等生命体征，以及肺部的听诊情况。如果发现患儿出现呼吸急促、肺部啰音等肺水肿的早期征象，应立即调整输液速度和液体种类，必要时采取利尿等治疗措施，以维持液体平衡，保障患儿的心肺功能正常。

5. 营养支持

为患儿提供充足的营养无疑是促进其康复的关键所在。鉴于每个患儿的个体状况存在差异，需要根据具体情况制订适宜的喂养计划。对于能够经口喂养的患儿，要明确是选择母乳喂养还是配方奶喂养，并确定喂养的频率和每次的摄入量。而对于无法经口喂养的患儿，则可能需要通过鼻饲或静脉营养等方式来满足其营养需求。无论采取何种方式，都要保证患儿获得足够的能量、蛋白质、维生素和矿物质等营养成分，以支持其生长发育和身体恢复。

第二节　新生儿窒息

新生儿窒息是指在产前、产时或者产后存在的各类病因致使胎儿出现缺氧状况，从而引发宫内窘迫，或者在娩出的过程中产生呼吸、循环方面的障碍，导致新生儿出生后 1 分钟之内没有自主呼吸，或者未能成功建立起规律的呼吸。该疾病主要的病理改变表现为低氧血症、高碳酸血症及酸中毒。严重的窒息是造成新生儿出现伤残及死亡的重要原因之一。

一、临床表现

（一）胎儿宫内窘迫

在分娩前，胎儿可能会出现宫内窘迫的迹象。胎儿在子宫内缺氧时，会表现出胎动异常。起初可能是胎动频繁，这是胎儿对缺氧的一种应激反应。随着缺氧的持续加重，胎动会逐渐减少甚至消失，提示胎儿可能处于严重的窒息状态。同时，胎儿的心率也会发生变化。正常的胎心率为 110～160 次/分，当胎儿缺氧时，胎心率可能会超过 160 次/分，随后逐渐减慢，低于 100 次/分，甚至消失。

（二）新生儿窒息

1. 阿普加评分

新生儿出生后 1 分钟和 5 分钟会进行阿普加（Apgar）评分，这是评估新生儿窒息程度的重要方法。评分内容包括心率、呼吸、肌张力、喉反射和皮肤颜色 5 项。若新生儿的 Apgar 评分在 0～3 分，则为重度窒息；4～7 分为轻度窒息；8～10 分为正常。

2. 呼吸方面

轻度窒息的新生儿呼吸可能浅表而不规则，哭声微弱。重度窒息的新生儿则呼吸极度微弱甚至呼吸暂停。

3. 心血管系统

新生儿窒息可能导致心血管系统功能紊乱。轻度窒息时，新生儿可能出现心动过速，血压可正常或稍高。重度窒息时，往往会出现心动过缓、血压下降，严重时可能出现休克。

二、护理评估

1. 生产史评估

在新生儿窒息的护理评估中，首先需全面了解母亲的生产史。应询问母亲妊娠期间的健康状况，包括是否存在高血压、糖尿病等合并症，以及有无传染病史，这些因素可能会影响胎儿的健康。此外，了解分娩过程的具体细节，如分娩的时间、地点，以及羊水状态，尤其是是否存在胎粪污染或羊水浑浊，这些信息能够帮助判断窒息的原因和风险。

2. 新生儿出生情况

出生时，需详细记录新生儿的 Apgar 评分，关注心率、呼吸、肌张力、反射刺激和皮肤颜色等指标，这些指标反映了新生儿的氧合状态及对窒息的反应。新生儿的体重、身长及头围等基本生理参数也应记录，以便监测生长发育的情况。

3. 既往史评估

评估新生儿的既往史非常重要，需了解有无早产、低出生体重或先天性疾病的病史。同时，关注母亲的健康状况，包括慢性病或药物过敏史，因为这些因素可能影响新生儿的健康。

4. 身体状况评估

在身体状况评估中，监测生命体征是基础工作，包括心率、呼吸频率和体温。心率应保持在 $120\sim160$ 次/分，呼吸频率通常为 $30\sim60$ 次/分，体温需维持在 $36.5\sim37.5℃$。观察有无呼吸困难、喘鸣音及皮肤颜色变化，这些都是判断窒息严重程度的重要依据。

5. 心理-社会状况评估

心理-社会状况评估同样重要，需了解家长的心理状态和社会支持情况，以便提供必要的情感支持，缓解他们的焦虑情绪，确保在医疗决策上得到合理的支持。

三、护理诊断

（1）气体交换受损：与窒息导致的肺部通气和换气功能障碍有关。

（2）低效性呼吸形态：与新生儿呼吸系统发育不完善、窒息引起呼吸功能异常有关。

（3）心输出量减少：与窒息导致的心肌缺氧、功能受损有关。

（4）体温调节无效：与窒息影响新生儿的代谢和循环功能有关。

（5）有感染的风险：与窒息后新生儿免疫力下降有关。

（6）潜在并发症：脑损伤。

（7）营养失调，低于机体需要量：与窒息后吸吮无力、营养摄入不足有关。

四、护理措施

1. 维持自主呼吸

积极配合医生按 ABCDE 复苏方案依次实施抢救。

（1）畅通气道（A）：婴儿出生后即置于预热的远红外线辐射床上，用温热毛巾擦干头部及全身；取仰卧位，肩部垫高2～3cm，使颈部微仰伸；立即清除气道分泌物，先吸口腔，后吸鼻腔。

（2）建立呼吸（B）：包括触觉刺激和正压通气。①触觉刺激，拍打、弹足底和摩擦患儿背部促使呼吸出现，如出现正常呼吸、心率高于100次/分、肤色红润则可继续观察。②正压通气，触觉刺激后未建立规律呼吸或心率低于100次/分，应予面罩正压通气，通气频率为40～60次/分，呼吸比为1：2，压力以可见胸廓扩张和听诊呼吸音正常为宜。面罩正压通气30秒后，如无规律呼吸或心率低于100次/分，则需进行气管插管。

（3）恢复循环（C）：胸外心脏按压。如气管插管正压通气30秒后，心率仍低于60次/分，则应立即进行胸外心脏按压。按压方法：用双拇指或中、示指按压胸骨体下1/3处，频率为120次/分（每按压3次，正压通气1次），按压深度为1.5～2.0cm，按压或抬起过程中，双拇指或中、示指指端不能离开胸骨按压部位。

（4）药物治疗（D）：建立静脉通道，遵医嘱使用药物。改善心脏功能，增加组织灌流和恢复酸碱平衡。

（5）评估（E）：复苏过程中，每操作一步均要评估患儿的情况，然后决定下一步的操作。

2. 保暖

在整个治疗过程中，患儿的保暖工作不容忽视。可以先将患儿放置在预热后的远红外线辐射床上，待其病情稳定之后，再把患儿置于温箱中，或者使用热水袋为其保暖。要时刻维持患儿的肛温在36～37℃。适宜的温度能帮助患儿保持良好的生理状态，促进身体的恢复。

3. 预防感染

在护理操作的过程中，必须严格执行消毒和隔离措施。从医护人员的手部清洁，到医疗器械的消毒处理，再到病房环境的定期消毒，每一个环节都要做到一丝不苟。严格的消毒和隔离能够有效降低患儿感染的风险，为其康复创造一个清洁、安全的环境。

4. 复苏后监护

复苏后的监护工作需要严密细致。要密切观察患儿的病情变化，对患儿的神志、肌张力、体温、呼吸、心率、血氧饱和度、血压、尿量等指标进行持续监测。同时，留意观察患儿的用药反应，以便及时发现并处理可能出现的并发症，确保患儿的治疗过程安全、有效。

5. 心理护理

要积极与患儿家属进行沟通交流。对于家属的担忧和疑问，要耐心、细致地解答病情，让他们清楚了解患儿的治疗进展和康复情况。这样的方式有助于减轻家属的恐惧心理，获得家属的理解和配合，共同为患儿的康复努力。

6. 健康指导

向家属介绍本病可能引起的后遗症，让他们有充分的心理准备。同时，指导家属学会康复护理的方法，例如，如何正确照顾患儿的饮食起居，如何进行简单的康复训练等，以便在患儿出院后，能够在家中继续为患儿提供良好的护理和康复支持。

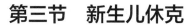

第三节　新生儿休克

休克是由多种原因引发的周身器官微循环障碍的一种病症，其会导致组织细胞面临缺血缺氧的状况，引发代谢紊乱，并对脏器功能造成损害，是一种临床综合征。在新生儿时期，休克成为继呼吸衰竭之后，第二常见的死亡原因。其特点在于病因繁杂多样，病情发展极为迅速，早期的症状往往并不显著，治疗颇具难度，预后状况凶险。

一、临床表现

1. 生命体征变化

新生儿休克的主要表现是生命体征异常。患儿心率通常显著增快，可能超过 160 次 / 分，伴随低血压，尤其是在体液丢失或循环血量减少的情况下。呼吸频率可能增快，出现呼吸窘迫的表现，如鼻翼扇动和呼吸困难。

2. 体温变化

在休克状态下，新生儿的体温可能低于正常范围，出现低体温现象，这与其代谢能力及热调节功能不全有关，可能导致全身发冷和皮肤苍白。

3. 皮肤状态

新生儿的皮肤状态可能发生显著变化，表现为苍白、潮湿或发凉。四肢的温度降低常提示外周循环不良，反映出血流动力学的改变。

4. 神志状态

神志状态的变化也是新生儿休克的重要表现。患儿可能出现嗜睡、烦躁不安或意识模糊，反应能力减退，这些症状通常与脑部灌注不足有关。

5. 排尿情况

新生儿的排尿情况也会受到影响，休克可能导致尿量减少，甚至出现无尿，反映出肾灌注不足及全身血流动力学的改变。

二、护理评估

1. 生产史评估

护理评估开始时，需详细记录母亲的妊娠和分娩历史，包括是否存在孕期并发症，如妊娠高血压或糖尿病。此外，了解分娩时的羊水情况及分娩方式（阴道分娩或剖宫产），有助于评估新生儿可能面临的休克风险。

2. 出生情况评估

新生儿的出生信息至关重要，包括 Apgar 评分、出生体重、身长及出现的初始症状。特别注意观察有无窒息、呼吸道阻塞或其他出生时并发症，这些因素可能直接影响新生儿的生理稳定性。

3. 健康状态评估

对新生儿的整体健康状态进行评估，包括对其适应能力和反应性进行观察。关注其饮食情况、体重变化及是否存在生长迟缓等问题，这些可能表明存在潜在的代谢或循环障碍。

4. 循环状态监测

在护理中，应密切监测新生儿的循环状态，包括心率、脉搏强度及血压。观察皮肤温度、颜色和湿度，识别外周血流不足的表现，如四肢发凉或潮湿，这些都是休克的重要指征。

5. 家庭支持与心理评估

评估新生儿家属的心理状态和社会支持网络，了解他们对疾病的认知和应对方式，提供必要的信息和情感支持，帮助家属缓解焦虑，增强家属对护理过程的理解和配合。

三、护理诊断

（1）组织灌流量改变：与有效循环血量减少有关。

（2）心输出量减少：与失血有关。

（3）有感染的风险：与免疫功能降低、组织损伤、营养不良有关。

（4）气体交换受损：与肺组织灌流量不足有关。

（5）潜在并发症：多系统器官功能衰竭（MSOF）。

四、护理措施

1. 休息与环境

为了最大程度地促进患儿的康复，营造一个安静的环境是极为关键的。外界过多的噪声和干扰应被严格控制，以免患儿出现过度哭闹的情况。同时，要极力避免对患儿进行不必要的搬动和刺激，因为这些不当的操作可能会加重患儿的不适，甚至对病情产生不利影响。患儿体位的选择也具有重要意义，平卧位或仰卧中凹位通常是较为适宜的，这样能够保障患儿身体的舒适，并有助于血液的顺利回流，从而为身体各器官和组织提供充足的血液供应。此外，保暖工作在患儿的护理中占据着不容忽视的地位。合适且恒定的温度能够有效地帮助患儿维持正常的身体机能，减少寒冷刺激可能引发的不适，以免由此导致病情进一步加重。

2. 维持有效通气功能

（1）改善通气状况和实施合理的吸氧策略对于患儿的治疗和康复至关重要。在某些必要的情形下，借助呼吸机进行辅助通气成为保障患儿生命安全的重要手段。通过呼吸机的精准调控，能够确保有效地纠正患儿的缺氧状态，为身体各个器官和组织提供充足的氧气供应，从而促进正常生理功能逐步恢复。

（2）保持呼吸道的通畅无疑是维持患儿正常呼吸功能的核心要点。及时而高效的吸痰操作显得尤为必要，通过清除呼吸道内的分泌物，能够有效地防止呼吸道堵塞，确保气体交换的顺畅进行。在特定的情况下，采用雾化吸入的方法也是一种有效的辅助治疗手段，这种方式有助于湿润呼吸道黏膜，舒张呼吸道平滑肌，改善呼吸道的通气功能。倘若患儿出现支气管痉挛的症状，可以在严格遵循医嘱的前提下，给予氨茶碱、氢化可的松等药物进行缓解。然而，在使用这些药物的过程中，必须对药物的剂量进行精准把控，以免因药物不足或过量而导致治疗效果不佳或出现不良反应。出现喉梗阻这一紧急状况时，及时进行气管切开手术成为保障患儿呼吸顺畅的关键措施，能够迅速解除呼吸道梗阻，挽救患儿的生命。

3. 遵医嘱及时正确给药

快速建立多条静脉通道是整个治疗过程中的重要环节。通过这种方式，能够迅速补足患儿的血容量，有效纠正循环血量不足的危急状态。在给药的过程中，确保正确配制和使用血管活性药物是至关重要的。同时，要高度警惕药液外渗的情况，密切观察用药后的效果及可能出现的各种不良反应。此外，合理安排输液的顺序也具有关键意义。应当遵循补液的基本原则，即先快后慢、先盐后糖、先晶体后胶体。当患儿开始有排尿时，要注意及时补充钾元素，以维持体内电解质的平衡，保障身体各项生理功能的正常运行。

4. 密切观察病情变化

持续且细致地监测脉搏、心率、呼吸、血压、动脉血气及意识、瞳孔的变化，能够敏锐地捕捉到病情的细微改变，为及时调整治疗方案提供重要依据。同时，密切观察患儿皮肤的弹性、色泽及肢端温度也具有重要的临床意义。如果患儿面色苍白，口唇或指甲发绀，这往往提示微循环血量不足或存在淤滞的情况，需要立即采取相应的治疗措施加以改善。而当胸前或腹壁出现出血点时，应高度警惕 DIC 的发生，及时进行相关的检查和治疗干预。若患儿四肢湿冷，则表明休克的程度可能加重，此时需要加强保暖措施，通过改善血液循环来缓解病情，促进患儿的康复。

第四节　新生儿缺氧缺血性脑病

新生儿缺氧缺血性脑病（HIE）是指新生儿围产期由于窒息导致部分或者完全缺氧、脑血流出现减少甚至暂停的状况，进而引发的脑损伤。此病症属于新生儿窒息后的一种严重并发症，能够阻碍新生儿神经系统的发育，诱发一系列的神经功能异常表现，如意识障碍、惊厥、肌张力发生改变等。病情严重的患儿，可能会遗留永久性的神经功能缺陷，如智力低下、脑瘫、癫痫等。

一、临床表现

1. 轻度 HIE

患儿在出生后的 24 小时内可能表现为过度兴奋，如易激惹、肢体颤抖、睁眼时间长等。患儿的原始反射，如拥抱反射、吸吮反射等，通常是活跃的。自主活动相对较多，肌张力正常或轻度增加。脑电图检查可能显示正常或轻度异常。轻度 HIE 的患儿通常不会出现惊厥，但可能会有短暂的呼吸增快。一般来说，这些症状在 3 天内会逐渐减轻或消失，预后良好，很少留下神经系统后遗症。

2. 中度 HIE

出生后的 24 ～ 72 小时内，患儿可能会出现嗜睡、反应迟钝等症状。患儿的原始反射减弱，如拥抱反射、吸吮反射可能不那么灵敏。肌张力有所降低，自主活动减少。可能会有短暂的惊厥发作，多为轻微的阵挛性惊厥。脑电图检查显示有低电压、等电位或癫痫样放电等异常。这些患儿在 1 ～ 2 周内逐渐恢复，可能会有轻度的神经系统后遗症，如智力发育迟缓、运动功能障碍等。

3. 重度 HIE

患儿在出生后不久即表现为昏迷状态，对刺激几乎没有反应。原始反射消失，如拥抱反射、吸吮反射等均无法引出。肌张力极度低下，肢体松软，甚至呈弛缓性瘫痪。频繁出现惊厥，可为强直性或多灶性阵挛性惊厥。呼吸不规则，可能会出现呼吸暂停。脑电图检查呈现暴发抑制等严重异常。重度 HIE 的患儿病死率高，存活者常遗留严重的神经系统后遗症，如脑瘫、智力低下、癫痫、视力或听力障碍等。

4. 其他表现

部分患儿可能会出现中枢性呼吸衰竭，表现为呼吸节律不整、呼吸暂停或呼吸浅慢。心血管系统方面，可能出现低血压、心律失常等。消化系统可能有应激性溃疡、坏死性小肠结肠炎等并发症，表现为呕吐、便血等。部分患儿还可能出现肾功能损害，导致少尿或无尿。血液系统可能出现血小板计数降低、凝血功能障碍，引起皮肤瘀点、瘀斑，颅内出血等。

二、护理评估

1. 健康史评估

详细询问母亲的妊娠史，包括妊娠期有无疾病，如妊娠高血压、糖尿病、贫血等，以及有无感染、胎膜早破等情况。了解分娩过程是否顺利，有无难产、急产、产程延长，是否使用了产钳、胎头吸引器等助产工具，胎儿有无宫内窘迫的表现。同时，关注新生儿出生后的情况，如有无窒息、呼吸暂停、心肺复苏史等。家族史方面，了解有无遗传代谢性疾病、神经系统疾病等家族史，这对于评估新生儿患病的潜在风险有一定的参考价值。

2. 身体状况评估

观察患儿的意识状态，是清醒、嗜睡、昏迷还是处于激惹状态。注意患儿的姿势和肌张力，有无肢体过度伸展或松软无力。检查原始反射，如拥抱反射、吸吮反射、握持反射等能否正常引出，原始反射减弱或消失提示神经系统损伤。评估患儿的呼吸情况，包括呼吸频率、节律、深度，有无呼吸暂停、呼吸困难或呼吸衰竭的表现。观察皮肤颜色，有无发绀、苍白或黄染。检查瞳孔大小、对光反射，以判断脑损伤的程度。监测生命体征，如体温、心率、血压，了解是否稳定。注意有无惊厥发作，记录惊厥发作的类型、频率和持续时间。观察有无呕吐、腹胀等消化系统症状，以及有无少尿、血尿等泌尿系统异常。

3. 神经系统评估

进行患儿行为神经测定（NBNA），包括对患儿的行为能力、被动肌张力、主动肌张力、原始反射和一般评估等方面进行评分，以了解神经系统的发育和功能状况。检查脑电图，评估脑电活动是否正常，有无异常放电。头颅影像学检查，如头颅 B 超、CT 扫描或MRI 等，有助于了解脑部结构的损伤情况，如脑水肿、颅内出血、脑实质坏死等。评估患儿的听力和视力，早期发现可能存在的功能障碍。

4. 病情严重程度评估

根据患儿的意识状态、肌张力、原始反射、惊厥情况、呼吸节律等临床表现，结合

Apgar 评分、NBNA 评分及影像学检查结果，判断病情的严重程度，分为轻度、中度和重度。病情严重程度的评估对于制订护理计划和预测预后具有重要意义。

5. 营养状况评估

评估患儿的喂养情况，包括吸吮能力、吞咽功能、进食量。观察体重增长情况，了解是否存在营养不良或体重不增。监测血清蛋白、电解质等生化指标，评估营养代谢状况。由于脑病可能影响患儿的胃肠功能，要注意观察有无呕吐、腹胀、腹泻等胃肠道症状，评估消化吸收能力。

6. 心理-社会评估

关注家长的心理状态，了解他们对患儿病情的认知和接受程度，是否存在焦虑、恐惧、抑郁等情绪。评估家庭的支持系统，包括家庭成员之间的关系、经济状况等，这对患儿的治疗和护理以及家庭的应对能力有重要影响。向家长提供有关疾病的信息和护理知识，帮助他们树立信心，积极参与患儿的护理和康复过程。

三、护理诊断

（1）急性意识障碍：与缺氧、缺血导致的脑细胞损伤有关。

（2）自主呼吸受损：与脑损伤影响呼吸中枢的调节功能有关。

（3）潜在并发症：惊厥。

（4）体温调节紊乱：与新生儿体温调节中枢发育不完善及疾病影响有关。

（5）清理呼吸道无效：与呼吸功能减弱、分泌物增多有关。

（6）躯体移动障碍：与缺氧、缺血引起的神经肌肉损伤有关。

四、护理措施

1. 维持良好的通气功能

保持患儿的呼吸道通畅至关重要。及时清除口、鼻腔的分泌物，必要时进行吸痰操作，但动作要轻柔，避免损伤呼吸道黏膜。将患儿头部偏向一侧，防止呕吐物误吸。根据患儿的病情，给予适当的氧疗，如鼻导管吸氧或面罩吸氧，同时密切监测血氧饱和度，确保供氧充足但不过量。对于呼吸功能严重受损的患儿，可能需要机械通气支持。

2. 维持脑灌注

维持合适的血压对于保障脑灌注至关重要。密切监测患儿的血压，根据血压情况调整静脉滴注的速度和量，避免血压过高或过低。使用血管活性药物时，要严格控制滴速，注意观察药物的不良反应。保持患儿安静，减少不必要的刺激，避免哭闹和躁动引起的脑耗氧量增加。采取适当的体位，如抬高床头 15°～30°，有助于促进脑部血液回流。

3. 控制惊厥

密切观察患儿有无惊厥发作的迹象，如眼球凝视、四肢抽搐、牙关紧闭等。一旦发生惊厥，应立即采取措施控制。首先要保持患儿的呼吸道通畅，防止窒息。遵医嘱使用抗惊厥药物，如苯巴比妥钠、地西泮等，严格按照给药剂量和速度执行，并观察药物的疗效和不良反应。在惊厥发作期间，要注意保护患儿，避免受伤。可以在患儿的口中放置牙垫，

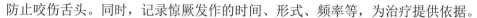

防止咬伤舌头。同时，记录惊厥发作的时间、形式、频率等，为治疗提供依据。

4. 亚低温治疗的护理

对于中重度 HIE 的患儿，亚低温治疗是一种有效的治疗方法。在治疗过程中，要严格控制体温在目标范围内，通常为 33 ～ 34℃。使用专业的亚低温设备，如降温毯、冰帽等，并持续监测体温变化，每 30 分钟测量 1 次。注意观察患儿的皮肤颜色、肢端循环情况，防止冻伤。亚低温治疗期间，要密切监测生命体征、神经系统症状等，评估治疗效果。治疗结束后，要缓慢复温，避免体温骤升引起的不良反应。

5. 营养支持

由于患儿的吸吮、吞咽功能可能受到影响，需要根据情况选择合适的喂养方式。对于轻度吞咽障碍的患儿，可以尝试经口喂养，但要注意喂养的速度和量，防止呛咳和呕吐。对于无法经口喂养的患儿，应给予鼻饲或静脉营养支持，保证充足的热量和营养摄入。定期评估患儿的营养状况，包括体重增长、血清总蛋白水平等，及时调整营养方案。同时，注意观察胃肠道反应，如腹胀、腹泻等，及时处理。

6. 预防感染

严格执行无菌操作，接触患儿前后要洗手。加强皮肤护理，保持皮肤清洁、干燥，尤其是尿布区和颈部、腋窝等皮肤皱褶处。定期更换尿布，防止尿布疹的表现。做好口腔护理，每天用生理盐水擦拭口腔。合理使用抗生素，严格按照医嘱的剂量和时间给药。加强病房的消毒和通风，减少探视人员，预防交叉感染。

7. 病情观察

密切观察患儿的生命体征，包括体温、心率、呼吸、血压等，每 1 ～ 2 小时记录 1 次。观察患儿的意识状态、瞳孔大小和对光反射、前囟张力等，及时发现颅内压增高的迹象。注意观察患儿的惊厥发作情况、肢体活动能力、原始反射等神经系统表现，评估病情变化。定期进行实验室检查，如血常规、血气分析、肝肾功能检查等，了解患儿的全身状况。根据病情变化及时调整护理计划和治疗方案。

8. 心理护理

患儿家长往往承受着巨大的心理压力，护士要给予充分的理解和支持。主动与家长沟通，向他们介绍患儿的病情和治疗进展，解答他们的疑问，减轻他们的焦虑和恐惧。鼓励家长积极参与患儿的护理，增强他们的信心和应对能力。为家长提供心理疏导和情感支持，帮助他们建立积极的心态，共同为患儿的康复努力。

第五节　急性上呼吸道感染

急性上呼吸道感染是对鼻腔、咽或喉部急性炎症的统称。其中，主要的致病病原体为病毒，仅有少数情况是细菌所致。当人体的免疫力下降时，来自外界的病毒、细菌等病原微生物便易于侵入上呼吸道，从而诱发感染。其临床表现呈现出多样化的特点，通常会存在鼻塞、流涕、喷嚏、咽痛、咳嗽等局部性症状，同时还可能伴随发热、头痛、乏力等全身性症状。急性上呼吸道感染具有一定的自限性，然而，对于婴幼儿、老年人及患有慢性基础疾病的人群等，有可能会引发较为严重的并发症，如肺炎、中耳炎、鼻窦炎等。

一、临床表现

（一）普通感冒

普通感冒多由鼻病毒等引起，临床表现分为局部症状和全身症状。

1. 局部症状

初期常表现为鼻部症状，如喷嚏、鼻塞、流清水样鼻涕，也可出现咳嗽、咽干、咽痒或咽部灼热感。2～3天后鼻涕变稠，可伴有咽痛、流泪、味觉减退、呼吸不畅、声嘶等。有时由于咽鼓管炎可出现听力减退。

2. 全身症状

一般较轻，可有低热、畏寒、头痛、肌肉关节酸痛、乏力、食欲下降等。

（二）急性病毒性咽炎和喉炎

1. 急性病毒性咽炎

急性病毒性咽炎主要由鼻病毒、腺病毒、流感病毒等引起。临床表现为咽部发痒和灼热感，咽痛不明显。吞咽时疼痛往往加重，可有发热和乏力等全身症状。体格检查可见咽部明显充血、水肿，颌下淋巴结肿大且有触痛。

2. 急性病毒性喉炎

急性病毒性喉炎多由鼻病毒、流感病毒、副流感病毒等引起。临床表现为声音嘶哑、讲话困难、咳嗽时疼痛加剧，常有发热、咽痛或咳嗽。体格检查可见喉部充血、水肿，局部淋巴结轻度肿大和触痛，有时可闻及喉部的喘鸣音。

（三）急性疱疹性咽峡炎

急性疱疹性咽峡炎主要由柯萨奇病毒A组引起。临床表现为明显咽痛、发热，病程约为1周。体格检查可见咽部充血，软腭、悬雍垂、咽及扁桃体表面有灰白色疱疹及浅表溃疡，周围有红晕。

二、护理评估

（一）健康史评估

1. 一般资料

（1）了解患者的年龄、性别、生活环境等，评估其是否处于易患急性上呼吸道感染的人群中。例如，婴幼儿由于接触病原体的机会较多或免疫力相对较弱，更容易发生上呼吸道感染。

（2）询问患儿的生活习惯，如是否存在缺乏运动、睡眠不足等，这些因素可能影响患儿的免疫力，增加感染的风险。

2. 既往史

（1）了解患儿有无其他疾病史，如心脏病、肺病、免疫系统疾病等。这些疾病可能影响患者的身体状况和免疫力，使患儿更容易发生上呼吸道感染，且感染后病情可能更严重。

（2）询问患儿有无过敏史，如对花粉、尘螨、动物毛发等过敏。过敏体质的患儿在接触变应原后，可能诱发上呼吸道感染或加重感染症状。

（3）了解患儿有无上呼吸道感染的既往史，包括发病次数、治疗情况、有无并发症等。既往感染史可能提示患儿的易感性和对特定病原体的免疫力。

3. 发病诱因

（1）询问患儿发病前有无受凉、淋雨、过度疲劳、精神紧张等情况。这些因素可导致机体免疫力下降，容易诱发上呼吸道感染。

（2）了解患儿有无与上呼吸道感染患者密切接触史，评估感染的传播途径。

（二）身体状况评估

1. 症状评估

（1）局部症状：观察患儿有无鼻塞、流涕、喷嚏、咽痛、咳嗽等症状。注意症状的性质、程度、持续时间及伴随症状，如有无流泪、味觉减退、声嘶、耳鸣等。

（2）全身症状：评估患儿有无发热、畏寒、头痛、肌肉酸痛、乏力、食欲下降等全身症状。测量患儿的体温、脉搏、呼吸、血压等生命体征，了解发热的程度和热型。

2. 体征评估

（1）观察患儿的面色、口唇、甲床等有无发绀。发绀可能提示患儿存在缺氧，尤其是在伴有呼吸困难的情况下。

（2）检查患儿的咽部，观察咽部是否充血、水肿，扁桃体是否肿大、充血，有无脓性分泌物。评估患儿的颈部淋巴结有无肿大、压痛。

（3）听诊患儿的肺部，了解有无呼吸音异常，如呼吸音粗糙、哮鸣音、湿啰音等。肺部异常体征可能提示感染向下呼吸道蔓延。

（三）心理-社会状况评估

关注家长的心理状态，了解他们对患儿病情的认知和接受程度，是否存在焦虑、恐惧、抑郁等情绪。评估家庭的支持系统，包括家庭成员之间的关系、经济状况等，这对患儿的治疗和护理以及家庭的应对能力有重要影响。向家长提供有关疾病的信息和护理知识，帮助他们树立信心，积极参与患儿的护理和康复过程。

三、护理诊断

（1）舒适度改变：与上呼吸道炎症引起的局部症状有关。

（2）体温过高：与病原体感染后引起的机体免疫反应有关。

（3）气体交换受损：与上呼吸道炎症导致气道狭窄有关。

（4）营养失调，低于机体需要量：与食欲下降、营养摄入量不足有关。

四、护理措施

（一）一般护理

1. 休息与活动管理

患儿应充分休息，减少体力消耗，以促进身体恢复。发热、乏力等症状明显的患儿应卧床休息，避免剧烈运动和过度劳累。随着症状的缓解，可逐渐增加活动量，但仍应避免长时间站立、行走或进行重体力劳动。

2. 饮食护理

给予患儿清淡、易消化、富含营养的饮食，如米粥、面条、蔬菜汤、水果等。避免食用辛辣、油腻、刺激性食物，以免加重咽部不适。鼓励患儿适当多饮水，以保持呼吸道黏膜湿润，促进痰液排出。

3. 环境护理

保持室内空气清新，定期开窗通风，避免烟雾、粉尘等刺激。室内温度应适宜，一般在 18 ~ 22℃，湿度在 50% ~ 60%。患儿的床单、被褥应保持清洁、干燥，定期更换。

（二）病情观察

1. 生命体征观察

密切观察患儿的体温、脉搏、呼吸、血压等生命体征的变化，尤其是体温的变化。发热患儿应每4小时测量1次体温，体温过高时应及时采取降温措施。观察患儿的呼吸频率、节律和深度，注意有无呼吸困难、发绀等症状。如有异常，应及时通知医生并配合处理。

2. 症状观察

观察患儿的鼻塞、流涕、咽痛、咳嗽等症状是否加重或缓解，记录症状的性质、程度和持续时间。注意观察患儿痰液的颜色、量和性状，如有异常应及时送检。

3. 并发症观察

密切观察患儿是否出现中耳炎、鼻窦炎、支气管炎、肺炎等并发症的症状，如耳痛、头痛、咳嗽加重、咳痰增多、胸痛等。如有异常，应及时通知医生并配合处理。

（三）对症护理

1. 发热护理

体温低于 38.5℃时，可采用物理降温方法，如温水擦浴、冷敷等。用温水擦拭患儿的额头、颈部、腋窝、腹股沟等部位，可促进散热，降低体温。体温超过 38.5℃时，可遵医嘱给予药物降温，如对乙酰氨基酚等。用药后应密切观察患儿的体温变化和不良反应。

2. 鼻塞、流涕护理

指导患儿正确擤鼻方法，避免用力擤鼻，以免引起中耳炎。可先擤一侧鼻孔，再擤另一侧鼻孔。鼻塞严重时，可给予患者麻黄碱滴鼻液等药物滴鼻，以减轻鼻塞症状。但应注意使用时间不宜过长，以免引起药物性鼻炎。

3. 咽痛、咳嗽护理

给予患儿温开水漱口，可缓解咽痛症状。也可遵医嘱给予含片、喷雾剂等药物治疗。咳嗽剧烈时，可遵医嘱给予止咳药物，如盐酸氨溴索等。同时，应鼓励患者多饮水，以稀释痰液，促进痰液排出。

（四）心理护理

护士要主动与家长沟通，向他们介绍患儿的病情和治疗进展，解答他们的疑问，减轻他们的焦虑。鼓励家长积极参与患儿的护理，增强他们的信心和应对能力。为家长提供心

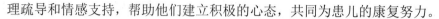

理疏导和情感支持，帮助他们建立积极的心态，共同为患儿的康复努力。

（五）健康教育

1. 疾病预防知识

向患儿及其家属介绍急性上呼吸道感染的病因、传播途径和预防措施，如避免接触病原体、加强体育锻炼、增强体质、保持良好的个人卫生习惯等。指导患儿在流感流行季节到来前接种流感疫苗，可有效预防流感病毒感染。

2. 自我护理知识

指导患者正确用药，如按时服药、注意药物的不良反应等。告知患者在患病期间应注意休息、饮食和饮水，避免过度劳累和食用刺激性食物。教会患者正确的咳嗽、咳痰方法和擤鼻方法，避免并发症的发生。

第六节　高热惊厥

高热惊厥，又称热性惊厥，是指小儿在呼吸道感染或者其他感染性疾病的早期阶段，体温升高到 38℃ 及以上时所出现的惊厥发作。这种情况主要发生于 6 个月至 5 岁的儿童群体中。其发病机制目前尚未完全明晰，或许与小儿神经系统发育尚不完善、遗传因素、感染所导致的发热等多种因素存在关联。高热惊厥的表现为突然发作的全身性或局部性的肌肉强直、阵挛性抽搐，常伴随有意识丧失的情况。发作的时间相对较短，通常持续数秒至数分钟。发作结束后，患儿大多能够迅速恢复，一般不会有神经系统的后遗症。然而，倘若惊厥频繁发作或者持续的时间较长，就有可能给小儿的神经系统带来损害。因此，对高热惊厥进行及时的诊断及恰当的处理极为关键，旨在降低其对小儿健康产生的不良影响。

一、临床表现

（一）发作前表现

在高热惊厥发作前，患儿通常先有发热症状，体温多在 38℃ 以上，可因感染等原因迅速升高。患儿可能表现出精神萎靡、烦躁不安、食欲下降等非特异性症状。部分患儿可能有寒战、四肢发凉等表现，提示体温处于上升期。

（二）发作时表现

（1）惊厥形式：多为全身性强直阵挛发作，表现为突然意识丧失、双眼上翻、凝视或斜视、牙关紧闭、面色发绀、四肢强直抖动，有时可伴有口吐白沫、大小便失禁等。发作一般持续数秒至数分钟，很少超过 15 分钟。

（2）发作时意识状态：意识完全丧失，对周围环境无反应。发作停止后，意识逐渐恢复，但可能有一段时间的嗜睡、乏力、头痛等症状。

（3）体温变化：惊厥多发生在体温骤升阶段，体温快速上升至 38.5℃ 以上时易出现惊厥发作。但也有部分患儿在发热过程中的任何阶段都可能发生惊厥。

（三）发作后表现

（1）神经系统表现：患儿在惊厥发作后可能出现短暂的神经系统异常表现，如嗜睡、

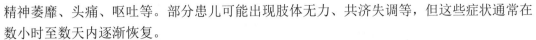

精神萎靡、头痛、呕吐等。部分患儿可能出现肢体无力、共济失调等，但这些症状通常在数小时至数天内逐渐恢复。

（2）其他表现：有些患儿可能出现食欲下降、烦躁不安、易激惹等情绪和行为改变，一般随着体温恢复正常和身体恢复，这些症状也会逐渐消失。

二、护理评估

（一）健康史评估

1. 一般资料

了解患儿的年龄、性别、生长发育情况等。不同年龄段的患儿高热惊厥的特点可能有所不同，如婴幼儿期高热惊厥较为常见，且多为单纯性高热惊厥；而年长儿高热惊厥相对较少，且可能合并其他神经系统疾病。询问患儿的家族史，如有无高热惊厥家族史或其他神经系统疾病家族史。有高热惊厥家族史的患儿，其发生高热惊厥的风险可能增加。

2. 既往史

了解患儿既往有无高热惊厥发作史，包括发作次数、发作时间、发作时的表现、治疗情况等。既往有高热惊厥发作史的患儿，再次发作的风险较高。询问患儿有无其他疾病史，如癫痫、脑部疾病、感染性疾病等，这些疾病可能增加高热惊厥的发生风险或与高热惊厥的发生有关。

3. 发病诱因

了解患儿此次发病前有无发热、感染等诱因。高热惊厥多发生在体温骤升阶段，常见的感染原因包括上呼吸道感染、肺炎、肠炎等。询问患儿有无外伤、惊吓、过度疲劳等其他可能的诱因，这些因素可能导致患儿的身体免疫力下降，从而增加高热惊厥的发生风险。

（二）身体状况评估

1. 生命体征

测量患儿的体温、脉搏、呼吸、血压等生命体征。高热惊厥患儿通常伴有发热，体温可达 38℃ 以上。注意观察体温的变化趋势，以及发热与惊厥发作的关系。观察患儿的脉搏、呼吸、血压等生命体征是否正常。高热惊厥发作时，患儿可能出现呼吸急促、心率加快等表现。

2. 神经系统表现

观察患儿的意识状态，有无意识丧失、嗜睡、昏迷等。高热惊厥发作时，患儿意识完全丧失，发作停止后，意识逐渐恢复。观察患儿的瞳孔大小、对光反射是否正常。高热惊厥发作时，患儿可能出现瞳孔散大、对光反射迟钝等表现。观察患儿的肢体活动情况，有无肢体抽搐、强直、瘫痪等。高热惊厥发作时，患儿可出现全身性或局部性肢体抽搐，发作停止后，肢体活动可能恢复正常，但部分患儿可能出现短暂的肢体无力等表现。

3. 其他表现

观察患儿的皮肤颜色、温度、湿度等是否正常。高热惊厥发作时，患儿可能出现面色苍白、口唇发绀等表现。观察患儿有无呕吐、腹泻等消化系统症状。高热惊厥的患儿可能伴有胃肠道症状，如呕吐、腹泻等。观察患儿有无咳嗽、咳痰等呼吸系统症状。高热惊厥

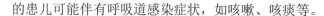

的患儿可能伴有呼吸道感染症状，如咳嗽、咳痰等。

（三）心理-社会状况评估

关注家长的心理状态，了解他们对患儿病情的认知和接受程度，是否存在焦虑、恐惧、抑郁等情绪。评估家庭的支持系统，包括家庭成员之间的关系、经济状况等，这对患儿的治疗和护理以及家庭的应对能力有重要影响。向家长提供有关疾病的信息和护理知识，帮助他们树立信心，积极参与患儿的护理和康复过程。

三、护理诊断

（1）体温调节失常：与新生儿及幼儿的体温调节机制不成熟，对外界环境的适应能力差有关。

（2）气体交换受损：与呼吸时受到抑制，惊厥时肌肉痉挛有关。

（3）潜在并发症：神经系统的暂时性损伤，多脏器功能障碍。

（4）液体失衡：与出汗、呕吐或饮水不足而出现脱水有关。

四、护理措施

（一）发作时的护理

1. 保持呼吸道通畅

在患儿发作时，应即刻将其平卧，同时将头偏向一侧，以防止呕吐物误吸进而引发窒息这一严重后果。解开患儿的衣领和腰带，为呼吸创造有利条件。及时且有效地清除口腔和鼻腔内的分泌物至关重要，可运用吸引器进行抽吸，或者使用纱布轻柔地擦拭。若遇患儿牙关紧闭的情况，切不可强行撬开，强行操作极有可能损伤牙齿。

2. 防止受伤

在患儿的周边放置柔软的物品，如棉被、枕头等，以免患儿在抽搐过程中碰撞到坚硬物体而受伤。需要注意的是，患儿发作时切勿强行按压患儿的肢体，这种强力的按压可能会导致骨折或脱臼等损伤。

3. 观察病情变化

密切且持续地观察患儿的意识状态、瞳孔变化、生命体征及抽搐的具体情况，如抽搐的部位、持续的时长、间隔的时间等。尤其要留意患儿是否存在呼吸暂停、发绀等缺氧的表现，一旦发现异常，应当及时通知医生，并迅速采取相应的急救措施，以保障患儿的生命安全。

（二）发热护理

1. 体温监测

定时为患儿测量体温是必要的护理操作，一般而言，每4小时测量1次。对于发热的患儿，需要密切观察其体温的变化趋势，从而及时采取有效的降温措施。对于高热的患儿，可选用电子体温计或水银温度计来测量腋温、肛温等，以精确掌握体温的实际情况。

2. 降温措施

（1）物理降温：当患儿体温处于38.5℃以下时，优先考虑采用物理降温的方法。例如，用温水擦拭患者的额头、颈部、腋窝、腹股沟等部位，借助水分的蒸发来实现散热，从而降低体温；也可以使用退热贴敷于额头等部位。

（2）药物降温：当体温超过 38.5℃时，需严格遵循医嘱给予退热药物，如对乙酰氨基酚等。在用药之后，应当密切观察体温的变化及可能出现的药物不良反应。

（三）心理护理

1. 患儿心理护理

在患儿惊厥发作后意识逐渐恢复期间，应当给予充分的安抚和关爱，以缓解其紧张和恐惧的情绪。可以通过轻声细语地与患儿交流、温柔地抚摸等方式，让患者切实感受到安全和舒适，从而有助于其心理状态的稳定和恢复。

2. 家长心理护理

向家长详细且清晰地讲解高热惊厥的病因、发病机制、治疗方法及预后等方面的知识，以减轻家长内心的担忧和恐惧。同时，指导家长在患儿发热时采取正确的护理方法和应对策略，增强家长的信心和应对突发状况的能力，使他们能够在患儿患病期间给予恰当的照顾和支持。

（四）健康教育

1. 疾病知识教育

向患儿及其家长全面而深入地讲解高热惊厥的相关知识，涵盖病因、诱发因素、临床表现、治疗方法及预防措施等各个方面。让患儿及其家长清晰地认识到发热是高热惊厥的主要诱发因素，并且熟练掌握测量体温的正确方法及发热时的正确处理方式。

2. 预防措施教育

指导家长加强对患儿的日常护理工作，注重保暖，避免患儿受凉，积极预防感冒等感染性疾病的发生。明确告知家长，在患儿发热时应当及时采取降温措施，防止体温过高从而引发惊厥发作。例如，当体温超过 38℃时应给予物理降温，而超过 38.5℃时则应及时就医，并严格遵循医嘱给予退热药物。对于具有高热惊厥家族史的患儿，更应格外留意发热的情况，一旦出现发热，必须及时采取有效的措施，以防惊厥发作。

第七节　化脓性脑膜炎

化脓性脑膜炎是由各种化脓性细菌感染引起的脑膜炎症。主要致病菌有肺炎球菌、流感嗜血杆菌、脑膜炎球菌等。细菌侵入人体后，通过血液循环到达脑膜，引发炎症反应。化脓性脑膜炎起病急骤，临床表现主要为发热、头痛、呕吐、颈项强直等。严重者可出现意识障碍、惊厥、昏迷等。脑膜炎症可导致脑脊液循环障碍，还可能引起颅内压增高，甚至危及生命。实验室检查可见脑脊液中白细胞计数明显升高，以中性粒细胞为主，蛋白质含量增加，糖和氯化物含量降低。及时诊断并给予有效的抗菌治疗是改善预后的关键。

一、临床表现

1. 感染中毒症状

（1）发热：患儿通常表现为高热，体温可迅速上升至 39℃甚至更高，呈持续性或弛张热型。发热是病原体感染后引起机体免疫反应，释放致热原导致体温调节中枢紊乱所致。高热可引起全身不适、乏力、食欲下降等症状，严重时可出现寒战、惊厥等。

（2）精神萎靡：患儿表现为精神状态差，嗜睡、烦躁不安或萎靡不振。这是由于病原体感染及炎症反应影响神经系统功能，导致大脑皮质兴奋性改变。随着病情不断进展，精神萎靡可逐渐加重，甚至出现昏迷。

（3）面色不佳：患儿面色苍白、发灰，这是由于感染和中毒导致机体循环功能障碍，外周血管收缩，皮肤灌注不足所致。部分患儿可出现皮肤花纹，提示微循环障碍严重。

2. 神经系统症状

（1）头痛：较为剧烈，可呈持续性胀痛或搏动性疼痛，是脑膜炎症刺激神经末梢和颅内压增高引起的。头痛可伴有恶心、呕吐，呕吐多为喷射性，与颅内压增高有关。

（2）呕吐：除头痛引起的呕吐外，部分患儿可因胃肠道功能紊乱出现非喷射性呕吐。这是由于病原体毒素作用及炎症反应影响胃肠道神经系统，导致胃肠蠕动紊乱和消化功能障碍。频繁呕吐可导致水、电解质紊乱和营养不良。

（3）惊厥：是化脓性脑膜炎常见的神经系统症状之一，可表现为全身性或局限性抽搐。惊厥的发生与病原体感染引起的脑实质损伤、脑水肿及颅内压增高有关。惊厥发作可加重脑缺氧和脑损伤，严重时可导致呼吸暂停。

二、护理评估

（一）健康史评估

1. 一般资料

（1）了解患儿的年龄、性别、生活环境等。不同年龄段患儿的化脓性脑膜炎的病因和临床表现可能有所不同。

（2）询问患儿的既往史，包括有无头部外伤、手术史、感染病史、免疫功能低下疾病等。这些因素可能增加化脓性脑膜炎的发病风险。

2. 发病诱因

（1）了解患儿发病前有无上呼吸道感染、肺炎、中耳炎、鼻窦炎等感染性疾病。这些部位的感染灶可能是化脓性脑膜炎的病原体来源。

（2）询问患儿近期有无疫苗接种史、旅行史、接触史等。某些疫苗接种后可能出现类似感染的症状，需要与化脓性脑膜炎相鉴别；旅行史和接触史可能提示特定病原体的感染风险。

（二）身体状况评估

1. 症状评估

（1）发热：观察患儿的体温变化，包括发热的程度、热型、持续时间等。化脓性脑膜炎患儿通常表现为高热，体温可达到39℃以上，呈持续性或弛张热型。

（2）头痛：评估患儿头痛的性质、程度、部位、发作频率等。头痛是化脓性脑膜炎的常见症状之一，可为剧烈胀痛或搏动性疼痛，可伴有恶心、呕吐。

（3）呕吐：观察患儿呕吐的次数、呕吐物的性质和量。呕吐可为喷射性，与颅内压增高有关。

2.体征评估

（1）生命体征：监测患儿的体温、脉搏、呼吸、血压等生命体征。化脓性脑膜炎患儿可能出现高热、心率加快、呼吸急促、血压升高等表现。严重者可出现休克，表现为面色苍白、四肢湿冷、脉搏细速、血压下降等。

（2）神经系统体征：评估患儿的神经系统功能，包括肌力、肌张力、感觉、反射等。化脓性脑膜炎患儿可能出现肌力下降、肌张力增高、感觉异常、反射减弱或消失等表现。严重者可出现脑疝，表现为瞳孔不等大、对光反射迟钝或消失、呼吸节律改变等。

（3）皮肤黏膜：观察患儿的皮肤黏膜有无皮疹、瘀点、瘀斑等。某些病原体感染引起的化脓性脑膜炎可出现皮肤黏膜损害，如脑膜炎球菌性脑膜炎患儿可出现皮肤瘀点、瘀斑。

（三）心理-社会状况评估

关注家长的心理状态，了解他们对患儿病情的认知和接受程度，是否存在焦虑、恐惧、抑郁等情绪。评估家庭的支持系统，包括家庭成员之间的关系、经济状况等，这对患儿的治疗和护理以及家庭的应对能力有重要影响。向家长提供有关疾病的信息和护理知识，帮助他们树立信心，积极参与患儿的护理和康复过程。

三、护理诊断

（1）感染风险增加：与患儿免疫功能下降、近期细菌感染史及环境因素（如人群密集）有关。

（2）神经功能障碍：与脑膜炎导致的脑部炎症、水肿及潜在颅内压增高有关。

（3）液体失衡的可能性：与持续高热、出汗、呕吐及液体摄入不足引起的脱水情况有关。

（4）疼痛管理需求：与感染引发的头痛、全身不适有关。

（5）情绪不安（家长）：与对疾病进展的恐惧、治疗的不确定性及对潜在并发症的忧虑有关。

（6）营养失调，低于机体需要量：与高热、呕吐及意识状态变化导致的进食障碍有关。

四、护理措施

（一）病情观察与监测

1.生命体征监测

（1）持续监测体温、脉搏、呼吸、血压等生命体征。高热是化脓性脑膜炎的常见症状，应每1～2小时测量1次体温，观察热型及体温变化趋势。体温过高时及时采取降温措施，如物理降温或遵医嘱使用退热药物。

（2）密切观察呼吸频率、节律和深度，注意有无呼吸困难、发绀等表现。化脓性脑膜炎可引起颅内压增高，压迫脑干呼吸中枢，导致呼吸异常。如有呼吸异常，应立即通知医生并配合处理。

（3）监测血压变化，注意有无低血压或高血压。低血压可能提示休克等严重并发症，高血压可能与颅内压增高有关。

2. 意识状态观察

（1）定时评估患儿的意识水平，包括清醒、嗜睡、昏睡、昏迷等程度。通过呼唤患儿名字、轻拍肩部等方式判断其反应能力。意识状态的变化是病情进展的重要指标，如意识障碍加重可能提示颅内压增高或脑疝形成。

（2）观察患儿瞳孔的大小、形状、对光反射等。瞳孔变化对判断颅内病变具有重要意义，如双侧瞳孔不等大、对光反射迟钝或消失可能提示脑疝。

3. 神经系统症状观察

（1）观察患儿有无头痛、呕吐、惊厥等症状。头痛剧烈时可遵医嘱给予镇痛药物。呕吐频繁者应注意防止误吸，保持呼吸道通畅。惊厥发作时应及时采取保护措施，防止受伤。

（2）评估患儿的肌力、肌张力、感觉、反射等神经系统功能。注意有无肢体瘫痪、感觉异常、反射亢进或消失等表现。如有异常，应及时报告医生，并协助医生进行进一步检查。

（二）高热护理

1. 物理降温

（1）采用温水擦浴、冷敷等物理降温方法。用温水擦拭患者的额头、颈部、腋窝、腹股沟等部位，通过蒸发散热降低体温。冷敷时可使用冰袋或冷毛巾敷于患儿的额头、颈部等部位。

（2）避免使用酒精擦浴，以免引起酒精中毒或过敏反应。同时，注意防止局部冻伤。

2. 药物降温

（1）当体温超过 38.5℃时，可遵医嘱给予退热药物，如对乙酰氨基酚等。用药后应密切观察体温变化和药物不良反应。

（2）注意补充水分，防止退热过程中出汗过多导致脱水。鼓励患儿多饮水，必要时可通过静脉输液补充水分和电解质。

（三）疼痛护理

1. 头痛护理

（1）为患儿创造安静、舒适的环境，减少噪声和光线刺激。头痛剧烈时可让患儿卧床休息，头部稍抬高，以减轻头部充血和疼痛。

（2）遵医嘱给予镇痛药物，如非甾体抗炎药等。用药后观察药物疗效和不良反应，如胃肠道反应、出血倾向等。

2. 颈项强直护理

（1）协助患儿取舒适体位，避免颈部过度伸展或屈曲。可在颈部下方垫软枕，以减轻颈部肌肉紧张。

（2）进行颈部按摩和热敷，以缓解肌肉紧张和疼痛。按摩时动作要轻柔，避免用力过猛加重疼痛。

（四）营养支持

1. 饮食护理

（1）给予高热量、高蛋白、高维生素、易消化的饮食，如米粥、面条、鸡蛋、牛奶、新鲜蔬菜和水果等。根据患儿的口味和食欲，合理调整饮食结构，增加食物的多样性。

（2）对于不能经口进食的患儿，可采用鼻饲或胃肠外营养支持。鼻饲时应注意营养液的温度、浓度和流速，避免引起胃肠道不适。胃肠外营养应严格按照医嘱执行，注意观察有无并发症。

2. 营养监测

（1）定期评估患儿的营养状况，包括体重、血清蛋白水平、血红蛋白等指标。根据评估结果调整营养支持方案。

（2）注意观察患儿的食欲和消化情况，如有恶心、呕吐、腹泻等胃肠道反应，应及时调整饮食或给予相应的治疗。

（五）皮肤护理

1. 预防压疮

（1）定时为患儿翻身，每2～3小时1次。翻身时动作要轻柔，避免拖、拉、推等动作，防止损伤皮肤。

（2）使用气垫床或减压敷料，减轻局部皮肤压力。保持床铺平整、干燥、清洁，无碎屑。

（3）观察受压部位的皮肤情况，如有无发红、破损等。对于骨隆突处，可使用海绵垫、减压贴等进行保护。

2. 保持皮肤清洁

（1）每天为患儿进行全身皮肤清洁，使用温水擦拭，避免使用刺激性肥皂或清洁剂。注意清洗皮肤褶皱处，如腋窝、腹股沟等。

（2）对于大小便失禁的患儿，应及时清理排泄物，保持局部皮肤清洁、干燥。可使用尿垫或纸尿裤，并定期更换。如有皮肤发红，可涂抹皮肤保护剂。

（六）心理护理

1. 患者心理护理

（1）鼓励患儿（年长儿）表达自己的感受，如恐惧、疼痛等。认真倾听患儿的诉说，给予积极回应和支持。

（2）为患儿提供娱乐活动，如听音乐、玩玩具等，分散其注意力，减轻疼痛和不适。

2. 家属心理护理

（1）向家属介绍患儿的病情和治疗进展，解答家属的疑问，减轻家属的焦虑和担忧。

（2）鼓励家属给予患儿情感支持和照顾，让患儿感受到家庭的温暖。同时，指导家属正确的护理方法，提高家属的护理能力。

（七）健康教育

1. 疾病知识教育

（1）向患儿及其家属讲解化脓性脑膜炎的病因、症状、治疗方法和预防措施等知识。

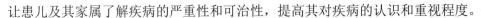

让患儿及其家属了解疾病的严重性和可治性，提高其对疾病的认识和重视程度。

（2）指导患儿及其家属正确认识疾病的治疗过程和康复期的注意事项，如按时服药、定期复查、注意休息和饮食等。

2. 预防感染教育

（1）教育患儿及其家属养成良好的个人卫生习惯，如勤洗手、保持口腔清洁、避免接触感染源等。

（2）教育患儿家属应按时给患儿接种疫苗，预防感染性疾病的发生，如流感嗜血杆菌疫苗、肺炎球菌疫苗等。

（3）对于有头部外伤、手术史等的高危人群，应注意预防感染，避免病原体侵入脑膜，如保持伤口清洁、遵医嘱使用抗生素等。

第八节　麻疹

麻疹是由麻疹病毒引起的一种具有高度传染性的急性呼吸道传染病，是儿童最常见的急性呼吸道传染病之一。麻疹病毒主要通过呼吸道飞沫传播，入侵人体后首先在呼吸道上皮细胞及局部淋巴结内增殖，随后进入血液循环，通过血液中的单核细胞向其他器官传播。临床上，麻疹以发热、咳嗽、流涕、结膜炎、口腔麻疹黏膜斑及皮肤特殊性斑丘疹为主要特征。皮疹一般先出现于耳后、发际，逐渐蔓延至面部、颈部、躯干及四肢，最后达手掌与足底。病情严重者可并发肺炎、脑炎等并发症，对儿童健康危害较大。

一、临床表现

1. 潜伏期

麻疹潜伏期一般为 6 ～ 21 天，平均 10 天左右。在潜伏期内，患儿通常无明显症状，但病毒在体内不断复制和扩散。

2. 前驱期

（1）发热：首发症状，体温可逐渐升高至 39 ～ 40℃，多为持续性高热，伴有畏寒、乏力、全身不适等症状。发热是麻疹病毒感染后引起机体免疫系统的强烈反应，释放致热因子所致。

（2）上呼吸道卡他症状：在发热的同时，患儿逐渐出现咳嗽、流涕、喷嚏、咽部充血等上呼吸道卡他症状。咳嗽多为刺激性干咳，逐渐加重；流涕初为清水样，后变为脓性；喷嚏频繁发作；咽部充血明显，可伴有咽痛。这些症状主要是麻疹病毒感染呼吸道黏膜，引起炎症反应所致。

（3）眼结膜炎表现：患儿可出现眼结膜充血、畏光、流泪等症状。眼结膜充血是由于病毒感染引起的局部血管扩张；畏光和流泪则与炎症刺激及角膜敏感性增加有关。

（4）麻疹黏膜斑：是麻疹前驱期的特征性表现，一般在发热后 2 ～ 3 天出现，开始时见于下磨牙相对的颊黏膜上，为直径 0.5 ～ 1.0mm 的灰白色小点，周围有红晕，可逐渐增多并融合，延及整个颊黏膜及唇黏膜，于出疹后 1 ～ 2 天迅速消失。麻疹黏膜斑的出现是麻疹病毒在局部黏膜上皮细胞内增殖，引起炎症反应和细胞坏死所致。

3. 出疹期

（1）皮疹特点：一般在发热 3 ～ 4 天后开始出疹，皮疹先出现于耳后、发际，然后逐渐蔓延至额部、面部、颈部，自上而下蔓延至躯干、四肢，最后达手掌和足底。皮疹为红色斑丘疹，直径 2 ～ 5mm，大小不等，形态不规则，压之褪色，可融合成片。皮疹之间可见正常皮肤。出疹顺序与病毒在体内的播散途径及免疫反应的发展有关。

（2）全身症状加重：随着皮疹的出现，患儿的全身症状进一步加重。体温更高，可达 40℃ 以上；咳嗽加剧，可伴有气急、发绀等症状；全身乏力、食欲下降、恶心、呕吐、腹泻等消化系统症状明显；部分患儿可出现嗜睡、烦躁不安等神经系统症状。这是由于病毒在体内大量复制，引起了更强烈的免疫反应，同时皮疹的出现导致皮肤血管扩张、通透性增加，影响了机体的生理功能。

4. 恢复期

（1）皮疹消退：出疹 3 ～ 4 天后，皮疹按出疹顺序依次消退，消退处有糠麸样脱屑及色素沉着。糠麸样脱屑是皮疹处表皮细胞坏死脱落所致；色素沉着则是由于炎症反应后黑色素细胞活性增加，导致局部色素沉着。

（2）全身症状逐渐减轻：随着皮疹消退，患儿的体温逐渐下降至正常，全身症状（如咳嗽、乏力、食欲下降等）也逐渐减轻。一般在皮疹消退后 1 ～ 2 周，患儿的身体状况逐渐恢复正常。但如果患儿在患病期间出现了并发症，如肺炎、脑炎等，则恢复期可能延长，且病情较为严重。

二、护理评估

（一）健康史评估

1. 一般资料

了解患者的年龄、性别、居住地等基本信息。儿童是麻疹的高发人群。询问患儿的既往史，包括有无过敏史、免疫系统疾病史等。这些因素可能影响患儿对麻疹的易感性和病情的严重程度。

2. 麻疹接触史

询问患儿发病前有无与麻疹患者的接触史，包括接触的时间、地点、方式等。接触麻疹患儿是感染麻疹病毒的主要途径之一。了解患儿周围人群中有无麻疹患者，以及当地麻疹的流行情况，这有助于评估患儿感染麻疹的风险。

3. 预防接种史

了解患儿是否接种过麻疹疫苗，接种的时间、剂次、疫苗种类等。接种麻疹疫苗是预防麻疹最有效的措施之一。询问患儿有无疫苗接种不良反应史，如发热、皮疹、过敏等。这对于评估患儿的免疫状态和对疫苗的反应具有重要意义。

（二）身体状况评估

1. 症状评估

（1）发热：测量患儿的体温，了解发热的程度、热型、持续时间等。麻疹患者通常表现为高热，体温可达到 39℃ 以上，呈持续性或弛张热型。

（2）皮疹：观察患儿的皮疹特点，包括皮疹出现的时间、部位、形态、颜色、分布等。

（3）上呼吸道症状：评估患儿有无咳嗽、流涕、喷嚏、咽部充血等上呼吸道症状。

（4）眼结膜炎表现：观察患儿有无眼结膜充血、畏光、流泪等症状。眼结膜充血是由于病毒感染引起的局部血管扩张；畏光和流泪则与炎症刺激及角膜敏感性增加有关。

（5）其他症状：了解患儿有无恶心、呕吐、腹泻、腹痛等消化系统症状，以及头痛、嗜睡、烦躁不安等神经系统症状。这些症状可能与麻疹病毒感染引起的全身炎症反应和免疫反应有关。

2. 体征评估

（1）生命体征：监测患儿的体温、脉搏、呼吸、血压等生命体征。高热患儿可能出现心率加快、呼吸急促等表现；严重者可能出现血压下降、休克等症状。

（2）皮疹分布：观察皮疹的分布情况，包括皮疹的密集程度、融合程度等。皮疹密集分布可能提示该部位病情较为严重。

（3）口腔黏膜：检查患儿的口腔黏膜，观察有无麻疹黏膜斑。麻疹黏膜斑是麻疹前驱期的特征性表现，有助于早期诊断麻疹。

（4）淋巴结肿大：触诊患儿的颈部、腋窝、腹股沟等部位的淋巴结，了解有无淋巴结肿大。麻疹患儿可出现全身淋巴结肿大，尤其是颈部淋巴结肿大较为明显。

（5）肺部听诊：听诊患儿的肺部，了解有无呼吸音异常及干、湿啰音等。麻疹患儿容易并发肺炎，肺部听诊可发现异常体征。

（三）心理-社会状况评估

关注家长的心理状态，了解他们对患儿病情的认知和接受程度，是否存在焦虑、恐惧、抑郁等情绪。评估家庭的支持系统，包括家庭成员之间的关系、经济状况等，这对患儿的治疗和护理以及家庭的应对能力有重要影响。向家长提供有关疾病的信息和护理知识，帮助他们树立信心，积极参与患儿的护理和康复过程。

三、护理诊断

（1）病毒感染的潜在威胁：与麻疹病毒的传播途径、接触史及免疫功能低下有关。

（2）皮肤损害风险：与麻疹引起的皮疹、瘙痒及患儿抓挠行为有关。

（3）体温调节障碍：与麻疹引发的高热反应及机体对病毒的免疫反应有关。

（4）液体摄入不足：与高热、出汗、呕吐或食欲下降引起的脱水风险有关。

（5）情绪困扰（家长）：与对疾病进展、传播风险及治疗过程的不确定性感到焦虑有关。

（6）营养失调，低于机体需要量：与食欲下降、吞咽困难及全身不适影响进食有关。

四、护理措施

（一）病情观察与监测

1. 生命体征监测

密切观察患儿的体温、脉搏、呼吸、血压等生命体征。尤其注意体温变化，麻疹患儿常伴有高热，应每4小时测量1次体温，若体温过高应及时采取降温措施。观察呼吸频率、

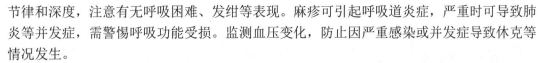

节律和深度，注意有无呼吸困难、发绀等表现。麻疹可引起呼吸道炎症，严重时可导致肺炎等并发症，需警惕呼吸功能受损。监测血压变化，防止因严重感染或并发症导致休克等情况发生。

2. 皮疹观察

观察患儿皮疹的出现时间、部位、形态、颜色和分布情况。记录皮疹的进展过程，如皮疹是否按出疹顺序逐渐蔓延，有无融合、消退等变化。注意观察皮疹处有无瘙痒、破损、感染等情况。若患儿搔抓皮疹，应采取措施防止皮肤损伤，如修剪指甲、戴手套等。

3. 并发症观察

观察患儿有无肺炎表现，如咳嗽加剧、咳痰增多、呼吸急促、胸痛等。听诊肺部有无湿啰音等异常呼吸音。警惕脑炎并发症，观察患儿有无头痛、呕吐、嗜睡、惊厥、昏迷等神经系统症状。若出现异常应及时通知医生并配合处理。

（二）休息与环境管理

1. 休息

患儿应绝对卧床休息，减少体力消耗，以利于身体恢复和抵抗疾病。保持病室安静、舒适，避免噪声和强光刺激。为患儿提供良好的睡眠环境，可适当使用镇静剂帮助患儿入睡，保证患儿每天有足够的睡眠时间。

2. 环境管理

保持病室空气清新，定时通风换气，但应避免直接吹风，防止患儿受凉。通风时可将患儿转移至其他房间，待通风完毕室内温度适宜后再返回。病室温度适宜，一般保持在18～22℃，湿度在50%～60%。可使用加湿器或湿毛巾等调节室内湿度，避免空气过于干燥，加重患儿呼吸道不适。

（三）饮食护理

1. 营养支持

给予高热量、高蛋白、高维生素、易消化的流质或半流质饮食。如牛奶、豆浆、鸡蛋羹、米粥、面条等，以满足患儿身体恢复的营养需求。鼓励患儿多饮水以补充发热和出汗丢失的水分，促进毒素排出。可给予患儿温开水、果汁等。

2. 口腔护理

保持口腔清洁，每次进食后用温水漱口。对于婴幼儿患者，可使用干净的纱布蘸温水轻轻擦拭口腔。若患儿口腔疼痛明显，可遵医嘱给予口腔喷雾剂或含漱液，以缓解疼痛，促进口腔黏膜修复。

（四）皮肤护理

1. 皮肤清洁

保持患儿皮肤清洁、干燥，每天用温水擦拭身体，避免使用刺激性肥皂或沐浴液。及时更换汗湿的衣物和床单，防止皮肤感染。对于皮疹处，避免搔抓和摩擦，可使用炉甘石洗剂等止痒药物涂抹，减轻瘙痒不适。

2. 预防感染

注意观察患儿皮疹处有无破损和感染迹象，如红肿、化脓等。若有破损应及时消毒处

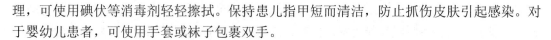

理，可使用碘伏等消毒剂轻轻擦拭。保持患儿指甲短而清洁，防止抓伤皮肤引起感染。对于婴幼儿患者，可使用手套或袜子包裹双手。

（五）心理护理

1. 患儿心理支持

鼓励患儿（年长儿）表达自己的感受，如疼痛、恐惧等，认真倾听患儿的诉说，给予积极的回应和支持。

为患儿提供娱乐活动，如听儿歌、玩玩具等，分散其注意力，帮助其减轻疼痛和不适。

2. 家长心理支持

向家属介绍患儿的病情和治疗进展，解答家属的疑问，减轻家属的担忧和焦虑。鼓励家属给予患儿情感支持和照顾，让患儿感受到家庭的温暖。同时，指导家属正确的护理方法，提高家属的护理能力。

（六）健康教育

1. 疾病知识教育

向患儿及家长讲解麻疹的病因、传播途径、临床表现、治疗方法和预防措施等知识，让患儿及家长了解疾病的特点和应对方法，增强自我防护意识。告知患儿及其家长麻疹的隔离期限和注意事项，如避免与他人接触、戴口罩等，预防疾病传播。

2. 预防接种教育

强调接种麻疹疫苗的重要性，向患儿及家长宣传麻疹疫苗的接种时间、方法和注意事项。对于未接种过麻疹疫苗的患儿，应及时补种麻疹疫苗，提高免疫力，预防麻疹的发生。

第三章
常见循环系统疾病的护理

第一节　原发性高血压

原发性高血压，是一种以体循环动脉血压升高为主要临床表现的心血管综合征。其病因尚未完全明确，一般认为是由遗传因素、环境因素及不良生活方式等多种因素共同作用导致的。原发性高血压通常起病缓慢，早期常无症状，仅在体格检查或因其他疾病就医时偶然发现血压升高。随着病情进展，患者可出现头痛、头晕、心悸、疲劳等症状。长期高血压可导致心、脑、肾等重要脏器受损，增加冠心病、脑卒中等心脑血管疾病的发生风险。对原发性高血压的诊断主要依据非同日 3 次以上测量血压值升高。治疗包括改善生活方式和药物治疗等综合措施。

一、临床表现

（一）血压升高相关症状

1. 头晕和头痛

（1）头晕：是原发性高血压常见的症状之一。患者常感到头部眩晕，可能伴有视物旋转、站立不稳等表现。其发生机制可能与血压升高导致脑血管痉挛、脑供血不足有关。

（2）头痛：多为全头痛或额部、枕部疼痛，呈胀痛或搏动性疼痛。头痛的程度与血压升高的程度不完全一致，但在血压急剧升高时，头痛往往较为剧烈。头痛可能是血压升高引起颅内压增高，刺激脑膜和神经末梢所致。

2. 心悸

患者自觉心跳加快、心脏跳动强烈或不规律。这是由于血压升高后，心脏负担加重，为了维持正常的血液循环，心脏需要加强收缩力和加快心率，就会导致产生心悸的感觉。心悸在情绪激动、体力活动或血压突然升高时容易加重。

（二）靶器官损害症状

1. 心脏损害

（1）左心室肥厚：长期高血压可导致心脏负荷增加，引起左心室肥厚。患者可能无明显症状，但在体格检查时可通过心电图、超声心动图等检查发现。左心室肥厚是高血压心脏病的早期表现，如果不及时控制血压，可能进一步发展为心力衰竭。

（2）心力衰竭：当高血压心脏病发展到一定程度时，可出现心力衰竭。患者表现为呼吸困难、乏力、水肿等。呼吸困难可在活动后加重，严重时可出现端坐呼吸、夜间阵发性呼吸困难。水肿多从下肢开始，逐渐向上蔓延，严重时可出现全身水肿。

2. 脑血管损害

（1）短暂性脑缺血发作（TIA）：患者可出现突然的肢体麻木、无力、言语不清、视物模糊等症状，持续时间较短，一般不超过 24 小时。TIA 是脑血管疾病的重要预警信号，如果不及时治疗，可能发展为脑梗死或脑出血。

（2）脑梗死：高血压导致脑血管狭窄、堵塞，引起脑组织缺血、缺氧而发生坏死。患者可出现偏瘫、失语、感觉障碍等症状，严重时可昏迷甚至死亡。

（3）脑出血：血压急剧升高时，可导致脑血管破裂出血。患者表现为剧烈头痛、呕吐、意识障碍、肢体瘫痪等，病情凶险，死亡率和致残率较高。

二、护理评估

1. 病史与风险因素调查

在评估中，首先要详细了解患者的病史，包括高血压的家族史，探讨直系亲属中有无人患有高血压或心血管疾病，这一信息对评估遗传风险至关重要。同时，需要收集患者的生活方式信息，了解其吸烟和饮酒的习惯，评估其饮食结构，尤其是钠盐、饱和脂肪酸和糖分的摄入。此外，评估患者的体重指数（BMI）及是否存在肥胖，这些都是高血压的已知危险因素。

2. 生命体征与体重监测

定期监测患者的生命体征是护理的重要环节。应在安静状态下测量血压，记录收缩压和舒张压，注意测量时间与环境的影响。此外，观察脉搏的变化，心率是否规律，以及呼吸频率。患者的体重监测也应定期进行，以评估其体重变化对血压的影响，并注意任何异常波动的原因，如水肿或体重增加。

3. 营养摄入与饮食习惯评估

详细分析患者的饮食习惯，包括每餐的食物种类、数量及烹饪方式。评估钠盐的摄入量是否超过推荐标准，并了解患者对低盐饮食的认识与接受程度。记录患者每天的饮食，以便在评估后制订个性化的营养计划。

4. 运动习惯与活动能力评估

评估患者的日常活动水平，包括工作性质和业余运动时间，了解其进行有氧运动的频率与强度。根据患者的身体状况，制订适合的锻炼计划，建议每周至少进行 150 分钟的中等强度有氧运动。此外，鼓励患者增加日常活动量，如步行、爬楼梯等，以帮助改善整体健康状态。

5. 心理状态与情绪支持评估

关注患者的心理健康状况，询问是否感到焦虑、抑郁或有压力，这些情绪可能影响其对高血压的管理。了解患者对病情的认知水平，评估其对治疗方案的配合意愿。提供必要的心理支持，如正念练习、放松技巧等，帮助患者减轻心理负担，提高对健康管理的信心。

6. 社会支持与生活环境分析

评估患者的社会支持网络，包括家人、朋友及其他支持系统，了解他们在高血压管理中的参与程度。分析患者的生活环境是否存在影响健康的因素，如居住环境的安全性、

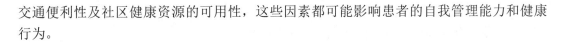

交通便利性及社区健康资源的可用性，这些因素都可能影响患者的自我管理能力和健康行为。

三、护理诊断

（1）血压控制不足：与患者缺乏高血压知识、药物依从性差及生活方式不健康有关。

（2）心脏负担增加：与持续高血压导致的心肌肥厚、心功能不全风险及发生心血管事件的可能性有关。

（3）焦虑和压力感：与对病情进展、并发症及长期治疗的担忧有关。

（4）营养不均衡：与高盐饮食、饮食不规律及缺乏健康饮食知识有关。

（5）生活方式缺乏活动：与缺乏规律锻炼、久坐不动的生活方式有关。

（6）潜在并发症发生风险增加：高血压引发的心血管疾病、肾脏损伤及视网膜病变发生风险增加。

四、护理措施

（一）病情观察与监测

1. 血压监测

（1）定期测量患者血压，可根据病情确定测量频率，一般每天至少测量 1 次，对于血压波动较大或控制不佳的患者可增加测量次数。测量时应注意选择合适的血压计，并按照正确的方法进行操作，确保测量结果的准确性。

（2）记录血压测量值，包括收缩压、舒张压和脉搏，并观察血压的变化趋势。如发现血压突然升高、剧烈波动或出现头痛、头晕、心悸等症状，应及时通知医生并采取相应的处理措施。

2. 症状观察

（1）密切观察患者是否出现头痛、头晕、心悸、视物模糊、鼻出血等高血压常见症状，以及症状的程度、持续时间和发作频率。同时，注意观察患者是否出现呼吸困难、胸痛、水肿等心、肺、肾等靶器官损害的症状，如有异常应及时报告医生。

（2）观察患者的精神状态、意识水平和情绪变化，高血压患者可能因病情反复或对疾病的担忧而出现焦虑、抑郁等情绪问题，应给予心理支持和疏导。

（二）生活方式干预

1. 饮食管理

（1）控制钠盐摄入：减少食盐的摄入量，每天食盐摄入量应控制在 5g 以下。避免食用高盐食品，如咸菜、腌肉、火腿等。同时，注意减少隐性盐的摄入，如酱油、味精、酱料等。

（2）增加钾摄入：多食用富含钾的食物，如香蕉、土豆、菠菜、豆类等。钾可以促进钠的排泄，有助于降低血压。

（3）控制脂肪摄入：减少动物脂肪和胆固醇的摄入，如肥肉、动物内脏、油炸食品等。适量摄入不饱和脂肪酸，如橄榄油、鱼油等，有助于降低血脂和血压。

（4）均衡饮食：保证摄入足够的蛋白质、碳水化合物、维生素和矿物质。多食用新鲜蔬菜、水果、全谷物等食物，避免过度饮酒和吸烟。

2. 运动指导

（1）适量运动：根据患者的年龄、身体状况和兴趣爱好，选择适合的运动方式，如散步、慢跑、游泳、打太极拳等。运动强度应适中，避免过度劳累。

（2）运动时间：每周至少进行 150 分钟的中等强度有氧运动，可分 5 天进行，每天 30 分钟。也可适当进行力量训练，如举重、俯卧撑等，但应注意避免过度用力。

（3）运动注意事项：运动前应进行适当的热身活动，运动过程中如出现头晕、心悸、呼吸困难等症状，应立即停止运动并就医。同时，注意避免在高温、寒冷或恶劣天气条件下进行运动。

3. 心理调节

（1）心理支持：关注患者的心理状态，给予关心、理解和支持。鼓励患者表达自己的感受和担忧，帮助患者树立战胜疾病的信心。

（2）放松训练：如深呼吸、冥想、练瑜伽等，有助于缓解紧张情绪，降低血压。

（3）避免精神刺激：如过度紧张、焦虑、愤怒等。保持良好的心态和情绪稳定，对控制血压至关重要。

4. 戒烟、限酒

（1）戒烟：吸烟可导致血管收缩，增加患高血压和心血管疾病的风险。应鼓励患者戒烟，并提供戒烟的方法和支持。

（2）限酒：限制饮酒量，男性每天不超过 25g，女性每天不超过 15g。过量饮酒可导致血压升高，增加心血管疾病的发生风险。

（三）药物治疗护理

1. 用药指导

（1）向患者讲解高血压药物的作用、用法、剂量、不良反应和注意事项。强调按时服药的重要性，提高患者的依从性。

（2）根据患者的具体情况，选择合适的降压药物，如利尿剂、β 受体阻滞剂、钙通道阻滞剂、血管紧张素转换酶抑制剂（ACEI）、血管紧张素 Ⅱ 受体阻滞剂（ARB）等。

2. 不良反应观察

（1）密切观察患者用药后的不良反应，如利尿剂可引起低钾血症、高尿酸血症等；β 受体阻滞剂可引起心动过缓、乏力等；钙通道阻滞剂可引起头痛、面部潮红、下肢水肿等；ACEI 和 ARB 可引起干咳、高钾血症等。如发现不良反应，应及时通知医生并调整药物。

（2）提醒患者在用药过程中注意自我观察，如出现不适症状应及时就医。同时，告知患者不要自行增减药量或停药，以免影响治疗效果。

（四）健康教育

1. 疾病知识教育

（1）向患者及其家属讲解原发性高血压的病因、发病机制、临床表现、并发症和治疗

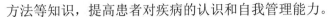

方法等知识，提高患者对疾病的认识和自我管理能力。

（2）强调高血压是一种慢性疾病，需要长期治疗和管理。鼓励患者积极配合治疗，定期复查，控制血压，预防并发症的发生。

2. 自我管理指导

（1）教会患者正确测量血压的方法，鼓励患者定期自我监测血压，并记录测量结果。如有异常应及时就医。

（2）指导患者养成良好的生活习惯，如合理饮食、适量运动、戒烟限酒、心理调节等。强调生活方式干预在高血压治疗中的重要性。

（3）提醒患者按时服药，定期复查。告知患者在服药过程中如出现不良反应或病情变化应及时就医。

第二节　心律失常

心律失常是指心脏冲动的频率、节律、起源部位、传导速度或激动次序的异常。心脏的正常节律是在窦房结的主导下，通过心脏传导系统有序地发放和传导冲动，引起心肌的收缩和舒张。当各种原因导致心脏的电生理活动发生紊乱时，就会出现心律失常。心律失常可表现为多种形式，轻者可无明显症状，重者可出现心悸、胸闷、头晕、乏力，甚至晕厥、猝死等。其病因复杂，可能与心脏本身的病变、内分泌和代谢紊乱、电解质紊乱、药物不良反应及精神心理因素等有关。

一、临床表现

1. 心悸

心悸是心律失常最常见的症状之一。患者自觉有心脏跳动的不适感或心慌感，可能伴有心跳加快、减慢、不规则或停顿感。心悸的发生机制主要是心律失常导致心脏的节律、频率或收缩力发生改变，使心脏的泵血功能受到影响，从而引起患者的主观感受。例如，快速性心律失常，如室上性心动过速、心房颤动等，可使心脏跳动频率明显加快，患者会感到心悸、心慌；而缓慢性心律失常，如窦性心动过缓、房室传导阻滞等，可使心脏跳动频率减慢，患者也会出现心悸症状，同时可能伴有头晕、乏力等表现。

2. 头晕与黑矇

（1）头晕：心律失常可导致心输出量减少，引起脑部供血不足，从而出现头晕症状。头晕的程度可从轻微的头晕到严重的眩晕，患者可能感到头部不稳或旋转感。例如，严重的心动过缓或快速性心律失常持续时间较长时，脑部供血不足加重，头晕症状会更加明显。

（2）黑矇：心律失常引起的心输出量严重减少可导致视网膜供血不足，出现一过性黑矇，即眼前突然发黑，持续数秒后可自行恢复。黑矇是一种较为严重的症状，提示脑部或眼部供血严重不足，需要及时就医。

3. 呼吸困难

心律失常可导致心功能不全，引起肺淤血，从而出现呼吸困难症状。呼吸困难的程度

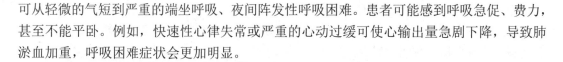

可从轻微的气短到严重的端坐呼吸、夜间阵发性呼吸困难。患者可能感到呼吸急促、费力，甚至不能平卧。例如，快速性心律失常或严重的心动过缓可使心输出量急剧下降，导致肺淤血加重，呼吸困难症状会更加明显。

二、护理评估

1.病史与风险因素调查

首先，评估患者的病史，包括心律失常的发生时间、频率及持续时间，了解有无心脏病史，如冠心病、心肌病、心脏瓣膜疾病等。同时，询问患者的家族史，评估有无遗传性心律失常的倾向。此外，了解患者的生活方式，如饮食习惯、运动频率、吸烟和饮酒情况，这些都是影响心律的风险因素。

2.生命体征与心电图监测

定期监测患者的生命体征，特别是心率和血压。需要在安静状态下测量脉搏，记录其频率和规律性。心电图（ECG）检查是评估心律失常的重要方法，应定期进行，观察心电图的波形变化，识别不同类型的心律失常，评估是否存在心室肥厚或心肌缺血的迹象。

3.症状评估与功能状态

询问患者有无胸痛、气短、心悸、眩晕或晕厥等症状，这些症状可能与心律失常直接相关。评估患者的日常活动能力，了解其活动时是否出现不适，并记录症状出现的频率和严重程度。这些信息有助于评估心律失常对患者生活质量的影响。

4.药物治疗与依从性评估

详细记录患者正在使用的药物，包括抗心律失常药物、降压药物及其他相关治疗药物。评估患者对药物治疗的依从性，询问是否按时服药，是否出现不良反应或对治疗的担忧。根据患者的反馈，提供相关教育，强调药物依从性对心律控制的重要性。

5.心理状态与情绪支持

评估患者的心理健康状况，了解是否因心律失常感到焦虑或抑郁，询问其对疾病的认知和应对方式。提供心理支持和教育，帮助患者缓解对心律失常的恐惧，鼓励其积极面对病情，提高其自我管理能力。

6.生活方式与环境分析

分析患者的生活方式，评估其饮食结构、运动习惯及压力管理。建议患者采取有利于心脏健康的饮食，减少钠盐摄入，增加富含 ω-3 脂肪酸的食物。同时，鼓励患者定期进行适度的有氧运动，帮助改善心脏健康。评估患者的生活环境，了解是否存在影响健康的因素，如噪声、空气污染等，这些都可能加重心律失常。

三、护理诊断

（1）心脏泵功能减退的风险：与心律失常引发的心输出量减少及心肌缺血有关。

（2）气体交换障碍：与心律失常引起的心肺功能不全及低氧血症有关。

（3）液体和电解质紊乱的风险：与心功能不全导致的体液潴留及肾功能下降有关。

（4）潜在并发症：如心搏骤停、血栓形成。

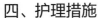

四、护理措施

（一）病情观察与监测

1. 生命体征监测

（1）持续心电监护：密切观察心电图的变化，包括心率、P 波、QRS 波、T 波等的形态和节律。及时发现心律失常的类型、发作频率和持续时间，为治疗提供依据。

（2）定时测量血压、脉搏、呼吸：注意血压的变化，尤其是在心律失常发作时，观察有无血压下降、休克等表现。脉搏的节律和强弱也能反映心律失常的严重程度。

（3）观察意识状态：注意患者是否出现意识模糊、昏迷等情况，这可能是严重心律失常导致脑供血不足的表现。

2. 症状观察

（1）心悸：评估心悸的程度、发作频率和持续时间，了解患者的感受和对日常生活的影响。

（2）头晕与黑矇：观察头晕和黑矇的发作情况，是否伴有跌倒、摔伤等。

（3）胸痛：注意胸痛的性质、部位、程度和持续时间，及其与心律失常的关系。

（4）呼吸困难：观察呼吸困难的程度，判断是否需要吸氧等支持治疗。

（二）休息与活动管理

1. 休息

（1）发作时绝对卧床休息：心律失常发作时，患者应立即停止活动，采取舒适的卧位休息，减少心肌耗氧量，缓解症状。

（2）创造安静的休息环境：保持病室安静、整洁，避免噪声和强光刺激，为患者提供良好的休息条件。

2. 活动指导

（1）根据病情制订活动计划：在病情稳定后，根据患者的年龄、心功能状况和心律失常的类型，制订个性化的活动计划。逐渐增加活动量，避免过度劳累。

（2）避免剧烈运动和精神紧张：指导患者避免剧烈运动、重体力劳动和精神紧张，以免诱发心律失常。

（三）心理护理

1. 情绪疏导

（1）关心患者的心理感受：了解患者的焦虑、恐惧等情绪，给予关心和支持，让患者感受到被理解和关爱。

（2）倾听患者的诉说：鼓励患者表达自己的感受和担忧，帮助患者释放心理压力。

2. 心理支持

（1）介绍疾病知识：向患者及其家属介绍心律失常的病因、症状、治疗方法和预后，让患者了解疾病的可治性，增强战胜疾病的信心。

（2）分享成功案例：与患者分享其他患者成功治疗的案例，鼓励患者积极配合治疗。

（四）饮食护理

1. 合理饮食结构

（1）低盐、低脂、低胆固醇饮食：减少钠盐的摄入，避免食用高脂肪、高胆固醇的食物，如动物内脏、油炸食品等，以减轻心脏负担。

（2）增加膳食纤维的摄入：多吃蔬菜、水果、全谷物等富含膳食纤维的食物，保持大便通畅，避免便秘引起心律失常。

（3）控制饮食量：避免暴饮暴食，以免加重心脏负担。建议少食多餐，每餐七八分饱。

2. 避免刺激性食物

（1）戒烟酒：吸烟和饮酒可刺激心脏，诱发心律失常。患者应戒烟、戒酒，避免接触二手烟。

（2）避免浓茶、咖啡和辛辣食物：浓茶、咖啡和辛辣食物可兴奋神经系统，导致心率加快，应尽量避免食用。

（五）用药护理

1. 遵医嘱用药

（1）严格按照医嘱用药：向患者及其家属讲解药物的名称、作用、用法、剂量和注意事项，确保患者按时、按量服药。

（2）观察药物疗效和不良反应：密切观察患者用药后的疗效，如心律失常是否得到控制、症状是否缓解等。同时，注意观察药物的不良反应，如抗心律失常药物可能引起心律失常加重、低血压、心动过缓等。

2. 药物不良反应的处理

（1）及时报告医生：一旦发现药物不良反应，应立即报告医生，根据医嘱调整药物剂量或更换药物。

（2）给予对症处理：如出现低血压，可让患者平卧，抬高下肢，增加回心血量；出现心动过缓时，可给予阿托品等药物治疗。

（六）急救护理

1. 准备急救物品

（1）备齐急救药品和设备：如抗心律失常药物、除颤仪、心电监护仪、氧气等，确保在紧急情况下能够及时使用。

（2）定期检查和维护：定期检查急救药品和设备的有效期与性能，确保其处于良好的备用状态。

2. 心律失常发作时的急救处理

（1）立即停止活动：患者一旦出现心律失常发作，应立即停止活动，采取舒适的卧位休息。

（2）给予氧气吸入：根据病情给予氧气吸入，以改善心肌缺氧状况。

（3）建立静脉通道：迅速建立静脉通道，为抢救用药提供通道。

（4）遵医嘱用药：根据心律失常的类型，遵医嘱给予相应的抗心律失常药物治疗。

（5）心肺复苏：对于出现心搏骤停的患者，应立即进行心肺复苏，包括胸外心脏按压、人工呼吸等。

（七）健康教育

1. 疾病知识教育

（1）向患者及其家属讲解心律失常的病因、症状、治疗方法和预防措施，提高患者对疾病的认识和自我管理能力。

（2）强调定期复查的重要性：告知患者定期到医院复查心电图、心脏超声等检查，以便及时调整治疗方案。

2. 生活方式指导

（1）合理安排作息时间：保证充足的睡眠，避免熬夜和过度劳累。

（2）保持良好的心态：学会调节情绪，避免精神紧张和焦虑。

（3）适当运动：根据病情选择合适的运动方式和运动量，如打太极拳等，有助于增强体质。

（4）预防诱发因素：指导患者避免诱发心律失常的因素，如戒烟，戒酒，避免浓茶、咖啡等刺激性食物，避免过度劳累和精神紧张等。

第三节　冠状动脉粥样硬化性心脏病

冠状动脉粥样硬化性心脏病，简称冠心病，是指冠状动脉粥样硬化使血管腔狭窄或阻塞，和（或）冠状动脉功能性改变（痉挛）导致心肌缺血、缺氧或坏死而引起的心脏病。动脉粥样硬化是指在多种危险因素作用下，血管内皮受损，脂质沉积于动脉内膜下，形成粥样斑块。斑块不断增大，可导致冠状动脉管腔狭窄，影响心肌的血液供应。当心肌需氧量增加时，狭窄的冠状动脉不能相应地增加血液供应，就会引发心绞痛。若斑块破裂、血栓形成，可完全堵塞冠状动脉，导致心肌梗死。冠心病严重影响患者的生活质量和寿命，是全球范围内的重大健康问题。

一、临床表现

1. 心绞痛

（1）稳定型心绞痛：主要症状为突发性胸痛，疼痛位置多位于胸骨中上段后方，并可扩散至心前区，面积大约与手掌相当，边界不太明确。疼痛感多为压迫性、闷痛或紧缩感，有时带有灼热感，但不是尖锐如针刺或刀割的痛感，偶尔会有濒临死亡的感觉。疼痛一般持续 3～5 分钟，通常由体力活动或情绪波动引起，饱餐、寒冷、吸烟、心动过速或休克等也可能触发。疼痛多在劳累或激动时发生，而非劳累之后。

（2）不稳定型心绞痛：胸痛的位置、特性与稳定型心绞痛相近，但发作频率变高、疼痛程度加剧、持续时间增长，可能超过 30 分钟；即使在休息时也可能发作；服用硝酸甘油的效果不佳或无效。这种情况可分为静息型心绞痛、初发型心绞痛和恶化型心绞痛。静息型心绞痛是在休息时发生的心绞痛；初发型心绞痛是指在 1～2 个月病程内新出现的心绞痛；恶化型心绞痛则是在原本相对稳定的劳力性心绞痛基础上，疼痛逐渐加剧。

2. 心肌梗死

心肌梗死最早的突出症状为疼痛，性质似心绞痛但更剧烈且长，症状可持续数小时至数天，休息或含服硝酸甘油无效。可伴发热、心律失常、恶心、呕吐、低血压休克、心力衰竭等，多在起病 1～2 天内出现，由坏死物质吸收、心肌坏死等导致。

二、护理评估

（一）健康史评估

1. 一般资料

冠心病在中老年人群中较为常见，男性患病率高于女性，然而女性在绝经后患病率会逐步接近男性。要了解患者的职业性质，看其是否长期处于精神紧张和高压力状态。还需评估患者的生活方式，包括饮食习惯、吸烟饮酒状况及运动习惯等。不良的生活方式属于冠心病的重要危险因素。此外，要询问家族里有无冠心病、高血压等心血管疾病患者，因为家族遗传因素在冠心病发病中也具有一定影响。

2. 既往史

长期的高血压会使动脉血管壁承受的压力增大，从而损害血管内皮，促进动脉粥样硬化的形成，进而增加患冠心病的风险。糖尿病患者往往存在脂质代谢失调、微血管病变等问题，容易导致冠状动脉粥样硬化。血液中胆固醇、甘油三酯等脂质含量升高，也是冠心病的关键危险因素之一。

3. 发病诱因

剧烈的运动和重体力劳动可能会增加心肌的耗氧量，从而引发冠心病。强烈的情绪波动，如愤怒、焦虑和紧张，可以刺激交感神经系统，导致心跳加速和血压上升，增加心脏的负担，进而诱发冠心病。饭后，胃肠道需要大量血液帮助消化，这可能会加重心脏的负担并增加心肌的耗氧量，容易引起冠心病发作。寒冷环境可能引起血管收缩，导致冠状动脉痉挛，从而诱发冠心病。此外，烟草中的尼古丁等有害物质能够刺激交感神经，加快心率、升高血压，并损害血管内皮，促进动脉粥样硬化的形成。

（二）身体状况评估

1. 症状评估

评估患者的发作情况，包括频率、时长、疼痛程度、诱因及缓解方法，疼痛多在胸骨体中段或上段之后，性质为压榨性疼痛。了解患者多种症状。评估胸痛及并发症。观察患者异常症状，评估心律失常。评估患者心力衰竭相关症状及影响。

2. 体征评估

对患者进行体温、脉搏、呼吸、血压的测量。冠心病患者在心绞痛发作或者心肌梗死时可能出现血压降低、心率加快、呼吸急促等改变。通过听诊心脏，对心率、心音、杂音等予以评估。观测患者的面色、口唇、甲床有无苍白、发绀等缺氧表现。查看患者的颈静脉是否充盈、怒张，以评估心脏的前负荷状况。检查双下肢有无水肿，从而对心力衰竭的程度进行判断。

（三）心理-社会状况评估

1. 心理状况

评估患者的情绪状态，如焦虑、抑郁、恐惧等。冠心病患者由于疾病的痛苦、对预后的担忧等，常出现不良情绪，不良情绪可进一步加重冠心病的病情，影响治疗效果。了解患者的应对方式，评估患者在面对疾病时的心理适应能力。积极的应对方式有助于患者缓解心理压力，提高治疗依从性。

2. 社会状况

评估患者的家庭支持系统，包括家庭成员对患者的关心、照顾和经济支持等。良好的家庭支持有助于患者的康复。了解患者的工作和生活环境，评估工作压力、生活方式等因素对患者病情的影响。评估患者的社会交往情况，了解患者是否因疾病而受到社交限制。

三、护理诊断

（1）心脏缺血的风险：与冠状动脉狭窄引起的心肌供血不足有关。
（2）活动耐量下降：与心脏功能受损及乏力有关。
（3）体液潴留的风险：与心功能不全导致的体液平衡失调有关。
（4）营养失调，低于机体需要量：与饮食结构不合理及药物影响有关。

四、护理措施

（一）病情观察与监测

1. 生命体征监测

严密观测心电图的变动，包括心率、ST 段及 T 波的改变。及时察觉心律失常、心肌缺血等反常情形，并向医生报告以做处理。留意血压的变化，特别是在心绞痛发作、心肌梗死等状况下，观察有无血压下降、休克等表现。脉搏的节律与强弱亦可反映心脏的功能状态。呼吸的频率与深度能够提示是否存在心力衰竭、呼吸衰竭等并发症。

2. 症状观察

对胸痛的部位、性质、程度、持续时间、诱发因素及缓解方式进行评估。关注胸痛的变化趋势，如疼痛加剧、持续未缓解或者伴有其他症状（如恶心、呕吐、出汗等），或许提示病情恶化，应当即刻向医生报告。观察患者是否存在呼吸困难、端坐呼吸、夜间阵发性呼吸困难等症状。留意呼吸的频率、深度、节律，以及是否伴有咳嗽、咳痰、发绀等表现。呼吸困难可能为心力衰竭、肺部感染等并发症的表现，需及时处理。注意观察患者是否具有头晕、黑矇、晕厥、心悸等症状，这些症状可能与心律失常、低血压、脑供血不足等相关。同时，观察患者的精神状态、意识水平、食欲、睡眠等状况，以了解病情的整体变化。

（二）休息与活动管理

1. 休息

立刻停止活动，于原地休息或者选取舒适的卧位。降低心肌耗氧量，以缓解心绞痛

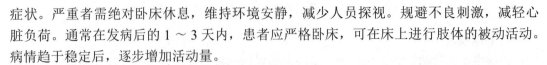

症状。严重者需绝对卧床休息，维持环境安静，减少人员探视。规避不良刺激，减轻心脏负荷。通常在发病后的 1～3 天内，患者应严格卧床，可在床上进行肢体的被动活动。病情趋于稳定后，逐步增加活动量。

2. 活动指导

在医生的指引下，依照患者的病情、心功能状态及身体状况，拟定个性化的活动规划。活动量要逐步递增，防止过度疲倦。通常患者可先从床上活动开始，逐步向床边活动、室内活动、室外活动过渡。活动进程中应当留意观察患者的症状与体征，倘若出现胸痛、呼吸困难、心悸等症状，应当立刻停止活动，并向医生汇报。活动时要避免剧烈运动、重体力劳作及精神紧张，选取适宜自身的运动方式，如散步、打太极拳、练瑜伽等。同时，注重活动的时间与强度，避免在寒冷、炎热、潮湿等恶劣天气状况下开展活动。

（三）饮食护理

1. 饮食原则

减少钠盐的摄入量，坚决不食用腌制、罐头之类的食品。对脂肪的摄入予以限制，尤其是动物脂肪和饱和脂肪酸。选择富含不饱和脂肪酸的食物，如橄榄油、鱼油等。控制胆固醇的摄入，避免进食动物内脏、蟹黄等高胆固醇食物。选用优质蛋白质，如瘦肉、鱼类、豆类、蛋类等。防止蛋白质摄入过量，以防加重肾的负担。多吃蔬菜、水果、全谷物等富含膳食纤维的食物，保持大便通畅，防止因便秘而加重心脏负担。避免暴饮暴食，以防加重心脏负担。建议采用少食多餐的方式，每餐达到七八分饱即可。

2. 特殊饮食要求

应当严格把控钠盐的摄入，每天不超过 5g。与此同时，注重监测血压的变化，依据血压状况对饮食做出调整。如果合并有糖尿病，应当遵循糖尿病的饮食原则，管控碳水化合物的摄入，挑选低糖、高纤维的食物。定时、定量进餐，防止血糖波动幅度过大。同时，留意监测血糖的变化，按照血糖情况对饮食予以调整。应当控制总热量的摄取，增大运动量，减轻体重。避免食用高热量、高脂肪、高糖的食物，尽量选取低热量、高纤维的食物。

（四）心理护理

1. 心理评估

借由与患者的交流、对患者表情和行为的观察，知悉患者的心理状态，如焦虑、抑郁、恐惧等。评判患者的心理压力源头，如对疾病的忧虑、经济负担、家庭关系等。依照患者的心理状态与表现，估量心理问题的严重程度。能够运用心理评估量表，如焦虑自评量表（SAS）、抑郁自评量表（SDS）等，针对患者的心理状态展开量化评估。

2. 心理支持

倾听患者的倾诉，领会患者的痛苦与担忧，予以关怀和支持。使患者体会到被尊重、被理解、被关爱，增强患者的安全感与信任。依据患者的心理问题，给予对应的心理疏导。为患者及其家属阐述冠心病的病因、症状、治疗方法和预后，让患者知晓疾病的可治性，增强其战胜疾病的信心。同时，介绍心理因素对疾病的作用，让患者认识到保持优良的心理状态对于疾病康复的重要性。

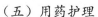

（五）用药护理

1. 遵医嘱用药

为患者及其家属阐释药物的名称、作用、用法、剂量及注意事项，保证患者按时、按量服用药物。密切察看患者用药后的治疗效果，如心绞痛是否得到缓解、血压是否控制在正常范围等。与此同时，留意观察药物的不良反应，如硝酸酯类药物可能引发头痛、面部潮红、低血压等；β受体阻滞剂可能导致心动过缓、乏力等；他汀类药物可能造成肝功能异常、肌肉疼痛等。一旦发现不良反应，应当马上向医生报告，并采取相应的处理措施。

2. 药物不良反应的处理

（1）头痛：硝酸酯类药物引起的头痛一般在用药后数分钟内出现，可逐渐减轻或消失。如果头痛严重，可遵医嘱给予镇痛药或调整药物剂量。

（2）低血压：使用硝酸酯类药物、血管扩张剂等药物时，可能会出现低血压。患者应平卧休息，抬高下肢，增加回心血量。如果血压持续下降，可遵医嘱给予升压药物。

（3）心动过缓：β受体阻滞剂可引起心动过缓。如果心率低于每分钟 50 次，应立即报告医生，并暂停药物。

（4）肝功能异常：他汀类药物可引起肝功能异常。患者应定期复查肝功能，如果出现肝功能异常，应遵医嘱调整药物剂量或更换药物。

（六）健康教育

1. 疾病知识教育

为患者及其家属介绍冠心病的病因、症状、治疗方式和预后情况，使患者知晓疾病的可治性，增强其战胜疾病的信心。讲解冠心病的危险因素，如高血压、高血脂、糖尿病、吸烟、肥胖、缺乏运动等，让患者意识到控制危险因素的重要意义。介绍冠心病的预防措施，如合理饮食、适量运动、戒烟酒、心理平衡等，让患者掌握冠心病的预防调护方法。

2. 生活方式指导

遵循低盐、低脂、低胆固醇、适量蛋白质、高膳食纤维的饮食原则，对饮食量加以控制，避免出现暴饮暴食的情况。依据病情及身体状况，选取适合自身的运动方式，如散步、打太极拳、练瑜伽等。运动强度应当适中，防止过度劳累。运动时间通常为每天 30 ～ 60 分钟，每周至少运动 3 ～ 5 次。吸烟、饮酒属于冠心病的重要危险因素，患者应当戒烟酒。保持良好的心态，规避精神紧张、焦虑、抑郁等不良情绪。学会自我调节情绪，如听音乐、阅读、旅游等。

3. 用药指导

向患者及其家属阐释药物的名称、作用、用法、剂量及注意事项，保证患者按时、按量服用药物。着重强调长期服药的重要性。患者应当严格依照医嘱服药，不得私自停药或者增减药物剂量。患者应当定期前往医院复查，包括心电图、心脏超声、血脂、血糖等检查，以便医生及时对治疗方案做出调整。

4. 急救知识教育

向患者及其家属介绍心绞痛、心肌梗死发作时的症状及急救的办法，使患者及其家属

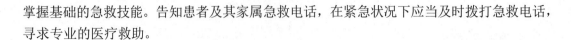

掌握基础的急救技能。告知患者及其家属急救电话，在紧急状况下应当及时拨打急救电话，寻求专业的医疗救助。

第四节　心力衰竭

心力衰竭（HF）是一种临床综合征，表现为心脏泵血功能不足以满足身体组织和器官的代谢需求，导致循环系统发生一系列病理生理变化，产生相应的临床表现。它不是一种独立的疾病，而是心脏疾病发展的终末阶段或心脏功能受损的后果，反映了心脏在结构和（或）功能上的异常，会导致心输出量减少或心脏充盈压升高，不足以维持组织灌注。

心力衰竭可按照发生的急缓分为急性心力衰竭和慢性心力衰竭，按照心脏受影响的部位分为左心衰竭、右心衰竭或全心衰竭。

一、临床表现

（一）左心衰竭

1. 呼吸困难

轻症患者自觉呼吸困难，重者同时有呼吸困难和呼吸短促的症状。早期仅发生于劳动或运动时，休息后很快消失，这是由于劳动促使回心血量增加，肺淤血加重的缘故。随着病情加重，患者轻度劳动即感到呼吸困难，严重者休息时也感呼吸困难，以致被迫采取半卧位或坐位，为端坐呼吸。

2. 夜间阵发性呼吸困难

患者常于夜间熟睡中惊醒，有严重呼吸困难和窒息感，被迫坐起，咳粉红色泡沫样痰。原因包括卧位回心血量增加超过左心负荷，膈肌上升肺活量减少，迷走神经兴奋，中枢神经敏感度低等导致肺淤血加重。

3. 急性肺水肿

急性肺水肿是重症左心衰竭的表现，是夜间阵发性呼吸困难的进一步发展。常突然发生，患者呈端坐呼吸，表情焦虑不安，频频咳嗽，咳大量泡沫状或血性泡沫样痰液，严重时可有大量泡沫样液体由鼻涌出，面色苍白，口唇发绀，皮肤湿冷，两肺布满湿啰音及哮鸣音，血压可下降，甚至休克。

（二）右心衰竭

1. 水肿

皮下水肿是右心衰竭的典型症状。水肿前体内已发生水钠潴留，重症者波及全身，傍晚发生或加重，休息后减轻。夜间回心血量多，静脉和毛细血管压力减轻，故水肿消退。多先见于下肢，少数有胸腔积液和腹水，腹水多由心源性肝硬化引起。

2. 颈静脉怒张和内脏淤血

坐位或半卧位时可见颈静脉怒张，该症状常较皮下水肿或肝大出现早，同时可见舌下、手臂等处浅表静脉异常充盈。肝大并有压痛可先于皮下水肿出现。长期肝淤血、缺氧可引起肝细胞变性、坏死，并发展为心源性肝硬化，肝功能检查异常或出现黄疸。若合并有三尖瓣关闭不全，肝触诊可呈扩张性搏动。胃肠道淤血常引起消化不良、食欲下降、腹胀、恶心和呕吐等症状。肾淤血致尿量减少，尿中可有少量蛋白和细胞。

3. 发绀

右心衰竭患者多有不同程度的发绀，首先见于指端、口唇和耳郭，较单纯左心功能不全者显著，其原因除血红蛋白在肺部氧合不足外，也与血流缓慢、组织自身从毛细血管中吸取较多的氧而使还原血红蛋白增加有关。严重贫血者则不出现发绀。

二、护理评估

（一）健康史

了解既往心脏病病史，评估引起心力衰竭的诱发因素。例如，有无心脏病史，有无急性弥漫性心肌损害和急性心肌排血受阻或舒张受限，严重心律失常，静脉滴注过速或过量等。

（二）身体状况

1. 主要症状

慢性左心衰竭有呼吸困难等症状，严重时肾血流量减少可致少尿等表现。单纯右心衰竭少见，主要为体循环静脉淤血。急性左心衰竭发展迅速且危重，表现为突发严重呼吸困难，端坐呼吸，频繁咳嗽、吐粉红色泡沫样痰，极重者可意识模糊。

2. 主要体征

慢性左心衰竭患者表现为呼吸加快，交替脉，血压一般正常，有时脉压减小。皮肤黏膜苍白或发绀。由于肺毛细血管楔压升高，液体可渗出至肺泡而出现湿啰音。多数患者有左心室增大，心率加快，心尖区可闻及舒张期奔马律，肺动脉瓣第二心音亢进，也可出现心律失常。水肿是右心衰竭的典型体征，除此之外，还有肝颈静脉回流征阳性，肝大伴压痛。可闻及右心室舒张期奔马律，也可因三尖瓣相对性关闭不全出现收缩期吹风样杂音。急性心力衰竭患者发病初期可有一过性血压升高，病情如不缓解，血压可持续下降，甚至造成休克。听诊时两肺满布湿啰音和哮鸣音，心率加快，心尖部第一心音减弱，可闻及舒张期奔马律，肺动脉瓣第二心音亢进。如不及时抢救，可导致心源性休克而死亡。

三、护理诊断

（1）心功能不全：与心肌缺血、心室肥厚及瓣膜病变有关。

（2）体液平衡失调：与心脏泵血效率降低、肾血流减少有关。

（3）氧合能力不足：与肺淤血及气体交换障碍有关。

（4）营养失调，低于机体需要量：与食欲下降及代谢需求增加有关。

（5）情绪困扰：与疾病带来的心理压力及对未来的恐惧有关。

（6）潜在并发症：多器官功能障碍。

四、护理措施

（一）慢性心力衰竭

1. 病情观察

密切观察患者呼吸困难程度、给氧后发绀情况、肺部啰音变化情况、水肿变化情况、血气分析和血氧饱和度等，控制输液量及速度，滴速以 15～30 滴 / 分为宜，防止静脉滴注过多或过快。详细记录 24 小时出入量，准确测量体重并记录。

2. 活动与休息

保持病室安静、整洁并适当通风。依患者呼吸困难程度安排合适体位，严重时协助患者保持端坐位，必要时双腿下垂，注意体位舒适安全，必要时加床挡防坠床。心力衰竭急性加重期需卧床，恢复期渐增活动量，出现异常时应停止。按病情轻重安排休息，心功能Ⅰ级不限制一般体力活动，Ⅱ级适当限制，Ⅲ级严格限制，Ⅳ级绝对卧床。定时改变体位防压疮，可安排适当活动以防并发症。

3. 饮食护理

遵医嘱给予清淡、易消化饮食，少量多餐，补充蛋白质的摄入。限制钠盐摄入，减少体液潴留，减轻心脏负担。一般钠盐（食盐、酱油等）可限制在每天 5g 以下，病情严重者在每天 2g 以下，限制含钠量高的食品，如腌制或熏制食品、罐头、海产品、苏打饼干等。液体摄入量以每天 1.5～2L 为宜，可适当根据尿量、出汗的情况进行调整。多食新鲜水果和蔬菜，忌辛辣、刺激性食品，戒烟酒及咖啡、浓茶等刺激性饮料。

4. 对症护理

（1）水肿护理：每天在同一时间、着同类服装、用同一体重计测量体重，准确记录 24 小时液体出入量，控制输液量及速度，若患者尿量低于 30mL/h，应报告医生。有腹水者应每天测量腹围。

（2）氧疗：可给予鼻导管持续吸氧，2～4L/min。

（3）药物护理：注意观察药物不良反应。①警惕洋地黄中毒，向患者讲解洋地黄类药物治疗的必要性及洋地黄中毒的表现；给药前应检查心率、心律情况，若心率低于 60 次 / 分或节律发生改变，应暂停给药，并通知医生；静脉注射用药宜稀释后缓慢注射，一般需 10～15 分钟。注射后注意观察心率、心律改变及患者反应。②毒性反应的观察及护理，胃肠道症状最常见，表现为食欲下降、恶心、呕吐；神经精神症状，常表现为头痛、乏力、烦躁、易激动；视觉异常，表现为视物模糊、黄视、绿视等；心脏表现主要有心律失常，常见室性期前收缩呈二联律或三联律、心动过缓、房室传导阻滞等。用药后注意观察疗效，及有无上述毒性反应，发现异常时应及时报告医生，并进行相应的处理。洋地黄中毒的处理包括停用洋地黄、补充钾盐、纠正心律失常。地高辛中毒可用抗地高辛抗体。

5. 心理护理

对有焦虑的心力衰竭患者应鼓励患者说出焦虑的感受及原因。加强与患者的沟通，建立良好的护患关系。指导患者进行自我心理调整，减轻焦虑，如放松疗法、转移注意力等，保持积极乐观、轻松愉快的情绪，增强战胜疾病的信心。

6. 健康教育

指导患者积极治疗原发病，注意避免心力衰竭的诱发因素，如感染（尤其是呼吸道感染）、心律失常、过度劳累、情绪激动、饮食不当等。注意保暖，防止受凉感冒，保持乐观情绪。坚持合理饮食，进食低盐、低脂、低热量、高蛋白、高维生素、清淡、易消化的饮食；少量多餐，每餐不宜过饱，多食蔬菜、水果，防止便秘。戒烟酒；避免浓茶、咖啡及辛辣、刺激性食物。告知患者及其家属强心剂、利尿剂等药物的服用方法、剂量、不良反应及注意事项。定期复查，如有不适，及时复诊。教会患者及其家属自我监测脉搏，观察病情变化，若足踝部出现水肿，突然气急加重、夜尿增多、体重增加，有厌食饱胀感，提示心力衰竭复发。

（二）急性心力衰竭

1. 病情观察

给予心电监护，严密监测患者生命体征、意识状态、血氧饱和度和心电图，监测电解质和血气分析。严密观察患者的呼吸频率、节律、深度，判断呼吸困难的程度；观察咳嗽的情况、痰的颜色和量、肺内啰音的变化；心率、心音有无异常；患者皮肤的颜色及意识的变化。

2. 休息与卧位

协助患者取坐位，双腿下垂，以减少静脉回流，减轻心脏负荷。如果患者烦躁不安，应注意安全，谨防跌倒受伤。

3. 饮食护理

限制盐的摄入，给予低盐、高热量、高蛋白、易消化饮食，防止水在体内潴留，导致水肿和心脏负担加重，注意少量多餐。每天食盐量控制在 6g 以内，多食瘦肉、牛奶、鸡蛋等优质蛋白。

4. 对症护理

（1）氧疗：给予高流量吸氧，6 ～ 8L/min，并通过 20% ～ 30% 的乙醇湿化，以降低肺泡内泡沫的表面张力，使泡沫消散，增加气体交换面积。通过氧疗将血氧饱和度维持在 95% ～ 98%。对于病情特别严重者，可用面罩呼吸机持续加压给氧，一方面可使气体交换加强，另一方面也可对抗组织液向肺泡内渗透。

（2）迅速建立两条静脉通道，遵医嘱正确使用药物，观察药物疗效与不良反应。

（3）药物护理：①吗啡，有镇静及扩张动静脉、减轻心脏前后负荷的作用。一般 3 ～ 5mg 静脉注射，必要时 15 分钟后可重复 1 次，共 2 ～ 3 次，老年患者可适当调整剂量或改皮下、肌内注射，留意呼吸抑制或心动过缓。②快速利尿，2 分钟内静脉注射呋塞米 20 ～ 40mg，4 小时后可再重复。能减少血容量、扩张静脉、缓解肺水肿。③血管扩张剂，可选用硝普钠、硝酸甘油等静滴，严格按医嘱定时监测血压，用输液泵控制滴速，根据血压调整剂量，维持收缩压在 90 ～ 100mmHg。硝普钠起始剂量 0.3μg/（kg·min），酌情逐渐增加剂量至 5μg/（kg·min），硝普钠见光易分解，应现配现用，避光滴注，药物保存和连续使用不宜超过 24 小时。④速效洋地黄制剂，适用于心房颤动或心脏增大伴左心室收缩功能不全者。选用毛花苷丙或毒毛花苷 K，先予利尿剂后予强心剂，以防肺淤血和肺水肿加重。

（4）其他：可采用四肢轮扎、静脉放血、气囊暂时阻塞下腔静脉、高渗腹膜透析及高位硬膜外麻醉等疗法，以减少回心血量，改善心功能。

5. 心理护理

医护人员在抢救时必须保持镇静、熟练操作、忙而不乱，给患者以信心与安全感，避免在患者面前讨论病情。向患者介绍救治措施及使用监测设备的必要性。主动与患者及其家属沟通，提供情感支持。

6. 健康教育

向患者及其家属阐释急性左心衰竭的病因与诱因，激励患者积极配合治疗原发疾病，规避诱发因素，定期复诊。告知患者在静脉输液前主动告知护士有心脏病史，便于护士控制静脉滴注的量与滴速。

第五节　慢性肺源性心脏病

慢性肺源性心脏病，简称肺心病，是由肺组织、肺血管或胸廓的慢性病变引起肺组织结构和（或）功能异常，导致肺血管阻力增加，肺动脉压力增高，使右心室扩张和（或）肥厚，伴有或不伴有右心衰竭的心脏病。长期的肺部疾病，如慢性阻塞性肺疾病（COPD）、支气管哮喘、肺结核等，导致肺循环阻力增加，肺动脉高压。随着病情进展，右心室为克服升高的肺动脉压力而逐渐肥厚、扩张。患者主要表现为咳嗽、咳痰、气促，活动后心悸、呼吸困难加重，严重时可出现呼吸衰竭和心力衰竭等症状。

一、临床表现

（一）肺、心功能代偿期

1. 症状

（1）咳嗽、咳痰：患者常有长期慢性咳嗽、咳痰病史，多为白色泡沫样痰，合并感染时可出现脓性痰。咳嗽、咳痰主要是支气管、肺组织的慢性炎症刺激呼吸道黏膜，引起黏液分泌增多和支气管痉挛所致。

（2）气促：活动后气促是肺心病代偿期的常见症状之一。患者在进行体力活动时，肺通气功能障碍和机体耗氧量增加，导致呼吸困难加重。气促的程度与患者的活动强度、肺功能受损程度有关。

（3）活动耐力下降：随着病情的进展，患者的活动耐力逐渐下降，表现为在进行日常活动（如步行、爬楼梯等）时感到乏力、气短，需要频繁休息。这是肺功能受损导致机体缺氧，心脏负担加重，心输出量不能满足身体的需求所致。

2. 体征

（1）发绀：部分患者的口唇、指甲等部位可出现发绀，主要是长期缺氧导致血液中还原血红蛋白增多所致。发绀的程度与缺氧的严重程度有关，可在活动后加重。

（2）肺气肿体征：如桶状胸、肋间隙增宽、呼吸运动减弱等。触觉语颤减弱，叩诊呈过清音，心浊音界缩小，肝浊音界下降。听诊呼吸音减弱，呼气延长，部分患者可闻及干、

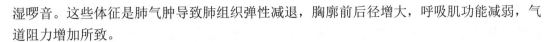

湿啰音。这些体征是肺气肿导致肺组织弹性减退，胸廓前后径增大，呼吸肌功能减弱，气道阻力增加所致。

（二）肺、心功能失代偿期

1. 呼吸衰竭

（1）症状：患者原本呼吸困难的状况进一步恶化，出现呼吸急促、费力乃至呼吸窘迫。严重时会有端坐呼吸，发绀显著加重。缺氧与二氧化碳潴留会引发神经精神症状，如头痛、头晕、烦躁不安、嗜睡、昏迷等，是脑缺氧及二氧化碳潴留致使脑血管扩张、脑水肿与脑细胞功能障碍造成的。严重呼吸衰竭患者会有消化系统症状，如食欲下降、恶心、呕吐等，这是胃肠道淤血和缺氧致使胃肠功能紊乱引发的。

（2）体征：患者的发绀程度越来越严重，甚至可能出现全身性发绀。因二氧化碳潴留使脑血管扩张，颅内压增高，可能引发球结膜充血、水肿。患者会出现呼吸频率加快、节律紊乱，如潮式呼吸、间停呼吸等情况，这是呼吸中枢受到抑制或兴奋导致的。

2. 右心衰竭

（1）症状：由于右心衰竭致使体循环淤血、肺淤血加剧，患者的气促症状更为严重。患者会感觉心跳加速、心慌，这是右心衰竭使心脏负荷增加，心率代偿性加快造成的。患者会有食欲下降、恶心、呕吐、腹胀、腹痛等消化系统症状，这是胃肠道淤血致使胃肠功能紊乱引起的。右心衰竭能导致肾灌注不足，引发少尿，严重时会出现肾功能不全。

（2）体征：由于右心衰竭造成体循环淤血，颈静脉压力升高，会出现颈静脉怒张。肝淤血肿大，能在肋下触及且有压痛，这是右心衰竭致使肝静脉回流受阻、肝脏淤血引发的。患者会出现下肢水肿，严重时会有全身水肿，水肿是体循环淤血使毛细血管静水压升高、组织液生成增多导致的。部分患者会有胸腔积液和腹水，这是体循环淤血使胸膜和腹膜毛细血管静水压升高、液体渗出造成的。

二、护理评估

1. 健康史评估

在评估慢性肺心病患者时，首先需要详细了解其健康史。重点关注患者的既往史，包括 COPD、哮喘或其他肺部疾病的诊断，以及这些疾病的病程、治疗方法和效果。此外，询问患者有无心脏病史，如心力衰竭、心律失常或冠状动脉疾病。了解患者的吸烟史、环境暴露（如职业性粉尘、化学品暴露）及家族病史，对于评估疾病的潜在风险因素至关重要。

2. 症状评估

慢性肺心病患者常表现出一系列临床症状，如气促、咳嗽、咳痰等。需详细询问气促的起因、程度及持续时间，是否在运动、休息时或夜间加重。同时，观察患者的咳嗽类型及痰的性质（如颜色、量），并注意是否伴有胸痛、心悸或水肿等症状。这些症状的变化可以反映心肺功能的动态变化。

3. 身体状况评估

对患者的生命体征进行全面评估，包括体温、脉搏、呼吸频率和血压等。监测血氧饱

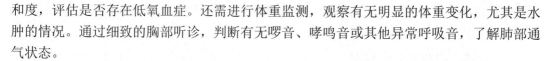

和度，评估是否存在低氧血症。还需进行体重监测，观察有无明显的体重变化，尤其是水肿的情况。通过细致的胸部听诊，判断有无啰音、哮鸣音或其他异常呼吸音，了解肺部通气状态。

4. 心理-社会状况评估

心理状态在慢性肺心病的管理中至关重要。评估患者的焦虑、抑郁情绪及对疾病的认知程度，了解其对病情的理解和应对策略。询问患者的社会支持系统，包括家庭、朋友的支持情况，以及经济状况，这些都可能影响患者的依从性和康复过程。

5. 生活方式评估

生活方式对慢性肺源性心脏病的影响不可忽视。详细询问患者的饮食习惯、运动量、睡眠质量及日常活动能力。评估患者是否遵循医嘱，按时服药、定期进行复诊，以及生活中有无吸烟或酗酒的行为。了解这些信息有助于制订个性化的护理计划，促进患者健康管理。

6. 教育需求评估

评估患者及其家属的健康教育需求，尤其是关于疾病管理、药物使用、氧疗及急救措施的知识。提供必要的教育资源和支持，以增强患者的自我管理能力，提高依从性，促进康复。

三、护理诊断

（1）右心功能不全：与慢性肺部疾病导致的肺动脉高压有关。

（2）气体交换障碍：与肺泡通气功能受限和低氧血症有关。

（3）体液潴留：与心脏泵血功能降低及肾血流减少有关。

（4）营养失调，低于机体需要量：与呼吸困难及进食障碍有关。

（5）情绪不安：与疾病带来的生理及心理压力有关。

四、护理措施

（一）病情观察与监测

1. 生命体征监测

（1）密切观察患者的体温、脉搏、呼吸、血压变化。注意体温升高可能提示感染加重；脉搏增快可能反映心功能恶化或缺氧加重；呼吸频率和节律的改变可提示呼吸衰竭的程度；血压变化有助于判断心脏功能和血容量情况。

（2）持续心电监护，观察心电图的变化，及时发现心律失常等异常情况。慢性肺心病患者常伴有心律失常，如房性期前收缩、室性期前收缩、心房颤动等，严重的心律失常可危及生命。

2. 症状观察

（1）观察患者的呼吸困难程度、发绀情况。呼吸困难加重、发绀明显可能是病情恶化的表现，需要及时采取措施。

（2）注意咳嗽、咳痰的情况，包括痰液的颜色、量、性状。痰液增多、变稠或颜色改变可能提示感染加重。

（3）观察患者的意识状态，警惕肺性脑病的发生。肺性脑病是慢性肺心病的严重并发症，患者可出现意识模糊、嗜睡、昏迷等症状。

（4）观察患者的水肿情况，包括下肢水肿、腹水、胸腔积液等。水肿加重可能提示心功能不全加重。

（二）氧疗护理

1. 合理选择氧疗方式

（1）慢性肺心病患者通常需要长期氧疗，可选择鼻导管吸氧或面罩吸氧。一般情况下，鼻导管吸氧适用于轻度缺氧患者，面罩吸氧适用于中度或重度缺氧患者。

（2）对于严重呼吸衰竭患者，可考虑无创正压通气或有创机械通气辅助呼吸。

2. 控制氧流量和浓度

（1）氧流量一般为 1 ~ 2L/min，浓度为 25% ~ 29%。避免高流量、高浓度吸氧，以免抑制呼吸中枢，加重二氧化碳潴留。

（2）根据患者的血氧饱和度和血气分析结果调整氧流量与浓度，以达到最佳的氧疗效果。

3. 保持呼吸道通畅

（1）鼓励患者咳嗽、咳痰，协助患者翻身、拍背，促进痰液排出。对于痰液黏稠、不易咳出的患者，可给予雾化吸入，稀释痰液。

（2）及时清理呼吸道分泌物，防止呼吸道阻塞。对于昏迷患者，应注意防止舌根后坠，可采用口咽通气管或气管插管等方法保持呼吸道通畅。

（三）休息与活动管理

1. 休息

（1）患者在病情加重期应绝对卧床休息，采取舒适的体位，如半卧位或端坐位，以减轻呼吸困难和心脏负担。

（2）创造安静、舒适的休息环境，减少探视，避免不良刺激。

2. 活动指导

（1）在病情稳定期，根据患者的心肺功能情况，制订个性化的活动计划。逐渐增加活动量，避免过度劳累。

（2）活动方式可选择散步、打太极拳、做呼吸操等，以不引起呼吸困难和疲劳为宜。

（四）饮食护理

1. 营养支持

（1）给予高热量、高蛋白、高维生素、易消化的饮食，以满足患者的营养需求，有助于增强机体免疫力。

（2）对于食欲下降的患者，可采取少食多餐的方法，增加进食次数，保证营养摄入。

（3）注意控制钠盐和水分的摄入，避免加重水肿和心脏负担。对于有水肿和少尿的患者，应限制钠盐摄入每天不超过 3g，水分摄入每天不超过 1500mL。

2. 特殊饮食需求

（1）对于伴有低蛋白血症的患者，可适当增加蛋白质的摄入，如瘦肉、鱼类、蛋类、豆类等。

（2）对于伴有贫血的患者，可给予含铁丰富的食物，如动物肝脏、瘦肉、菠菜等，或补充铁剂。

（五）心理护理

1. 心理评估

（1）了解患者的心理状态，包括焦虑、恐惧、抑郁等情绪。评估患者对疾病的认知程度和应对方式。

（2）观察患者的行为变化，如失眠、烦躁不安、沉默寡言等，及时发现心理问题。

2. 心理支持

（1）关心、体贴患者，倾听患者的诉说，给予心理安慰和支持。让患者感受到被尊重、被关爱，增强患者的安全感和信任。

（2）向患者介绍疾病的相关知识，包括病因、症状、治疗方法和预后，让患者了解疾病的可治性，增强战胜疾病的信心。

（3）鼓励患者积极参与治疗和护理，发挥患者的主观能动性，提高治疗依从性。

（六）药物护理

1. 遵医嘱用药

（1）向患者及其家属讲解药物的名称、作用、用法、剂量和注意事项，确保患者按时、按量服药。

（2）观察药物的疗效和不良反应，如使用抗生素治疗感染时，注意观察患者的体温、白细胞计数等变化，以及是否出现过敏反应；使用利尿剂时，注意观察患者的尿量、水肿情况，以及是否出现电解质紊乱等。

2. 药物不良反应的处理

（1）出现药物不良反应时，应及时报告医生，并采取相应的处理措施。如出现过敏反应，应立即停药，给予抗过敏治疗；出现电解质紊乱时，应及时补充或调整电解质。

（2）对于使用镇静剂的患者，应密切观察患者的呼吸情况，避免抑制呼吸中枢。

（七）并发症的预防与护理

1. 肺性脑病

（1）密切观察患者的意识状态，一旦出现意识障碍，应及时报告医生，并采取相应的治疗措施。

（2）保持呼吸道通畅，及时清理呼吸道分泌物，防止窒息。

（3）合理氧疗，避免高浓度吸氧。

（4）控制感染，积极治疗原发病。

2. 心律失常

（1）持续心电监护，及时发现心律失常的类型和程度。

（2）遵医嘱给予抗心律失常药物治疗，观察药物的疗效和不良反应。

（3）避免诱发心律失常的因素，如情绪激动、劳累、感染等。

3. 休克

（1）密切观察患者的生命体征，如血压、脉搏、尿量等，及时发现休克的早期症状。

（2）建立静脉通道，补充血容量，纠正休克。

（3）遵医嘱给予血管活性药物治疗，观察药物的疗效和不良反应。

4. 消化道出血

（1）观察患者呕吐物和大便的颜色、性状，及时发现消化道出血的症状。

（2）给予易消化、无刺激性的饮食，避免进食粗糙、坚硬的食物。

（3）遵医嘱给予止血药物治疗，观察药物的疗效和不良反应。

第六节　急性心包炎

急性心包炎是一种由多种病因所引发的心包脏层与壁层的急性炎症。感染因素、自身免疫状况、物理作用及化学影响等多种要素均有可能导致急性心包炎的发生。应用实验室检查及超声心动图等影像学检查手段，有助于明确诊断结果。及时且有效的治疗对于优化预后状况具有至关重要的意义。

一、临床表现

（一）症状

1. 胸痛

（1）性质：急性心包炎的胸痛通常较为剧烈，呈锐痛或压榨性疼痛，可放射至颈部、肩部、左臂或上腹部。疼痛的性质与心肌梗死的胸痛相似，但急性心包炎的胸痛通常在患者坐起或处于前倾位时减轻，而心肌梗死的胸痛则不受体位影响。

（2）部位：疼痛部位多位于心前区，可局限于胸骨下或左侧胸部。疼痛可随呼吸或咳嗽加重，这是由于心包炎症刺激了周围的胸膜和神经。

（3）持续时间：胸痛通常持续数小时至数天不等，可因个体差异而有所不同。有的患者胸痛可能会在数天内逐渐减轻，但有的患者疼痛可能会持续数周甚至数月。

2. 呼吸困难

（1）机制：呼吸困难是急性心包炎的常见症状之一，主要是由于心包积液导致心脏受压，影响心脏的舒张功能，从而使肺静脉回流受阻，引起肺淤血造成的。此外，疼痛和焦虑也可能导致呼吸急促。

（2）表现：患者可表现为呼吸急促、浅快，严重时可出现端坐呼吸、发绀等症状。呼吸困难的程度与心包积液的量和速度有关，积液量越多、积液速度越快，呼吸困难越严重。

（二）体征

1. 心包摩擦音

（1）特点：心包摩擦音是急性心包炎的特异性体征，是由于心包脏层和壁层之间的摩擦而产生的声音。心包摩擦音通常在胸骨左缘第3、4肋间最为明显，可呈粗糙的高频声音，与心跳一致，可在收缩期、舒张期或整个心动周期中听到。

（2）变化：心包摩擦音的强度和性质可随体位、呼吸和运动而变化。患者坐起或处于

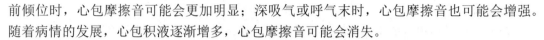

前倾位时，心包摩擦音可能会更加明显；深吸气或呼气末时，心包摩擦音也可能会增强。随着病情的发展，心包积液逐渐增多，心包摩擦音可能会消失。

2. 心脏体征

（1）心浊音界向两侧扩大：由于心包积液的存在，心脏的浊音界会向两侧扩大，呈烧瓶状。心浊音界的扩大程度与心包积液的量有关，积液量越多，心浊音界扩大越明显。

（2）心音减弱：由于心包积液的存在，心音会减弱，尤其是在大量心包积液时，心音可能会变得非常微弱甚至难以听到。此外，心包积液还可能导致心音遥远，即心音听起来比较遥远、模糊。

（3）心率加快：急性心包炎患者常伴有心率加快，这是由于炎症反应和心脏受压引起了代偿性反应。心率加快的程度可因病情的严重程度而有所不同，严重时可出现心律失常。

二、护理评估

1. 健康史评估

在评估急性心包炎患者时，需详细了解其病史，包括心包炎的发病时间、相关症状及可能的诱因。询问患者有无心脏病史、感染史及外伤史，了解患者近期是否经历过感冒、上呼吸道感染或其他系统性疾病，这些都可能与心包炎的发生有关。同时，询问近期有无手术或侵入性操作史，这可能增加感染的风险。

2. 体格检查

进行全面的体格检查，包括观察患者的整体状态、心率、血压和呼吸频率。评估心音，特别注意是否存在心包摩擦音，这通常是急性心包炎的典型体征。检查颈静脉有无扩张，颈静脉扩张可能提示心包积液。触诊腹部，观察有无肝大或腹水等情况，这些症状可能与心功能不全相关。

3. 症状评估

详细询问患者的症状，包括胸痛的性质、持续时间及其对呼吸、体位变化的反应。患者可能会描述胸痛为锐痛或压迫感，并在深呼吸时加重。了解是否伴有其他症状，如呼吸困难、乏力、发热、盗汗等，这些都可能反映心包炎的严重程度。

4. 心理-社会评估

评估患者的心理状态，关注其对疾病的认知和情绪反应。询问患者是否感到焦虑或恐惧，尤其是对于心脏疾病的担忧。评估患者的社会支持系统，包括家人的支持情况及经济状况，因为这些因素可能影响患者的依从性和康复效果。

5. 生活方式评估

了解患者的生活方式，包括饮食习惯、运动情况和吸烟饮酒史。这些因素与心血管健康密切相关，尤其是高盐、高脂饮食和缺乏运动，可能加重心脏负担。评估患者的睡眠质量，了解有无失眠或其他睡眠障碍，这可能会影响恢复过程。

6. 急救准备评估

评估患者的急救准备情况，了解其是否知道在心绞痛或急性心包炎发作时应采取的急救措施。与患者讨论心包炎的潜在并发症及其表现，确保患者及其家属能及时识别并采取适当的行动。

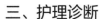

三、护理诊断

（1）液体过多风险：与心包腔内积液的发生及可能导致心脏压迫症状有关。

（2）气体交换受损：与呼吸功能受限、胸腔压力增加、肺部通气不足有关。

（3）疼痛感知障碍：与心包炎症导致的胸痛及相关神经刺激有关。

（4）焦虑与恐惧：与疾病的严重性、心功能不全及预后的不确定性有关。

（5）组织灌注不足：与心输出量减少、循环系统不稳定、可能的休克状态有关。

（6）活动耐力降低：与心脏负担增加、体力消耗增大、呼吸困难有关。

四、护理措施

（一）病情观察与监测

1. 生命体征监测

（1）密切观察患者的体温、脉搏、呼吸、血压变化。急性心包炎患者常伴有发热，应定时测量体温，观察热型及伴随症状。脉搏的变化可反映心脏功能状态，注意脉搏的节律、强弱。呼吸频率和深度的改变可能提示呼吸困难的程度，应注意观察。血压的波动可能与心脏受压、心输出量减少有关，需密切监测。

（2）持续心电监护，观察心电图的变化。急性心包炎患者的心电图可出现 ST 段抬高、T 波改变、QRS 波低电压等异常表现。及时发现心律失常，如心动过速、心动过缓、期前收缩等，并报告医生处理。

2. 症状观察

（1）观察胸痛的性质、部位、程度、持续时间及加重和缓解因素。胸痛是急性心包炎的主要症状之一，可根据疼痛程度给予相应的镇痛措施。同时，注意观察胸痛是否伴有放射痛、呼吸困难、心悸等症状。

（2）观察呼吸困难的程度，是否伴有发绀、端坐呼吸等。呼吸困难是急性心包炎患者常见的症状，在大量心包积液时更为明显。应协助患者采取舒适的体位，如半卧位或端坐位，以减轻呼吸困难。

（3）观察患者的意识状态、皮肤颜色、温度及尿量等。意识状态的改变可能提示病情加重或出现并发症，如心脏压塞。皮肤颜色和温度的变化可反映循环状态，尿量的观察有助于评估肾灌注情况。

（二）休息与活动管理

1. 休息

（1）患者应绝对卧床休息，取半卧位或端坐位，以减轻呼吸困难和胸痛。保持环境安静，减少探视，避免不良刺激。

（2）协助患者进行生活护理，如翻身、洗漱、进食等，满足患者的基本生活需求。

2. 活动指导

（1）根据患者的病情和心功能状态，逐渐增加活动量。在病情稳定后，可先进行床上活动，如翻身、肢体活动等，然后逐渐过渡到床边活动、室内活动。

（2）活动时应注意观察患者的症状和体征，如出现胸痛、呼吸困难、心悸等症状，应

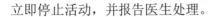

立即停止活动，并报告医生处理。

（三）饮食护理

1. 营养支持

（1）给予高热量、高蛋白、高维生素、易消化的饮食，以满足患者的营养需求，有助于增强机体免疫力。

（2）鼓励患者多饮水，保持大便通畅，避免用力排便，以免加重心脏负担。

2. 饮食限制

（1）限制钠盐摄入，避免加重水肿和心脏负担。对于有水肿和少尿的患者，应严格控制钠盐的摄入量。

（2）避免进食刺激性食物，如辛辣、油腻食物，以免引起消化不良和胃肠道不适。

（四）心理护理

1. 心理评估

（1）了解患者的心理状态，如焦虑、恐惧、抑郁等。急性心包炎患者由于病情突然发作，疼痛、呼吸困难等症状明显，容易出现不良心理反应。

（2）评估患者对疾病的认知程度和应对方式，了解患者的心理需求和期望。

2. 心理支持

（1）关心、体贴患者，倾听患者的诉说，给予心理安慰和支持。让患者感受到被尊重、被关爱，增强患者的安全感和信任。

（2）向患者介绍疾病的相关知识，包括病因、症状、治疗方法和预后，让患者了解疾病的可治性，增强战胜疾病的信心。

（3）鼓励患者积极参与治疗和护理，发挥患者的主观能动性，提高治疗依从性。

（五）疼痛护理

1. 疼痛评估

（1）评估疼痛的性质、部位、程度、持续时间及加重和缓解因素。可采用数字分级评分法、面部表情评分法等评估疼痛程度。

（2）观察疼痛对患者的影响，如睡眠、饮食、情绪等。

2. 疼痛缓解措施

（1）休息：协助患者采取舒适的体位，如半卧位或端坐位，以减轻疼痛。保持环境安静，减少探视，避免不良刺激。

（2）药物治疗：根据疼痛程度，遵医嘱给予镇痛药物，如非甾体抗炎药、阿片类药物等。注意观察药物的疗效和不良反应。

（3）分散注意力：采用听音乐、看电视、聊天等方法分散患者的注意力，减轻疼痛。

（六）并发症的预防与护理

1. 心脏压塞

（1）密切观察患者的病情变化，如出现呼吸困难加重、血压下降、颈静脉怒张、奇脉等症状，应考虑心脏压塞的可能，立即报告医生处理。

（2）协助医生进行心包穿刺术引流，解除心脏压塞。术前向患者介绍手术的目的、方法和注意事项，缓解患者的紧张情绪。术后密切观察患者的生命体征，引流液的颜色、量和性质，保持引流管通畅。

2. 心律失常

（1）持续心电监护，及时发现心律失常。观察心律失常的类型、频率、持续时间及对患者的影响。

（2）遵医嘱给予抗心律失常药物治疗，注意观察药物的疗效和不良反应。

（3）对于严重心律失常的患者，如室性心动过速、心室颤动等，应做好急救准备，如除颤仪、起搏器等设备应处于备用状态。

（七）健康教育

1. 疾病知识教育

（1）向患者及其家属介绍急性心包炎的病因、症状、治疗方法和预后，让患者了解疾病的相关知识，增强自我保健意识。

（2）指导患者正确认识疾病，避免过度紧张和焦虑。鼓励患者积极配合治疗和护理，促进康复。

2. 生活方式指导

（1）指导患者合理安排休息和活动，避免过度劳累。在病情稳定后，逐渐增加活动量，但应避免剧烈运动和重体力劳动。

（2）指导患者注意饮食卫生，避免暴饮暴食，戒烟酒。保持大便通畅，避免用力排便。

（3）指导患者注意保暖，避免感冒和呼吸道感染。避免接触有害物质和变应原，预防旧病复发。

3. 用药指导

（1）向患者及其家属介绍药物的名称、作用、用法、剂量和注意事项，确保患者按时、按量服药。

（2）指导患者观察药物的疗效和不良反应，如出现不适症状，应及时报告医生处理。

4. 定期复查

（1）告知患者定期复查的重要性，根据病情需要，定期进行心电图、超声心动图、血常规等检查，以了解病情的变化。

（2）指导患者在复查时携带以往的检查报告和病历资料，以便医生进行对比分析。

第七节　心肌炎

心肌炎是指由各种因素导致的心肌的炎症性病变。例如，病毒感染、细菌感染、自身免疫性疾病、药物的不良反应、物理化学因素等众多因素都能够诱发心肌炎。从病理学的角度看，心肌炎呈现出心肌细胞的变性、坏死，以及间质炎症细胞的浸润和纤维渗出。在临床上，患者常会出现心悸、胸痛、呼吸困难、乏力等症状，病情严重的患者可能会发生心力衰竭、心源性休克，甚至猝死。诊断心肌炎主要凭借临床表现、心电图、心肌酶学检查及心脏超声等手段。针对心肌炎，早期进行诊断并积极开展治疗是极为重要的，以此来阻止病情的进一步发展及不良后果的出现。

一、临床表现

（一）症状

1. 前驱症状

在心肌炎发病前 1 ～ 3 周，患者常出现发热、乏力、肌肉酸痛、咽痛、咳嗽、腹泻等非特异性症状，与上呼吸道感染或肠道感染的症状相似。这些前驱症状可能是病毒或细菌感染引起的全身炎症反应所致。

2. 心脏相关症状

（1）胸痛：部分患者可出现胸痛，疼痛性质多样，可为压榨性、闷痛或刺痛，疼痛程度轻重不一。胸痛可能是心肌炎症刺激神经末梢或心肌缺血所致。

（2）心悸：患者常感到心悸，即心跳加快、心跳不规律或心跳强烈。心悸可能是由于心肌炎症导致心脏电生理功能紊乱，引起心律失常所致。

（3）呼吸困难：随着病情进展，患者可能出现呼吸困难，表现为呼吸急促、气短、胸闷等。呼吸困难的主要原因是心肌炎症导致心功能受损，心输出量减少，引起了肺淤血。

（4）水肿：严重的心肌炎患者可出现水肿，主要表现为下肢水肿、腹水、胸腔积液等。水肿是由于心功能不全，导致体循环和肺循环淤血，液体在组织间隙积聚所致。

（二）体征

1. 生命体征

（1）体温：患者可出现发热，体温一般在 38℃左右，严重者可达 39℃以上。发热是炎症反应引起的全身症状之一。

（2）心率：可增快，与发热程度不成比例。严重的心肌炎患者可出现心动过速、心动过缓等。心率变化是由于心肌炎症影响心脏电生理功能所致。

（3）血压：可正常、升高或降低。心功能衰竭严重的患者可出现低血压，甚至休克。血压变化与心脏功能受损程度有关。

2. 心脏体征

（1）心脏扩大：轻度心肌炎患者心界可能正常，严重者可出现心脏扩大。心脏扩大是由于心肌炎症导致心肌细胞水肿、坏死所致。

（2）心音改变：可出现心音减弱、遥远或分裂。心音改变是由于心肌炎症导致心肌收缩力减弱，心脏瓣膜功能异常所致。

（3）杂音：可为收缩期杂音或舒张期杂音。杂音的产生可能是由于心肌炎症导致心脏瓣膜关闭不全或狭窄，血液流经异常通道产生湍流所致。

（4）心律失常：如期前收缩、心动过速、心动过缓、房室传导阻滞等。心律失常是由于心肌炎症影响心脏电生理功能所致，可通过心电图检查发现。

二、护理评估

1. 健康史评估

健康史评估是全面了解患者病情的重要环节，需深入了解患者的个人及家族病史。首先，询问患者有无心脏病史，如心力衰竭、心律失常或先天性心脏病等，这些信息有助于评估患者心脏的基础功能。其次，家族史也是一个重要方面，需了解患者家族中有无类似心脏病或心肌炎的患者，尤其是直系亲属的相关病史。此外，详细询问患者近期是否经历过感染，包括上呼吸道感染、流感或其他病毒性疾病，因为这些感染可能与心肌炎的发生密切相关。特别关注发热、咳嗽、乏力等症状，帮助判断心肌炎的可能原因。

2. 生命体征评估

生命体征的监测是评估心肌炎患者当前状况的基础。首先，准确测量体温，发热可能提示炎症或感染的存在。其次，监测脉搏，心肌炎可能导致心律失常，因此需密切关注脉搏的变化，心律失常可能提示心功能不全。然后，测量呼吸频率，观察是否存在呼吸急促或呼吸困难的现象，这通常与心脏泵血功能受损有关。最后，评估血压水平，注意低血压可能提示循环血量不足，需及时干预。

3. 心功能评估

心功能评估可以通过多种方法进行。使用心电图监测心脏的节律和电活动，了解是否存在心肌缺血、心律失常或其他异常。听诊心音，注意有无杂音，闻及杂音可能是心脏瓣膜受损或出现其他并发症的迹象。同时，若条件允许，可进行心脏超声检查以评估心室的大小、运动及功能状态。

4. 症状评估

症状评估是了解患者主观感受的重要环节。应详细询问患者的疲劳感、胸痛、呼吸困难及水肿情况，了解这些症状的起始时间、持续时间和严重程度，如胸痛是否为持续性或阵发性，呼吸困难的程度是否在活动时加重。特别关注下肢水肿或腹胀的情况，因为这些可能是心力衰竭的早期迹象，需及时识别并处理。

5. 心理-社会状况评估

心理-社会状况对患者的康复有重要影响，需全面评估患者的心理状态。观察患者是否表现出焦虑、抑郁或对病情的恐惧，了解这些情绪如何影响其日常生活。可以通过问卷或面对面交流的方式了解患者的支持系统，包括家庭、朋友及社会支持。询问患者的生活方式、饮食习惯及对医嘱的遵循情况，帮助识别影响患者康复的潜在因素。

6. 生活质量评估

生活质量的评估可以通过询问患者的日常活动能力及其在家庭和社会活动中的参与程度进行。了解患者的运动能力是否受到限制，能否进行日常生活活动，如洗澡、穿衣及进食等。同时，关注患者对治疗方案的认知和态度，评估其对健康管理的参与度。患者的心理状态和生活质量密切相关，提供必要的心理支持和教育可以促进其康复。

三、护理诊断

（1）心功能不全：与心肌炎引起的心肌炎症及纤维化变化有关。

（2）液体积聚风险：与心脏排血能力不足及血液回流受阻有关。

（3）氧合不良：与心功能不全导致的肺部充血及通气不足有关。

（4）心理状态不佳：与心脏病相关的长期疾病影响及未来预后的不确定性有关。

（5）营养失调，低于机体需要量：与心功能不全导致的代谢需求增加和营养摄入不足有关。

四、护理措施

(一)监测与评估

定期监测患者的生命体征,包括体温、脉搏、呼吸和血压,以观察其变化,评估病情发展。心电图监测应至少每天 1 次,以及时识别心律失常。评估患者的症状,如胸痛、呼吸困难、乏力、心悸等,详细记录这些症状的发生时间、持续时间和严重程度,并根据变化调整护理计划。

(二)药物管理

根据医嘱,合理使用抗炎药、利尿剂、强心剂等。护理人员应核对用药清单,确保药物种类、剂量和给药途径正确。定期评估药物的疗效及不良反应,特别是监测利尿剂引起的电解质紊乱。教育患者了解每种药物的作用及可能的不良反应,以提高其用药依从性。

(三)生活方式调整

1. 饮食管理

建议患者采用低盐、低脂肪、高纤维的饮食,增加蔬菜和水果的摄入,限制加工食品的摄入。

2. 运动指导

根据医生建议,制订个性化的运动计划,开始时应为低强度运动,如散步,之后逐步增加活动量,同时要避免剧烈运动。

3. 心理健康

鼓励患者进行放松练习,如深呼吸、冥想等,帮助减轻焦虑与压力,促进心理健康。

(四)心理支持

关注患者的心理状态,观察其有无焦虑、抑郁等情绪表现。通过主动交流,提供情感支持,帮助患者表达内心感受。必要时,可建议患者进行心理咨询或获取团体支持,增强其应对能力,改善心理健康。

(五)教育与指导

对患者及其家属进行心肌炎相关知识的教育,包括病因、症状、治疗方案及预防措施。

1. 病情认识

帮助患者了解心肌炎的病理生理变化及其对健康的影响。

2. 症状监测

指导患者注意症状的变化,并告知何时应立即就医。

3. 生活指导

向患者强调遵循医嘱、定期复诊的重要性,提高其自我管理能力。

(六)并发症监测

密切关注心肌炎可能导致的并发症,定期评估体液平衡,观察是否出现水肿、呼吸困难、乏力等心力衰竭的表现。监测心律变化,识别可能的心律失常迹象,如心悸、晕厥等,及时报告医生并调整治疗方案。

第四章
常见消化系统疾病的护理

第一节　消化性溃疡

消化性溃疡主要是指在胃和十二指肠出现的慢性溃疡，即胃溃疡和十二指肠溃疡。其产生与多种因素有关联，关键在于胃和十二指肠黏膜的保护因素与侵袭因素失去了平衡。胃酸和胃蛋白酶的侵袭作用有所增强，再加上幽门螺杆菌感染、非甾体抗炎药的运用、不良的饮食习惯及精神心理方面的因素等，使得黏膜的防御功能被削弱。

一、临床表现

（一）症状

1. 疼痛

消化性溃疡的疼痛呈现出慢性、周期性和节律性的特点。其疼痛性质通常为隐痛、钝痛、胀痛或烧灼痛，程度相对轻微，患者一般可忍受。疼痛的部位因溃疡类型而异，胃溃疡多位于剑突下正中或偏左，而十二指肠溃疡则位于上腹部正中或偏右。胃溃疡的疼痛通常在进食后 $0.5 \sim 1$ 小时出现，并持续 $1 \sim 2$ 小时后逐渐缓解。相对而言，十二指肠溃疡的疼痛常在空腹时发作，持续数分钟至数小时，并在进食后缓解。消化性溃疡的疼痛具有一定的周期性，通常在秋末至春初季节发作，且发作期与缓解期交替。胃溃疡的疼痛与进食相关，而十二指肠溃疡则更常见于空腹时或夜间。

2. 消化不良症状

患者常感到上腹部胀满，症状可能为持续性或间歇性，通常在进食后加重，空腹时减轻。频繁嗳气是常见表现，气体通过食管排出，有助于缓解腹胀，但也可能提示消化不良。胃酸反流引发反酸，通常在进食后或弯腰、平卧时发生，表现为胸骨后烧灼感或口腔内酸味，可能伴随胃灼热和胸痛。此外，部分患者可出现恶心和呕吐，呕吐物多为胃内容物，偶尔含胆汁，这可能是溃疡刺激胃黏膜，导致胃蠕动紊乱或幽门痉挛所致。

3. 其他症状

（1）食欲下降：患者可出现食欲下降，食量减少。这可能是由于疼痛、消化不良等症状影响了患者的食欲，也可能是溃疡导致胃肠道功能紊乱，影响了食物的消化和吸收。

（2）体重减轻：长期的消化性溃疡患者可因食欲下降、消化不良等原因出现体重减轻。此外，溃疡引起的出血、穿孔等并发症也可导致患者体重减轻。

（3）贫血：消化性溃疡患者可因长期少量出血而出现贫血症状，如面色苍白、头晕、乏力等。出血量大时可出现黑便、呕血等症状。

（二）体征

1. 一般体征

（1）患者一般情况良好，无明显消瘦、脱水等表现。但在溃疡急性发作期或出现并发症时，患者可出现面色苍白、四肢湿冷、脉搏细速等休克表现。

（2）腹部检查时，上腹部可有轻度压痛，但压痛部位一般与溃疡的部位相符。压痛多为局限性，无反跳痛和肌紧张。

2. 特殊体征

（1）幽门梗阻：当消化性溃疡引起幽门梗阻时，患者可出现上腹部饱满、胃型及蠕动波、振水音等体征。胃型是指因胃内大量潴留物使胃扩张而在上腹部形成的隆起；蠕动波是指胃蠕动时在腹部可见的波浪状起伏；振水音是指在胃内有较多液体潴留时，用听诊器在上腹部可听到的气液撞击声。

（2）穿孔：当消化性溃疡并发穿孔时，患者可出现突发的剧烈腹痛，疼痛呈持续性，迅速蔓延至全腹。腹部检查时，可出现压痛、反跳痛和肌紧张等腹膜炎体征，肝浊音界缩小或消失，肠鸣音减弱或消失。

（3）出血：消化性溃疡患者出现出血时，可表现为黑便、呕血等症状。出血量较大时，患者可出现面色苍白、心率加快、血压下降等休克表现。

二、护理评估

1. 病史收集

在进行护理评估时，首先要详细询问患者的病史，包括溃疡的发生时间、症状、病程及与症状相关的各种因素。需要了解患者有无腹痛、烧灼感、恶心、呕吐等表现，疼痛的性质、频率和强度。同时，关注患者的饮食习惯，包括辛辣、油腻食物的摄入，以及有无使用非甾体抗炎药或抗生素的情况。此外，询问患者有无家族史，特别是消化性溃疡、胃癌等相关疾病的家族史，因为遗传因素可能在一定程度上影响疾病的发生。

2. 症状评估

对患者的具体症状进行全面评估，询问腹痛的性质（如锐痛、钝痛）和位置（上腹部或其他部位）。记录疼痛的强度（轻度、中度、重度）及持续时间。特别注意患者有无与进食相关的症状变化，如进食后疼痛是否减轻或加重。此外，还应评估患者是否出现食欲下降、恶心、呕吐等消化道症状，了解其影响日常生活的程度，评估可能的心理影响。

3. 体格检查

进行全面的体格检查，特别是腹部检查。注意观察腹部有无压痛、反跳痛、肌肉紧张或腹胀的表现。评估患者的体重变化，判断是否因症状而出现食欲下降或进食困难。必要时进行腹部超声或其他影像学检查，以排除其他相关疾病。还应检查其他系统，如观察有无贫血、黄疸等全身表现。

4. 生命体征监测

定期监测生命体征，包括体温、脉搏、呼吸频率和血压。观察有无感染或出血的迹象，如发热、脉搏增快、血压下降等。在监测过程中，要特别关注患者有无急性腹痛、呕血或黑便等突发症状，以便及时进行处理。

5. 营养状态评估

评估患者的营养状况是护理评估的重要部分。关注其饮食摄入、体重变化及营养不良的迹象。由于消化性溃疡患者常因为疼痛而减少进食，因此需要制订合理的饮食计划。建议患者选择易消化、低刺激的食物，如清淡流质、蒸煮的蔬菜和米饭等，以减少对胃黏膜的刺激。同时，鼓励患者少食多餐，以缓解饥饿带来的不适。

6. 心理状态评估

了解患者的心理状态对护理工作至关重要。通过交流，关注患者对疾病的理解、情绪反应及应对方式。许多患者可能会因为疾病产生焦虑、抑郁等负面情绪，提供必要的心理支持，帮助患者缓解焦虑与压力，鼓励其表达对疾病和治疗的疑虑。同时，可以为患者提供心理疏导和教育，帮助其认识疾病，增强其应对能力。

7. 并发症监测

密切观察可能的并发症，如胃出血、穿孔等，注意任何突发症状，如呕血、黑便或剧烈腹痛。早期发现并发症对患者的预后至关重要，应及时上报医生以便进一步处理。在监测过程中，应注意患者有无新出现的症状，以便及时调整护理措施。

8. 患者教育

制订个性化护理计划，并进行健康教育，告知患者消化性溃疡的病因、症状、治疗方案及预防措施。教育患者如何调整饮食和生活方式，以降低复发风险。强调避免刺激性食物、戒烟、限制酒精摄入和遵循医嘱服用药物的重要性。同时，指导患者在出现新症状时及时就医，增强其自我管理意识。

三、护理诊断

（1）急性腹痛感知障碍：与胃酸对溃疡部位的刺激及胃肠道功能异常有关。

（2）营养失调，低于机体需要量：与饮食摄入减少、食欲下降及消化不良有关。

（3）消化道出血风险：与溃疡破裂或侵犯大血管有关。

（4）心理-社会适应障碍：与对疾病预后的焦虑、疼痛管理的恐惧以及生活质量下降有关。

（5）液体和电解质紊乱风险：与呕吐、出血或饮食摄入不足有关。

四、护理措施

1. 饮食管理

为患者制订个性化饮食计划，选择易消化、低刺激性的食物，如米汤、清蒸鱼和燕麦。采用少量多餐的方式，每天进餐 4～6 次，避免一餐过饱，减轻胃酸分泌的压力。建议患者减少油腻食物、辛辣食品和咖啡因摄入，必要时使用营养补充剂，以确保维生素和矿物质的充分摄入，促进身体恢复。注意观察患者在进食后的反应，记录任何不适症状，以便及时调整饮食方案。

2. 药物管理

患者需严格遵循医嘱，按时服用抗酸药、质子泵抑制剂和胃黏膜保护剂等药物，定期

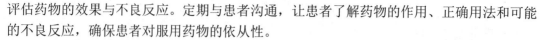

评估药物的效果与不良反应。定期与患者沟通，让患者了解药物的作用、正确用法和可能的不良反应，确保患者对服用药物的依从性。

3. 心理健康支持

消化性溃疡常伴随心理压力，提供情感支持十分重要。倾听患者的情绪与困扰，帮助其减轻焦虑与压力。定期进行心理评估，必要时推荐心理咨询或治疗。教患者有效的应对技巧与放松训练，如深呼吸、冥想等，帮助患者更好地管理日常生活中的压力，增强心理韧性。

4. 生活方式优化

教育患者养成良好的生活习惯，戒烟、戒酒，以避免加重病情。鼓励患者进行适度锻炼，如散步、练瑜伽或做轻度有氧运动，以增强体质、促进消化和改善心理状态。强调规律作息的重要性，鼓励患者保持良好的睡眠质量，减少熬夜，避免过度疲劳。

5. 定期监测

定期监测患者的生命体征和病情变化，注意观察腹痛、恶心、呕吐等症状，及时发现并处理异常情况。记录护理措施的有效性与安全性，并保持与医生的沟通，确保治疗方案的及时调整。必要时进行影像学检查或内镜检查，以评估溃疡愈合情况，确保患者的健康安全。

第二节　胃癌

胃癌是起源于胃黏膜上皮的一种恶性肿瘤。其形成是一个涵盖多因素、历经多步骤的繁杂进程，牵涉幽门螺杆菌感染、遗传因素、环境因素、不良的饮食习惯等。在胃癌早期阶段，患者症状通常并不显著，随着病情的逐步发展，会出现上腹部疼痛、食欲下降、消瘦、乏力、恶心、呕吐、呕血、黑便等一系列症状。胃镜检查联合病理活检被视为诊断胃癌的金标准。胃癌能够侵犯胃壁的深层组织，并且能够向周边的淋巴结及远处的器官转移，严重影响患者的生命健康。早期发现、早期诊断及早期治疗对于提升胃癌患者的生存率具有至关重要的作用。

一、临床表现

胃癌是一种常见的消化系统恶性肿瘤，其临床表现具有多样性，主要取决于肿瘤的部位、大小、病理类型，以及患者的个体差异等因素。

（一）症状

1. 上腹部疼痛

疼痛的类型可为隐痛、胀痛、刺痛或者烧灼痛等，其程度各不相同。早期胃癌的疼痛通常不显著，或者仅有轻微的上腹部不适感；随着病情发展，疼痛日益加重，可为持续性，并且难以缓解。疼痛多处于上腹部，可能偏左或者偏右。倘若肿瘤侵犯胰腺、腹膜后神经等组织，疼痛会向背部放射。部分患者的疼痛与饮食存在关联，如进食后疼痛加剧或者减轻。胃溃疡型胃癌患者的疼痛具有一定的节律性，与胃溃疡类似，但疼痛更为强烈，而且抗酸治疗的效果不好。

2. 恶心、呕吐

多呈持续性或间歇性发作，进食后可能加重。恶心可能是由肿瘤所致的胃排空障碍、胃黏膜受刺激或者颅内压增高等导致。呕吐物可以是胃内容物、胆汁或者血液等。呕吐的原因可能是肿瘤阻塞胃出口、胃动力紊乱或者颅内压增高等。若呕吐物中含有血液，表明可能存在肿瘤出血或溃疡。

3. 吞咽困难

如果肿瘤位于胃的贲门部，可引起食管下段狭窄，导致吞咽困难。吞咽困难多呈进行性加重，起初患者可能仅感到吞咽时有异物感或梗阻感，随着病情的进展，吞咽困难逐渐加重，甚至无法吞咽固体食物。吞咽困难还可伴有胸骨后疼痛、反流等症状。反流是指胃内容物反流至食管或口腔，可伴有酸味或苦味。

（二）体征

1. 上腹部肿块

部分患者可在上腹部触及肿块，肿块多为质硬、固定、不规则的肿物。肿块的大小和位置与肿瘤的部位、大小及生长方式有关。肿块的出现提示肿瘤可能已经较大或已侵犯周围组织，但并非所有胃癌患者都能触及肿块，尤其是早期胃癌患者。

2. 淋巴结肿大

胃癌患者可出现左锁骨上淋巴结肿大，称为 Virchow 淋巴结，是胃癌转移的重要标志之一，肿大的淋巴结多为无痛性、质地硬、固定的肿物。此外，患者还可出现其他部位的淋巴结肿大，如腋窝淋巴结、腹股沟淋巴结等，这可能是肿瘤转移或全身免疫反应等原因引起的。

二、护理评估

（一）健康史评估

1. 既往史

详细了解患者的既往史，特别是与胃部疾病相关的历史，如胃溃疡、慢性胃炎及家族中有无胃癌史。这些信息对于评估患者的风险因素及病情进展至关重要，因为已知的胃部疾病往往与胃癌的发展存在显著关联，能够帮助临床医生制订个性化的治疗计划。

2. 饮食习惯

询问患者的饮食习惯，包括日常饮食的类型、偏好的食物、是否吸烟或饮酒等，这些因素可能直接影响胃健康，某些饮食习惯，如高盐、高脂肪食物的摄入，或是吸烟与饮酒，可能增加患胃癌的风险。此外，了解患者的饮食习惯也为后续的营养干预提供重要依据。

3. 体重变化

关注患者的体重变化，尤其是近期体重有无显著减轻。体重快速减轻可能是胃癌的一个重要症状，提示需进行进一步病情评估。体重的显著变化通常与患者的食欲、营养摄入及身体健康状态密切相关，及时识别这一变化有助于优化护理干预。

（二）身体状况评估

1. 生命体征

定期监测生命体征，包括体温、脉搏、呼吸频率和血压，这些指标能够反映患者的整体健康状况，尤其是在治疗后的恢复阶段。监测生命体征的变化不仅能够帮助识别潜在的并发症，还能为临床决策提供必要的信息支持。

2. 腹部检查

进行详细的腹部检查，观察腹部形态并进行触诊。关注压痛、肿块等异常情况，这可能提示肿瘤的存在或相关并发症。腹部检查有助于评估病情的严重程度，为后续的治疗和干预措施提供依据。

3. 营养状态

评估患者的营养状况，包括饮食摄入及是否存在吞咽困难、食欲下降等问题。营养不良可能显著影响治疗效果及患者的恢复速度，因此需要密切关注患者的饮食习惯及营养摄入情况，以便及时调整护理策略，确保患者在治疗过程中维持良好的营养状态。

（三）心理-社会状况评估

1. 心理状态

观察患者的情绪和心理状态，了解其对疾病的认知与反应。焦虑、抑郁等负面情绪可能影响患者的治疗配合度及康复效果，因此，心理评估应作为整体护理评估的重要组成部分，帮助识别需要心理支持的患者。

2. 社会支持

评估患者的社会支持系统，包括家庭支持、朋友及社区资源等。良好的社会支持能够帮助患者应对疾病带来的挑战，提高生活质量。有效的社会支持不仅能够增强患者的心理韧性，还有助于促进其积极参与治疗过程，提升整体康复效果。

三、护理诊断

（1）吞咽困难感知障碍：与肿瘤压迫食管、胃腔狭窄或功能障碍有关。

（2）营养失调，低于机体需要量：与食欲下降、恶心、呕吐及消化不良有关。

（3）疼痛管理不足：与肿瘤生长引起的局部压迫和神经侵犯有关。

（4）焦虑与恐惧情绪：与疾病诊断、治疗的不确定性及预后相关。

四、护理措施

（一）病情观察与评估

1. 生命体征监测

密切观察患者的体温、脉搏、呼吸、血压等生命体征，及时发现异常变化，如出现发热可能提示感染，血压下降、心率加快可能提示出血或休克等情况。观察患者的意识状态、面色、皮肤温度和湿度等，评估患者的整体状况。

2. 症状观察

（1）腹痛：评估腹痛的性质、部位、程度、发作频率和持续时间。观察疼痛是否与饮

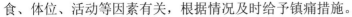

食、体位、活动等因素有关，根据情况及时给予镇痛措施。

（2）恶心、呕吐：观察呕吐的频率、量、性质，注意有无咖啡色液体或鲜血。记录患者的出入量，防止脱水和电解质紊乱。

（3）呕血和黑便：观察呕血和黑便的颜色、量，判断出血的程度。如有大量出血，应立即通知医生并采取相应的急救措施。

（4）吞咽困难：评估患者吞咽困难的程度，了解是否影响进食和营养摄入。必要时给予鼻饲或胃肠造瘘等营养支持。

3. 并发症观察

（1）出血：观察患者的生命体征、面色、尿量等，注意有无头晕、心慌、冷汗等休克表现。定期检查血常规，了解血红蛋白和红细胞计数的变化。

（2）感染：观察患者的体温、白细胞计数、局部伤口情况等，注意有无发热、咳嗽、咳痰、切口红肿热痛等感染迹象。

（3）吻合口瘘：观察患者的腹痛、腹胀、发热以及腹腔引流液的性质和量等，如出现异常应及时报告医生。

（4）肠梗阻：观察患者的腹痛，呕吐，腹胀，停止排气、排便等症状，腹部 X 线检查可协助诊断。

（二）营养支持

1. 饮食指导

（1）术前：根据患者的病情和营养状况，给予高热量、高蛋白、高维生素、易消化的饮食。避免食用辛辣、刺激性食物，戒烟酒。对于有梗阻症状的患者，可给予流质或半流质饮食，必要时禁食并给予胃肠减压。

（2）术后：根据患者的恢复情况，逐渐过渡到正常饮食。术后早期以清流质饮食为主，如米汤、果汁等，逐渐增加饮食的稠度和量。避免食用产气食物，如豆类、甜食等，防止腹胀。饮食应少量多餐，细嚼慢咽，避免暴饮暴食。

（3）化学治疗期间：给予清淡、易消化的饮食，避免油腻、辛辣、刺激性食物。增加蛋白质和维生素的摄入，如瘦肉、鱼类、蛋类、新鲜蔬菜和水果等。鼓励患者多饮水，促进药物代谢和毒素排出。

2. 营养支持方式

（1）肠内营养：对于不能经口进食或进食不足的患者，可给予鼻饲或胃肠造瘘进行肠内营养支持。选择合适的肠内营养制剂，根据患者的耐受情况调整输注速度和量。

（2）肠外营养：对于严重营养不良或肠内营养不能满足需求的患者，可给予静脉输注营养液进行肠外营养支持。注意监测患者的肝功能、血糖、电解质等指标，防止并发症的发生。

（三）心理护理

1. 心理评估

了解患者的心理状态，包括焦虑、恐惧、抑郁等情绪。使用心理评估工具，如焦虑自评量表、抑郁自评量表等，对患者的心理状况进行量化评估。评估患者的应对方式，了解

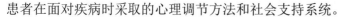

患者在面对疾病时采取的心理调节方法和社会支持系统。

2. 心理支持

关心、安慰患者，倾听其诉说，给予心理支持和鼓励。向患者解释疾病的发生、发展和治疗过程，增强其对治疗的信心。指导患者采用放松技巧，如深呼吸、冥想、渐进性肌肉松弛等，缓解紧张、焦虑情绪。鼓励患者参加社交活动，与家人、朋友交流，分散注意力，减轻心理压力。提供心理辅导和心理咨询服务，必要时请心理医生进行干预。

（四）疼痛管理

1. 疼痛评估

运用疼痛评估工具，如数字分级评分法、面部表情评分法等，针对患者的疼痛程度予以评估。了解患者疼痛的性质、部位、发作频率及持续时间等情况。

2. 疼痛缓解措施

指导患者选取舒适体位，如屈膝侧卧位，能够减轻腹部紧张，舒缓疼痛。为患者提供心理支持，分散其注意力，如听音乐、看电视、阅读等。运用热敷、冷敷等物理疗法来缓解疼痛。也可以依据疼痛程度选用恰当的镇痛药物，如非甾体抗炎药、阿片类药物等。遵循三阶梯镇痛原则，按时给药，进行个体化用药。留意观察药物的疗效和患者的不良反应，如恶心、呕吐、便秘、呼吸抑制等。

（五）并发症的预防和护理

1. 出血

密切观察患者的生命体征、面色、尿量等，注意有无头晕、心慌、冷汗等休克表现。定期检查血常规，了解血红蛋白和红细胞计数的变化。教育患者避免食用刺激性药物和食物，如阿司匹林、辛辣食物等；保持大便通畅，避免用力排便。如患者有出血，应立即通知医生采取相应的急救措施，如禁食、输血、止血药物治疗等。

2. 感染

严格执行无菌操作，保持伤口清洁、干燥。定期更换敷料，观察伤口有无红、肿、热、痛等感染迹象。加强口腔护理，保持口腔清洁。鼓励患者深呼吸、咳嗽，协助翻身拍背，防止肺部感染。保持导尿管通畅，定期更换尿袋，防止泌尿系统感染。合理使用抗生素，根据药物敏感试验结果选择敏感的抗生素。

3. 吻合口瘘

观察患者的腹痛、腹胀、发热、腹腔引流液的性质和量等，如出现异常应及时报告医生。保持腹腔引流管通畅，观察引流液的颜色、量和性质。如引流液呈黄绿色或脓性，可能提示吻合口瘘，注意禁食、胃肠减压，给予肠外营养支持。根据病情需要，可进行手术治疗。

4. 肠梗阻

观察患者的腹痛，呕吐，腹胀，停止排气、排便等症状，腹部 X 线检查可协助诊断。注意禁食、胃肠减压，给予肠外营养支持，纠正水、电解质紊乱和酸碱平衡失调。根据病情需要，可进行手术治疗。

（六）健康教育

1. 疾病知识教育

向患者及其家属介绍胃癌的病因、症状、诊断方法和治疗手段等知识，增进患者对疾病的认识。讲解手术、化学治疗、放射治疗等治疗方法的目的、过程和注意事项，让患者及其家属做好心理准备。

2. 饮食指导

指导患者合理饮食，遵循高热量、高蛋白、高维生素、易消化的饮食原则。避免食用辛辣、刺激性食物，戒烟限酒。讲解饮食与胃癌的关系，让患者认识到合理饮食对预防胃癌复发和提高生活质量的重要性。

3. 生活方式指导

鼓励患者适当参加体育锻炼，如散步、打太极拳等，增强体质，提高免疫力。保持良好的生活习惯，规律作息，避免熬夜。注意个人卫生，预防感染。避免接触有害物质，如化学物质、放射性物质等。

4. 定期复查

告知患者定期复查的重要性，根据病情需要，定期进行血常规检查、生化检查、肿瘤标志物检查、胃镜检查等。指导患者观察病情变化，如出现腹痛、恶心、呕吐、呕血、黑便等症状，应及时就医。

第三节　原发性肝癌

原发性肝癌是指源自肝细胞或者肝内胆管上皮细胞的恶性肿瘤。其发病与多种因素紧密相关，主要包括乙型肝炎病毒与丙型肝炎病毒的感染、黄曲霉毒素等化学致癌物质的暴露、长期酗酒、肝硬化等。借助血清甲胎蛋白检测、超声、CT 扫描、磁共振成像等检查方式能够辅助诊断。原发性肝癌的恶性程度颇高，病情进展极为迅速，容易发生肝内转移及远处转移，对患者的生命健康构成了严重威胁。

一、临床表现

原发性肝癌是一种常见的恶性肿瘤，其临床表现具有多样性和复杂性。

（一）症状

1. 肝区疼痛

（1）性质：多为持续性钝痛、刺痛或胀痛。疼痛的产生主要是肿瘤迅速生长，使肝包膜张力增加所致。若肿瘤位于肝右叶顶部并累及膈肌时，疼痛可放射至右肩或右背部。

（2）程度：疼痛程度因人而异，可随着病情的进展逐渐加重。当肿瘤破裂出血或侵犯肝包膜下神经组织时，可引起剧烈腹痛。

2. 消化道症状

（1）食欲下降：是常见的早期症状之一。患者常感到食欲下降、恶心、呕吐等，主要是肿瘤压迫胃肠道、肝功能受损导致消化功能减退及肿瘤分泌的活性物质影响胃肠道功能等因素引起。

（2）腹胀：多为中晚期症状，主要由腹水、胃肠道淤血和肝脾大等原因引起。患者可感到腹部胀满不适，严重时可影响呼吸和活动。

（3）腹泻：部分患者可出现腹泻症状，可能与肿瘤分泌的胃肠道激素样物质、肠道菌群失调或肝功能不全导致胆汁分泌异常等因素有关。

3. 全身症状

（1）乏力、消瘦：是中晚期常见症状。由于肿瘤消耗、食欲下降及肝功能受损导致蛋白质合成减少等原因，患者可出现进行性乏力和消瘦。晚期患者可极度消瘦，呈恶病质状态。

（2）发热：多数为低热，少数可为高热，热型不规则。发热可能与肿瘤组织坏死释放致热原、肿瘤继发感染或机体对肿瘤的免疫反应等有关。

（二）体征

1. 肝大

（1）表现：大多数患者可出现肝大，肝脏质地坚硬，表面不平，可有大小不等的结节或肿块。肝大的程度与肿瘤的大小、部位和病程有关。

（2）触诊：可在右肋缘下或剑突下触及肿大的肝，边缘钝圆，触痛不明显。当肿瘤位于肝右叶顶部时，可在右锁骨中线与肋弓交界处触及肿块。

2. 黄疸

（1）表现：多为中晚期表现，主要由肿瘤压迫或侵犯胆管、肝细胞广泛受损导致胆红素代谢障碍等原因引起。黄疸可呈进行性加重，表现为皮肤和巩膜黄染，尿色加深，大便颜色变浅。

（2）程度：黄疸的程度与肿瘤的部位、大小及肝功能受损的程度有关。部分患者可伴有皮肤瘙痒。

3. 腹水

（1）形成机制：主要由肝硬化门静脉高压、低蛋白血症，以及肿瘤侵犯腹膜等原因引起。腹水可表现为腹部膨隆，移动性浊音阳性。

（2）量的变化：腹水的量可逐渐增多，严重时可影响呼吸和循环功能。患者可出现呼吸困难、心悸、下肢水肿等症状。

二、护理评估

（一）健康史评估

1. 一般资料

（1）年龄、性别：原发性肝癌多见于中老年人，男性多于女性。

（2）职业、生活环境：接触化学物质、放射性物质等可能增加原发性肝癌的患病风险。

（3）家族史：原发性肝癌有一定的家族遗传倾向。

2. 既往史

（1）病毒性肝炎史：乙型肝炎病毒（HBV）和丙型肝炎病毒（HCV）感染是原发性肝癌的主要病因之一。了解患者有无病毒性肝炎史，包括感染时间、治疗情况等。

（2）肝硬化史：肝硬化是原发性肝癌的重要危险因素。了解患者有无肝硬化史，包括病因、病程、治疗情况等。

（3）其他疾病史：了解患者有无其他疾病史，如糖尿病、高脂血症、肥胖等。

3. 生活习惯

（1）饮食习惯：长期食用被黄曲霉毒素污染的食物、酗酒等不良饮食习惯可能增加原发性肝癌的患病风险。

（2）吸烟史：吸烟可能增加原发性肝癌的患病风险。了解患者的吸烟史，包括吸烟时间、吸烟量等。

（3）运动习惯：适当的运动有助于提高身体免疫力，预防原发性肝癌的发生。

（二）身体状况评估

1. 症状评估

（1）肝区疼痛：评估肝区疼痛的性质、程度、发作时间、持续时间以及加重和缓解因素等。

（2）消化道症状：评估患者有无食欲下降、恶心、呕吐、腹胀、腹泻等消化道症状。

（3）全身症状：评估患者有无乏力、消瘦、发热等全身症状。

（4）转移症状：评估患者有无肺转移、骨转移、脑转移等转移症状。

2. 体征评估

（1）生命体征：测量患者的体温、脉搏、呼吸、血压等生命体征，了解患者的整体状况。原发性肝癌患者可能出现发热、脉搏加快、血压下降等生命体征的改变。

（2）肝体征：评估患者肝的大小、质地、边缘、压痛等体征。原发性肝癌患者可能出现肝脏肿大、质地坚硬、边缘不规则、压痛等体征。

（3）黄疸：评估患者有无黄疸，包括皮肤和巩膜黄染的程度、尿色和大便颜色的变化等。

（4）腹水：评估患者有无腹水，包括腹部膨隆的程度、移动性浊音的阳性情况等。

（三）心理-社会状况评估

1. 心理状况评估

（1）焦虑和恐惧：原发性肝癌是一种严重的疾病，患者可能会出现焦虑和恐惧等心理问题。

（2）抑郁：长期患病和治疗可能会导致患者出现抑郁等心理问题。

（3）应对方式：评估患者的应对方式，了解其在面对疾病时采取的心理调节方法和社会支持系统。

2. 社会状况评估

（1）家庭支持：评估患者的家庭支持情况，包括家庭成员对患者的关心、照顾和经济支持等。

（2）社会支持：评估患者的社会支持情况，包括朋友、同事、社区等对患者的关心和支持。

（3）工作和生活状况：评估患者的工作和生活状况，了解疾病对患者的工作和生活的影响。

三、护理诊断

（1）疼痛：与肿瘤生长导致肝包膜张力增加，或放射治疗、化学治疗后不适，手术等有关。

（2）营养失调，低于机体需要量：与食欲下降、腹泻及肿瘤导致的代谢异常和消耗有关。

（3）潜在并发症：如肝性脑病、上消化道出血、肿瘤破裂出血、感染等。

（4）恐惧与担忧：与疾病预后和生存期有关。

四、护理措施

（一）病情观察与评估

1. 生命体征监测

密切观察患者的体温、脉搏、呼吸、血压等生命体征，及时发现异常变化。如出现发热，可能提示感染或肿瘤坏死；脉搏加快、血压下降可能提示出血或休克等严重情况。观察患者的意识状态、面色、皮肤温度和湿度等，评估患者的整体状况。

2. 症状观察

（1）肝区疼痛：评估疼痛的性质、程度、发作频率和持续时间。观察疼痛是否加重或缓解，以及是否伴有恶心、呕吐等其他症状。根据疼痛程度给予相应的镇痛措施，如药物止痛、心理疏导等。

（2）消化道症状：观察患者有无食欲下降、恶心、呕吐、腹胀、腹泻等消化道症状。记录患者的饮食情况，给予清淡、易消化的饮食，必要时给予营养支持。

（3）全身症状：观察患者有无乏力、消瘦、发热等全身症状。注意休息，保持充足的睡眠，适当进行活动，以提高患者身体的免疫力。

（4）转移症状：观察患者有无肺转移、骨转移、脑转移等转移症状。如出现咳嗽、咯血、胸痛、骨痛、头痛、呕吐等症状，应及时报告医生并采取相应的治疗措施。

3. 并发症观察

（1）出血：密切观察患者有无鼻出血、牙龈出血、皮下出血、呕血、黑便等出血症状。观察患者的血常规、凝血功能等指标，及时发现出血倾向。如有出血，应立即采取止血措施，如压迫止血、药物止血等。

（2）肝性脑病：观察患者的意识状态、行为举止、智力水平等，及时发现肝性脑病的早期症状。如出现性格改变、行为异常、意识模糊等症状，应立即报告医生并采取相应的治疗措施。限制蛋白质的摄入，保持大便通畅，避免使用对肝脏有损害的药物。

（3）感染：观察患者有无发热、寒战、咳嗽、咳痰等感染症状。定期检查血常规、C反应蛋白等感染指标，及时发现感染的发生。加强皮肤护理，保持口腔清洁，避免交叉感染。如有感染，应及时给予抗感染治疗。

（二）休息与活动管理

1. 休息

患者应保证充足的休息，避免过度劳累。休息可以减轻肝的负担，有利于肝细胞的修复和再生。根据患者的病情和身体状况，为患者提供舒适的休息环境。保持病房安静、整洁、通风良好，温度和湿度适宜。

2.活动指导

在病情稳定后，患者可以适当进行活动，但应避免剧烈运动和重体力劳动。活动可以促进血液循环，增强体质，提高身体免疫力。根据患者的身体状况和兴趣爱好，为患者制订个性化的活动计划，如散步、打太极拳、练瑜伽等有氧运动，以及手工制作、阅读等娱乐活动。

（三）饮食护理

1.营养支持

患者应采用高热量、高蛋白、高维生素、低脂肪的饮食，以满足机体的营养需求。蛋白质的摄入量应根据患者的肝功能和氮平衡情况进行调整，避免摄入过多蛋白质加重肝脏负担。可以选择瘦肉、鱼类、蛋类、豆类等优质蛋白质食物，以及新鲜蔬菜、水果等富含维生素的食物。避免食用辛辣、油腻、有刺激性的食物，戒烟酒。

2.饮食限制

限制钠盐的摄入，避免食用高盐食物，如咸菜、咸鱼、咸肉等。避免粗糙食物，如油炸食品、坚果、辣椒等。这些食物容易导致食管胃底静脉曲张破裂，引起出血。控制饮食量和速度，避免暴饮暴食。细嚼慢咽，有助于消化吸收。

（四）心理护理

1.心理评估

了解患者的心理状态，包括焦虑、恐惧、抑郁等情绪。评估患者的心理需求和应对方式，为心理护理提供依据。可以使用心理评估工具，如焦虑自评量表、抑郁自评量表等，对患者的心理状况进行量化评估。

2.心理支持

关心、安慰患者，倾听其诉说，给予心理支持和鼓励。向患者解释疾病的发生、发展和治疗过程，增强其对治疗的信心。指导患者采用放松技巧，如深呼吸、冥想、渐进性肌肉松弛等，缓解紧张、焦虑情绪。鼓励患者参加社交活动，与家人、朋友交流，分散注意力，减轻心理压力。提供心理辅导和心理咨询服务，必要时请心理医生进行干预。

（五）并发症的预防和护理

1.出血的预防和护理

患者应避免剧烈咳嗽、用力排便等增加腹压的动作，以免引起食管胃底静脉曲张破裂出血。密切观察患者有无鼻出血、牙龈出血、皮下出血、呕血、黑便等出血症状。如有出血，应立即采取止血措施，如压迫止血、药物止血等。根据患者的病情和凝血功能情况，给予相应的止血药物和凝血因子。

2.肝性脑病的预防和护理

限制蛋白质的摄入，增加碳水化合物和维生素的摄入。避免食用高蛋白食物，如肉类、蛋类、奶制品等。保持大便通畅，避免便秘。可以给予缓泻剂或开塞露等药物，促进排便。避免使用对肝脏有损害的药物，如镇静剂、麻醉剂等。密切观察患者的意识状态、行为举止、智力水平等，及时发现肝性脑病的早期症状。如有异常，应立即报告医生并采

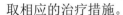

取相应的治疗措施。

3. 感染的预防和护理

加强皮肤护理，保持皮肤清洁、干燥。避免皮肤破损，如有破损应及时处理。保持口腔清洁，定期刷牙、漱口。如有口腔溃疡，应给予相应的治疗。加强病房管理，保持病房清洁、通风。避免交叉感染，严格执行无菌操作。定期检查血常规、C反应蛋白等感染指标，及时发现感染的发生。如有感染，应及时给予抗感染治疗。

（六）健康教育

1. 疾病知识教育

向患者及其家属介绍原发性肝癌的病因、症状、治疗方法和预防措施等知识，提高患者对疾病的认识。

2. 饮食指导

指导患者合理饮食，遵循高热量、高蛋白、高维生素、低脂肪的饮食原则。限制钠盐的摄入，避免食用粗糙、坚硬、有刺激性的食物。

3. 休息与活动指导

指导患者保证充足的休息，避免过度劳累。在病情稳定后，适当进行活动，但应避免剧烈运动和重体力劳动。

4. 用药指导

向患者及其家属介绍治疗原发性肝癌的常用药物，如化学治疗药物、镇痛药物、保肝药物等的作用、用法、用量和不良反应。指导患者按时服药，避免自行增减药量或停药。

5. 定期复查

告知患者定期复查的重要性，根据病情需要，定期进行血常规检查、肝功能检查、凝血功能检查、腹部超声、CT扫描等检查。指导患者观察病情变化，如出现腹痛、腹胀、呕血、黑便等症状，应及时就医。

第四节　急性胰腺炎

急性胰腺炎是由多种病因导致胰酶在胰腺内部被激活，进而引发胰腺组织自身消化、水肿、出血甚至坏死的炎症性疾病。常见的病因包括胆石症、高脂血症、大量饮酒、暴饮暴食等。在胰酶被激活以后，会释放出炎性介质，从而引发胰腺局部的炎症反应，严重者可导致全身炎症反应综合征。其临床表现主要是急性的上腹部疼痛，这种疼痛往往剧烈，通常会向背部放射，同时伴有恶心、呕吐、发热等症状。通过实验室检查能够发现血清淀粉酶、脂肪酶升高。急性胰腺炎的病情轻重程度有所不同，病情较轻者大多能够自行痊愈，病情严重者则可能出现胰腺脓肿、假性囊肿、多器官功能衰竭等严重的并发症，从而危及生命。

一、临床表现

1. 症状

（1）腹痛：是急性胰腺炎最突出的症状，通常是突然发生的，非常剧烈，并且是持续

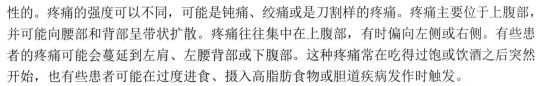

性的。疼痛的强度可以不同，可能是钝痛、绞痛或是刀割样的疼痛。疼痛主要位于上腹部，并可能向腰部和背部呈带状扩散。疼痛往往集中在上腹部，有时偏向左侧或右侧。有些患者的疼痛可能会蔓延到左肩、左腰背部或下腹部。这种疼痛常在吃得过饱或饮酒之后突然开始，也有些患者可能在过度进食、摄入高脂肪食物或胆道疾病发作时触发。

（2）恶心、呕吐：是急性胰腺炎的常见症状，许多患者在感到腹痛后不久就会出现这些不适。呕吐的内容物通常来自胃部，有时候可能包含胆汁。值得注意的是，呕吐之后腹痛通常并不会因此而减轻。如果呕吐过于频繁，还可能导致脱水和电解质紊乱。

（3）发热：一般情况下，多数患者在发病初期可出现中度发热，体温一般在38℃左右。如果合并感染，体温可升高至39℃以上，甚至出现高热寒战。发热持续时间和程度与胰腺炎的严重程度有关。轻症胰腺炎患者发热一般在3～5天内逐渐消退；重症胰腺炎患者发热可持续较长时间，且不易控制。

（4）腹胀：由于胰腺炎症刺激胃肠道，导致肠麻痹，肠蠕动减弱，气体在肠道内积聚，从而引起腹胀。腹胀程度可因病情轻重程度不同而异。轻症患者腹胀相对较轻，重症患者腹胀明显，甚至可出现全腹膨隆。腹胀可进一步加重呼吸困难和腹痛症状。

2.体征

（1）一般体征：患者会出现体温升高、心跳加速和呼吸急促的症状，血压可能保持在正常水平或者有所下降。在病情严重的情况下，患者可能会表现出休克的迹象，包括血压降低、脉搏微弱而快速及四肢湿冷。为了缓解腹痛，患者通常会选择弯曲腰部、膝盖并侧卧的姿势。

（2）腹部体征：在上腹部，尤其是剑突下方或稍微偏向左侧或右侧的地方，会感觉到明显的压痛。这种压痛的程度与疾病的严重程度相关联；轻症患者的压痛可能较轻，而严重患者则可能非常显著，并可能伴随有反跳痛和肌肉紧张。患者的腹部可能会膨胀，肠鸣音可能会减弱或完全消失。更严重者，整个腹部可能会膨隆，腹壁会变得僵硬，呈现出所谓的"板状腹"现象。如果腹腔内积聚了大量液体，则可能会出现移动性浊音的阳性反应。此外，有的患者可能会出现皮肤和巩膜黄染的症状。

二、护理评估

（一）健康史评估

1.发病诱因

详细询问患者有无相关疾病史，如胆结石、长期酗酒、慢性胰腺炎、高脂血症等，了解这些病因是否与此次急性发作相关。询问有无暴饮暴食、高脂肪饮食，尤其是高脂食物的摄入，了解饮食习惯是否为急性发作的诱因。了解近期有无外科手术史，如胆囊切除术、内镜逆行胰胆管造影术（ERCP）等，这些操作有可能引发急性胰腺炎。

2.生活习惯

询问患者有无长期饮酒史，尤其是酗酒者，了解是否与酒精诱发胰腺炎有关。评估饮食习惯，是否存在长期高脂、高蛋白饮食或暴饮暴食的情况，这些因素都可能引发胰腺炎。吸烟情况也应被纳入评估，因为吸烟与胰腺炎的发生存在关联。

3. 药物使用史

询问近期药物使用情况，尤其是有无使用可能导致急性胰腺炎的药物（如糖皮质激素、噻嗪类利尿剂等），了解是否存在药物诱发的可能性。

（二）身体状况评估

1. 症状评估

（1）腹痛：评估患者的腹痛性质、部位、强度及发作持续时间。急性胰腺炎的典型症状是剧烈的上腹部或左上腹疼痛，通常呈带状扩散至背部，患者常感到疼痛无法缓解。

（2）恶心、呕吐：急性胰腺炎常伴随恶心、呕吐，呕吐后腹痛无法缓解。记录呕吐的频率及性质，以帮助判断病情严重程度。

（3）腹胀：评估有无腹胀或肠鸣音减弱等肠麻痹的表现，判断胰腺炎是否已影响肠道功能。

（4）发热：是急性胰腺炎常见的伴随症状，体温的升高可能提示胰腺炎症扩展或并发感染。记录体温变化，评估发热的程度及持续时间。

2. 体征评估

（1）生命体征：定期监测患者的体温、脉搏、呼吸、血压等生命体征。急性胰腺炎患者常伴有心率加快、血压下降，严重者可能会出现休克状态。

（2）腹部体征：触诊右上腹及上腹部，重点评估有无压痛、反跳痛和肌紧张等腹膜刺激征。上腹部或左上腹压痛提示胰腺炎症反应，反跳痛和肌紧张提示炎症可能扩展至腹膜。听诊肠鸣音，判断有无肠麻痹，肠鸣音减弱或消失是胰腺炎对消化道影响的表现。

（3）皮肤体征：观察有无"格雷-特纳征"（腰部皮肤蓝紫色斑）或皮肤瘀斑，这些征象提示胰腺坏死或出血。

3. 排泄情况评估

（1）尿量和尿色：急性胰腺炎可能影响肾功能，评估尿量和尿色有助于早期发现急性肾功能损伤。少尿或无尿提示肾功能不全需及时干预。

（2）大便情况：评估大便的颜色和性状，胰腺炎患者可能出现脂肪泻或油性大便，这表明胰腺外分泌功能受损。

（三）心理-社会状况评估

1. 心理状态

急性胰腺炎发作剧烈且病程变化较快，患者常感到焦虑、恐惧甚至抑郁。评估患者对疼痛及病情的不确定性是否产生焦虑情绪，帮助提供必要的心理支持。了解患者对疾病的认识及心理承受能力，部分患者对急性发作感到无助，需要及时的情感疏导。

2. 家庭与社会支持

了解患者的家庭支持情况，尤其是在住院期间有无家属或朋友陪伴和协助照顾。家庭支持对病情恢复和情绪稳定至关重要。评估患者的经济状况，了解患者能否负担住院及治疗费用，以便在护理计划中提供额外的社会支持和经济指导相关信息。

三、护理诊断

（1）疼痛管理不足：与胰腺炎引起的腹部剧烈疼痛有关。

（2）营养失调，低于机体需要量：与胰腺功能受损及消化吸收能力下降有关。

（3）水、电解质紊乱：与呕吐、腹泻及腹腔内渗出液增加有关。

（4）感染风险增加：与胰腺炎可能引起的继发感染有关。

（5）焦虑与恐惧情绪：与疾病的急性发作及不确定性有关。

（6）潜在并发症：如胰腺假性囊肿、感染性胰腺坏死等。

四、护理措施

（一）病情观察与评估

1. 生命体征监测

密切观察患者的体温、脉搏、呼吸、血压等生命体征，每小时记录 1 次。注意体温变化，判断有无发热及发热的程度；观察脉搏的频率、节律和强弱，评估有无心率加快或心律失常；监测呼吸的频率、深度和节律，注意有无呼吸困难；定时测量血压，观察血压的变化趋势，判断有无低血压或休克发生。观察患者的意识状态、面色、皮肤温度和湿度等，评估患者的整体状况。意识状态的改变可能提示病情加重或出现并发症，如休克、胰性脑病等；面色苍白、皮肤湿冷可能提示有效循环血量不足。

2. 症状观察

（1）腹痛：评估腹痛的性质、部位、程度、发作频率和持续时间。观察腹痛是否加重或缓解，以及是否伴有恶心、呕吐、腹胀等其他症状。腹痛是急性胰腺炎的主要症状，疼痛的程度可反映病情的严重程度。

（2）恶心、呕吐：观察恶心、呕吐的频率、程度和呕吐物的性质。频繁呕吐可导致脱水和电解质紊乱，应注意观察患者的出入量和电解质水平。

（3）发热：监测体温变化，每小时测量 1 次体温。观察发热的类型和伴随症状，如寒战等。发热可能是胰腺炎症本身或继发感染引起，应及时查找原因并给予相应的处理。

（4）腹胀：评估腹胀的程度和对呼吸、循环功能的影响。腹胀可导致呼吸困难、下腔静脉回流受阻等，加重病情。应注意观察患者的呼吸频率、深度和节律，以及下肢水肿等情况。

（5）黄疸：观察患者皮肤和巩膜有无黄染，评估黄疸的程度和进展情况。黄疸可能是胆源性胰腺炎引起的胆管梗阻所致，应及时进行相关检查，明确病因并给予相应的治疗。

3. 实验室检查和影像学检查结果观察

定期复查血常规、血生化、凝血功能、血清淀粉酶和脂肪酶等实验室检查指标，观察指标的变化趋势，评估病情的严重程度和治疗效果。例如，白细胞计数、中性粒细胞比例增加，C 反应蛋白升高可能提示炎症反应加重；血清淀粉酶和脂肪酶升高的程度和持续时间可反映胰腺损伤的程度。关注腹部超声、CT 扫描等影像学检查结果，观察胰腺的形态、结构、坏死程度及周围组织的情况。影像学检查可以帮助判断病情的严重程度、有无并发症及评估治疗效果。

（二）疼痛护理

1. 休息与体位

患者应绝对卧床休息，以降低机体代谢率，减少胰腺分泌，减轻疼痛。协助患者采取舒适的体位，如弯腰屈膝侧卧位，可缓解腹痛。避免剧烈活动和突然改变体位，以免加重疼痛。保持病房安静、整洁、舒适，为患者创造良好的休息环境。限制探视人员，减少外界刺激，以利于患者休息和恢复。

2. 疼痛缓解措施

遵医嘱给予解痉镇痛药物，如阿托品、山莨菪碱、哌替啶等。观察药物的疗效和不良反应，如口干、视物模糊、心动过速、呼吸抑制等。在使用镇痛药物时，应注意掌握用药时机和剂量，避免掩盖病情。可采用非药物镇痛方法，如放松技巧、分散注意力等。指导患者进行深呼吸、冥想、渐进性肌肉松弛等放松训练，以缓解紧张情绪和疼痛。为患者提供书籍、音乐、电视等娱乐设施，分散其注意力，减轻疼痛的主观感受。

（三）营养支持护理

1. 禁食与胃肠减压

急性胰腺炎患者在发病初期应禁食，以减少胰腺分泌，减轻胰腺负担。同时，给予胃肠减压，将胃内的气体和液体引出，减轻胃肠道压力，缓解腹胀和腹痛。密切观察胃肠减压的效果，保持引流管通畅，观察引流液的颜色、量和性质。记录每天的引流量，及时倾倒引流液，防止引流管堵塞和逆行感染。

2. 营养支持方式选择

（1）全胃肠外营养（TPN）：在患者禁食期间，需要通过静脉途径给予营养支持。TPN可以提供足够的蛋白质、脂肪、维生素和矿物质等，满足患者的营养需求。应注意观察静脉穿刺部位有无红肿、疼痛、渗液等，防止静脉炎的发生。定期监测血糖、血脂、肝功能等指标，调整营养液的配方和输注速度。

（2）肠内营养（EN）：当患者病情稳定、肠道功能恢复后，应尽早开始肠内营养。EN可以维持肠道黏膜屏障功能，减少肠道细菌移位，降低感染的风险。选择合适的肠内营养制剂和喂养途径，如鼻胃管、鼻空肠管等。开始时应给予少量、低浓度的营养液，逐渐增加剂量和浓度，观察患者的耐受情况。注意观察患者有无恶心、呕吐、腹胀、腹泻等胃肠道不良反应，及时调整喂养方案。

（四）体液管理

1. 记录出入量

准确记录患者的出入量，包括饮水量、进食量、尿量、呕吐量、胃肠减压引流量、腹腔引流液量等。每小时记录1次尿量，观察尿量的变化趋势，判断有无肾功能损害和有效循环血量不足。根据出入量的情况，调整输液速度和输液量，保持出入量平衡。避免输液过多、过快，加重心脏负担；也避免输液不足，导致有效循环血量不足。

2. 维持水、电解质平衡

定期复查血生化指标，如血钾、血钠、血氯、血钙、血镁等，观察电解质水平的变化。根据电解质检查结果，及时补充相应的电解质，维持水、电解质平衡。对于低钾血症患者，

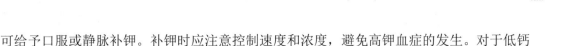

可给予口服或静脉补钾。补钾时应注意控制速度和浓度，避免高钾血症的发生。对于低钙血症患者，可给予静脉注射葡萄糖酸钙等钙剂，纠正低钙血症。

（五）心理护理

1. 心理评估

了解患者的心理状态，包括焦虑、恐惧、抑郁等情绪。评估患者对疾病的认知程度和心理承受能力。与患者进行沟通交流，倾听患者的诉说，了解患者的心理需求和担忧。鼓励患者表达自己的情感，给予患者心理支持和安慰。

2. 心理干预措施

指导患者采用放松技巧，如深呼吸、冥想、渐进性肌肉松弛等，缓解紧张情绪和心理压力。为患者提供心理支持和鼓励，帮助患者树立战胜疾病的信心。鼓励患者家属参与患者的护理过程，给予患者关心、照顾和支持。

（六）并发症的观察与护理

1. 休克

密切观察患者的生命体征，如血压、脉搏、呼吸、尿量等，及时发现休克的早期征象。一旦出现血压下降、心率加快、尿量减少等休克表现，应立即报告医生，并采取相应的急救措施。迅速建立静脉通道，快速补充血容量，纠正休克。根据患者的病情和中心静脉压等指标，调整输液速度和输液量。给予血管活性药物，如多巴胺、去甲肾上腺素等，维持血压稳定。保持呼吸道通畅，给予氧气吸入，改善组织缺氧状态。观察患者的意识状态、皮肤颜色和温度等，评估休克的程度和治疗效果。

2. 感染

加强感染的预防和控制，严格执行无菌操作技术。保持病房清洁、通风，定期进行空气消毒。加强口腔护理和皮肤护理，预防口腔感染和压疮等并发症。密切观察患者的体温变化，定期复查血常规、C反应蛋白等指标，及时发现感染的征象。对于发热患者，应给予物理降温或药物降温，同时查找感染源，给予相应的抗感染治疗。对于胰腺坏死组织继发感染的患者，可能需要进行手术治疗。术前应做好患者的心理护理和术前准备工作，术后密切观察患者的生命体征、伤口情况和引流液的性质、量等，预防术后并发症的发生。

3. 多器官功能障碍综合征

密切观察患者的肺、肾、肝等器官的功能状态，及时发现MODS的早期征象。定期复查血气分析、肝肾功能、凝血功能等指标，评估器官功能的变化。对于出现呼吸功能障碍的患者，应给予氧气吸入，必要时进行机械通气。保持呼吸道通畅，及时清除呼吸道分泌物，预防肺部感染。对于出现肾功能障碍的患者，应严格控制液体入量，避免使用对肾脏有损害的药物。根据患者的尿量和肾功能指标，调整输液速度和输液量。必要时进行血液透析或腹膜透析等肾替代治疗。对于出现肝功能障碍的患者，应给予保肝治疗，注意观察患者的黄疸程度和肝功能指标的变化。避免使用对肝脏有损害的药物，保持大便通畅，减少肠道内毒素的吸收。

（七）健康教育

1. 疾病知识教育

向患者及其家属介绍急性胰腺炎的病因、症状、治疗方法和预后等知识，让患者了解疾病的过程和治疗的必要性。强调饮食控制、戒酒、避免暴饮暴食等对预防急性胰腺炎复发的重要性。指导患者正确认识疾病，树立战胜疾病的信心。鼓励患者积极配合治疗和护理，按时服药，定期复查。

2. 饮食指导

急性胰腺炎患者在出院后应遵循低脂、低蛋白、高维生素、易消化的饮食原则。避免食用高脂肪、高蛋白、辛辣、有刺激性的食物，如油炸食品、肥肉、辣椒等。少食多餐，避免暴饮暴食。戒烟、戒酒，酒精是急性胰腺炎的重要病因之一，戒烟、戒酒可以降低急性胰腺炎的复发风险。

3. 生活方式指导

引导患者科学规划作息时间，防止过度疲倦及精神过度紧绷。适度开展体育活动，强化体质，提升机体的免疫能力。注重个人的卫生状况，维持皮肤的洁净，做好感染的预防工作。

第五节　慢性胰腺炎

慢性胰腺炎是指各类原因导致胰腺组织和功能出现进行性、不可逆性的慢性炎症性疾病。常见的病因包含长期酗酒、胆道疾病、自身免疫性疾病等。其病理特征主要表现为胰腺实质的慢性炎症、纤维化及胰管结石形成、胰管狭窄或者扩张等状况。

一、临床表现

1. 腹痛

慢性胰腺炎最为常见的症状是腹痛，多数表现为持续性疼痛，可能伴有阵发性加重的情况。疼痛的程度存在差异，轻者呈现为轻微疼痛，重者则会是剧烈的疼痛。疼痛一般位于上腹部，能够向腰背部进行放射。腹痛发作的频率因人而异，部分患者呈现为间歇性发作，间隔数月或者数年发作 1 次；而另外一些患者则频繁发作，甚至每天均出现腹痛。

2. 胰腺外分泌功能不全

（1）消化不良：由于胰腺外分泌功能不足，胰液中的消化酶分泌减少，导致患者出现消化不良症状。主要表现为食欲下降、腹胀、恶心、呕吐等。患者进食后，尤其是进食高脂肪、高蛋白食物后，消化不良症状更为明显。

（2）脂肪泻：胰腺外分泌功能不全可导致脂肪消化吸收障碍，患者出现脂肪泻。脂肪泻表现为大便次数增多，粪便量多、色淡、有恶臭味，表面可见油脂状物质。长期脂肪泻可导致患者体重减轻、营养不良等。

3. 胰腺内分泌功能不全

（1）糖尿病：慢性胰腺炎可导致胰腺内分泌功能不全，引起糖尿病。患者血糖升高，需要进行饮食控制、口服降糖药或胰岛素治疗。

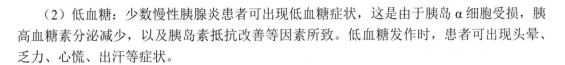

（2）低血糖：少数慢性胰腺炎患者可出现低血糖症状，这是由于胰岛 α 细胞受损，胰高血糖素分泌减少，以及胰岛素抵抗改善等因素所致。低血糖发作时，患者可出现头晕、乏力、心慌、出汗等症状。

二、护理评估

1. 健康史评估

在评估慢性胰腺炎患者的健康史时，首先要详细询问其发病诱因。慢性胰腺炎的常见病因包括长期酗酒、胆道疾病（如胆结石）、遗传性胰腺疾病及高脂血症等。胆道疾病患者则需明确既往有无胆囊炎、胆结石发作史，以及是否接受过相关的手术治疗（如胆囊切除术）。对于既往的急性发作史，评估时需了解患者是否曾多次发生急性胰腺炎发作，发作时的具体表现、疼痛的部位及严重程度、是否伴有发热或消化道症状，并明确发作时有无明确的诱因（如饮酒或摄入高脂食物）。多次急性发作的频率及恢复时间对判断慢性胰腺炎的病程进展和预后具有重要意义。此外，药物使用史同样是评估重点。慢性胰腺炎患者常伴有其他慢性疾病，如高血脂、糖尿病、慢性肝病等，需询问其长期使用的药物类型，尤其是可能影响胰腺功能的药物，如免疫抑制剂、利尿剂或长期使用激素类药物。了解患者的用药依从性、用药频率及用药后可能出现的不良反应。

2. 身体状况评估

在对慢性胰腺炎患者的身体状况进行评估时，首要任务是评估患者的腹痛特点。慢性胰腺炎的典型表现是持续性或反复性上腹部钝痛，疼痛常向背部放射。具体询问患者疼痛的性质、强度和发生频率，尤其要了解疼痛的诱发因素（如进食或饮酒后加剧）和缓解方式（如是否通过禁食或服用镇痛药缓解）。除了腹痛，患者的消化道功能也需详细评估。应询问患者有无食欲下降、恶心、呕吐等消化道症状，并详细了解其排便情况，特别是有无脂肪泻的出现。体重变化是评估患者营养状况的重要指标。慢性胰腺炎患者由于胰酶分泌不足，长期营养吸收不良，常有体重减轻。详细询问患者在过去数月或 1 年内的体重变化，以及有无营养不良的其他体征（如皮肤干燥、毛发稀疏、肌肉消耗等）。在体格检查时，重点放在上腹部的体征评估上。通过触诊了解是否存在上腹部压痛，特别是胰腺区域的压痛和增厚。患者的腹部触诊可能显示胰腺纤维化、胰管狭窄或炎症的表现，如胰腺质地变硬且无移动性肿物，必要时结合影像学检查来进一步确认。此外，患者如果合并胆道梗阻，可能会出现黄疸，因此在检查中应仔细观察患者皮肤和巩膜的颜色变化。黄疸提示胰管或胆管可能存在狭窄或梗阻。

3. 心理-社会状况评估

慢性胰腺炎病程漫长，反复出现的腹痛和消化不良等症状会给患者的心理状态带来极大影响。因此心理状况评估极为重要。首先需明晰患者的情绪状态，尤其要明确是否存在焦虑、抑郁或者情绪波动的情况。另外，慢性胰腺炎对患者的日常生活和社交活动所产生的影响也是护理评估的关键内容。应当询问患者是否因疾病而限制了日常活动，是否感觉体力衰退，或者无法正常参与社交活动与工作。家庭和社会支持系统对于慢性胰腺炎患者的康复意义重大，在评估时应了解患者有无家属或者朋友的照料与支持，家庭成员能否为患者给予必要的协助。同时，还需要了解患者的经济状况，特别是对于需要长期进行药物

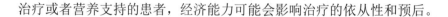

治疗或者营养支持的患者，经济能力可能会影响治疗的依从性和预后。

三、护理诊断

（1）胰腺功能不全：与胰腺长期炎症导致的酶分泌不足有关。

（2）慢性疼痛：与胰腺组织受损、炎症反应及伴随的神经病理性疼痛有关。

（3）营养失调，低于机体需要量：与缺乏胰腺消化酶、脂肪吸收不良及营养摄入不足有关。

（4）糖代谢失调：与胰岛 β 细胞功能下降，胰岛素分泌不足有关。

（5）焦虑与抑郁情绪：与慢性病程、持续性疼痛和生活质量下降有关。

四、护理措施

1. 缓解疼痛的护理

定期评估患者的疼痛部位、性质、强度，以及疼痛的诱发因素和缓解方式，并通过疼痛评分量表监控疼痛变化。根据医嘱给予解痉镇痛药物，如阿托品或山莨菪碱等。对于难以控制的顽固性疼痛，可能需要使用阿片类镇痛药，但应谨慎以防药物依赖。建议患者选择低脂、易消化的饮食，避免摄入油腻、辛辣和刺激性食物，以减少胰腺负担和降低疼痛发作的风险。进食时应采取少量多餐的方式，减轻胃肠负担。

2. 改善营养状况的护理

监测患者的体重、血清蛋白、脂肪代谢和电解质水平，及时发现营养不良的早期迹象，如体重减轻、乏力和皮肤干燥。根据患者的消化状况，提供低脂、高蛋白、高碳水的饮食，尽量减少脂肪摄入以减轻胰腺负担。对于吸收功能严重受损或无法经口进食的患者，考虑给予肠外营养支持。遵循医嘱进行胰酶替代治疗，以改善消化吸收功能并缓解脂肪泻，指导患者在每次进餐时按时服用胰酶，并监测其治疗效果。

3. 维护体液平衡的护理

定期评估患者的尿量、皮肤弹性和口腔黏膜湿润度，以观察是否存在脱水的迹象。对有脂肪泻或频繁呕吐的患者要特别关注，及时识别体液不足的症状。对于有体液不足风险的患者，遵医嘱进行适当的静脉补液，补充因呕吐和腹泻丢失的水分和电解质。建议患者增加液体摄入，鼓励饮用口服补液盐。密切监控血钠、血钾、血钙等电解质水平，预防电解质紊乱，及时发现并纠正异常。

4. 预防并发症的护理

观察患者是否出现胰腺假性囊肿、胰腺钙化、胰腺坏死或糖尿病等并发症的表现，如腹痛突然加重、恶心、呕吐、发热或血糖异常升高等。定期进行影像学检查，如腹部超声、CT 扫描或 MRI，以评估胰腺的形态变化，早期发现假性囊肿或胰管狭窄等问题。对于有糖尿病风险的患者，应定期检测血糖水平。对于确诊患有假性囊肿的患者，遵医嘱进行内引流或手术引流，以防囊肿破裂或感染。

5. 心理护理

与患者保持及时的沟通，倾听其感受，了解其对病情的担忧与焦虑。提供心理支持，帮助患者缓解因反复腹痛和疾病的不确定性而产生的焦虑与恐惧。向患者详细解释慢性胰

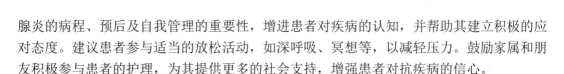

腺炎的病程、预后及自我管理的重要性，增进患者对疾病的认知，并帮助其建立积极的应对态度。建议患者参与适当的放松活动，如深呼吸、冥想等，以减轻压力。鼓励家属和朋友积极参与患者的护理，为其提供更多的社会支持，增强患者对抗疾病的信心。

6. 健康教育

教育患者坚持长期低脂饮食，避免摄入高脂肪、高胆固醇及油腻的食物。建议少食多餐，避免暴饮暴食，以减轻胰腺的负担。指导患者戒烟、戒酒，特别强调饮酒会加重胰腺负担，增加病情恶化的风险，提供戒烟、戒酒的支持和建议。告知患者胰腺炎并发症，如假性囊肿、胰腺钙化和糖尿病等的症状和预防措施，并提醒患者定期进行相关检查，及早发现并发症并及时采取干预措施。向患者详细解释药物治疗的作用和注意事项，尤其是胰酶替代治疗和补充维生素的重要性，确保患者按时服药并监测治疗效果。

7. 活动与休息的护理

根据患者的体力状况，鼓励其进行适当的活动，但应避免过度劳累和剧烈运动。对于长期腹痛和营养不良导致体力下降的患者，需根据其实际情况制订个性化的活动计划。确保患者有充足的休息时间，特别是在病情急性发作期，建议卧床休息，以减轻身体负担。

第六节　慢性胃炎

慢性胃炎是由多种致病因素所引发的胃黏膜慢性炎症。幽门螺杆菌感染、自身免疫因素、十二指肠胃反流、长期服用非甾体抗炎药等诸多因素都能够导致慢性胃炎。该病临床表现缺乏典型特征，患者可能会出现上腹部不适、饱胀、疼痛、食欲下降、嗳气、反酸等症状。胃镜检查及胃黏膜活组织检查是诊断慢性胃炎的主要方式。慢性胃炎的病程较长，容易反复发作，若未能及时进行治疗，有可能发展成为萎缩性胃炎，从而增加胃癌发生的风险。

一、临床表现

1. 腹部不适与疼痛

慢性胃炎患者的主要症状之一是上腹部疼痛或不适，疼痛通常呈持续性钝痛或隐痛，并伴随饱胀感。患者常在餐后 1 ~ 2 小时出现这些症状，在进食油腻、辛辣食物后加重。部分患者在饥饿时也会出现疼痛，这种疼痛可能是胃黏膜长时间受到胃酸侵蚀所致，疼痛的部位集中在上腹部正中或偏左，疼痛的性质多为胀痛、灼痛或闷痛，且疼痛时间、强度无固定模式，病程较长。

2. 消化不良

慢性胃炎患者常有明显的消化不良症状，表现为食欲下降、早饱、恶心、呕吐、反酸和嗳气。早饱是指患者进食少量食物即感到胃部饱胀，这是胃排空延迟和胃动力下降引起的。嗳气和反酸则与胃内容物逆流至食管有关，在平卧时或进食后更为明显。呕吐时，呕吐物中可能含有胃内容物或胆汁，严重时可伴随胃酸反流，导致胸骨后灼热感。

3. 腹胀与嗳气

胃动力减弱导致的食物停滞可能引发腹胀，在进食后症状更为突出。患者常感到胃部

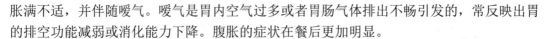

胀满不适，并伴随嗳气。嗳气是胃内空气过多或者胃肠气体排出不畅引发的，常反映出胃的排空功能减弱或消化能力下降。腹胀的症状在餐后更加明显。

4. 反酸与胃灼热

胃酸分泌过多或胃酸反流是慢性胃炎的常见表现之一，患者常感到反酸、胃灼热或胸骨后灼痛感，这些症状在餐后、饮食不当或平卧时加剧，可能伴有胃内容物反流至咽喉的感觉，甚至出现酸味或苦味。反酸和胃灼热的频繁发作与患者胃黏膜屏障功能受损及胃酸反流对食管的刺激有关。

二、护理评估

1. 健康史评估

在护理评估中，应详细询问患者病史，了解其饮食习惯、生活方式、长期用药及既往疾病史。询问患者有无幽门螺杆菌感染史或消化道手术史，这些因素可导致胃黏膜损伤。对长期服用非甾体抗炎药、阿司匹林、糖皮质激素的患者，需评估药物对胃黏膜的刺激作用及用药依从性。还应了解既往急性胃炎发作史及症状处理情况，以评估胃黏膜恢复能力及慢性胃炎的进展情况。

2. 身体状况评估

在评估慢性胃炎患者的身体状况时，首先需了解腹痛的特征。需询问疼痛的部位、性质、频率及是否与进食（辛辣或油腻食物）、饮酒相关。其次，了解消化不良的情况，食欲下降、早饱、反酸、嗳气等症状，尤其是餐后饱胀和嗳气，提示胃排空功能障碍。需询问呕吐史及呕吐物的颜色和性状。体重变化是关键评估点，询问有无体重显著减轻，判断是否存在营养不良的风险。对于合并胃黏膜出血的患者，观察有无黑便或柏油样便，该类症状提示出血。最后，通过触诊评估上腹部压痛或胀气，了解胃部物理状态，判断有无胀满感或胃动力不足。

3. 心理-社会状况评估

慢性胃炎患者的心理状态常受疾病病程长和反复发作的影响，需评估患者是否存在焦虑、抑郁等情绪问题。长期胃部不适、饮食限制和反复治疗可能让患者感到无助，失去控制疾病的信心。评估患者对疾病的认知及应对方式，尤其是病情较重的患者，需提供情感支持和心理疏导。家庭和社会支持对康复至关重要，应了解患者有无家属或朋友的帮助，协助其进行饮食管理并提供情感支持。部分患者因病影响社交和工作，需帮助他们建立相应的应对策略。

三、护理诊断

（1）胃黏膜损伤相关的慢性消化道症状：与胃黏膜长期炎症、胃酸分泌异常及胃黏膜屏障被破坏有关。

（2）营养失调，低于机体需要量：与胃酸分泌减少、胃黏膜损伤导致的消化功能下降及进食受限有关。

（3）胃酸反流相关的不适：与胃动力减弱、胃酸过多及胃内容物反流至食管有关。

（4）胃出血风险增加：与长期胃黏膜炎症、胃酸侵蚀及幽门螺杆菌感染导致的胃黏膜

屏障受损有关。

（5）长期疾病困扰引发的心理应激：与慢性疾病反复发作、生活方式受限及对病情的担忧有关。

（6）知识缺乏：缺乏慢性胃炎的病因、日常管理及并发症预防相关知识。

四、护理措施

1. 缓解胃部不适的护理措施

（1）疼痛监测：定期评估患者腹痛的性质、部位、强度及诱发因素，使用疼痛评分量表监控疼痛变化。注意记录患者在进食、体位变化后有无疼痛加重的表现，特别是油腻、辛辣食物的摄入可能会加重症状。

（2）药物管理：遵医嘱给予保护胃黏膜的药物，如铋剂、H_2受体拮抗剂或质子泵抑制剂，减少胃酸分泌，促进黏膜愈合。教育患者按时服药，特别是在用餐前服用相关药物，防止食物对胃黏膜的刺激。

（3）饮食干预：建议患者进食低脂、温和、易消化的食物，避免食用辛辣、油腻、过酸等刺激性食物。鼓励患者少食多餐，避免过饱，以减轻胃部负担。进食时应避免快速进食和暴饮暴食。

2. 促进营养吸收的护理措施

（1）营养状况评估：定期监测患者的体重、血清蛋白水平、脂肪代谢及维生素吸收情况，观察有无体重减轻、营养不良或维生素缺乏的早期迹象。评估患者进食的种类、食量及频率，及时调整饮食方案。

（2）个性化饮食指导：根据患者的消化能力，给予高营养、易吸收的饮食，强调高蛋白、低脂肪和高纤维食物的摄入。对于胃酸过多的患者，减少酸性食物的摄入，避免进一步刺激胃黏膜。

（3）补充维生素和矿物质：对于长期慢性胃炎导致营养摄入不足的患者，遵医嘱补充维生素 B_{12}、叶酸及铁等营养素，防止因胃酸分泌减少导致的贫血及维生素缺乏。

3. 预防并发症的护理措施

（1）消化道出血的预防：密切观察患者有无呕血、黑便等出血症状，定期进行粪便隐血试验，以早期发现出血迹象。对于有消化道出血风险的患者，严格控制饮食，避免服用会增加出血风险的药物，如非甾体抗炎药。

（2）胃镜随访：定期安排患者进行胃镜检查，评估胃黏膜的损伤程度及有无溃疡或糜烂形成，特别是对于有幽门螺杆菌感染的患者，及时跟进治疗效果，防止并发症的发生。

（3）控制幽门螺杆菌感染：对于确诊幽门螺杆菌感染的患者，遵医嘱进行三联或四联抗幽门螺杆菌治疗，确保疗程完整，并在治疗后进行复查，确保感染清除，避免复发。

4. 心理支持的护理措施

（1）情绪管理：及时与患者沟通，了解其因长期病痛产生的焦虑、抑郁情绪，提供心理疏导。对于情绪不稳的患者，可建议参与放松训练，如深呼吸、冥想等，帮助患者缓解心理压力。

（2）社会支持：鼓励患者的家属和朋友积极参与护理过程，提供情感支持和关怀，帮

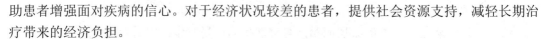

助患者增强面对疾病的信心。对于经济状况较差的患者，提供社会资源支持，减轻长期治疗带来的经济负担。

5. 健康教育与生活方式管理

（1）饮食教育：向患者讲解低脂、易消化饮食的重要性，帮助患者制订合理的膳食计划，避免摄入高脂肪、高胆固醇、辛辣、有刺激性的食物。

（2）生活方式调整：建议患者戒烟、戒酒，强调烟草和酒精对胃黏膜的损伤。提供戒烟戒酒的相关支持，帮助患者养成健康的生活习惯。建议患者适度运动，以增强体质，但需避免过度疲劳。

（3）定期复查：教育患者定期复查，特别是幽门螺杆菌感染患者需随访治疗效果，及时调整治疗方案。告知患者出现剧烈腹痛、呕血、黑便等急性症状时，应立即就医处理。

第七节　食管癌

食管癌是指源自食管黏膜上皮的恶性肿瘤。其产生与多种因素存在关联，如长期吸烟、饮酒，不良的饮食习惯，亚硝胺类化合物摄取过量，遗传因素等。借助食管镜检查及病理活检能够明确诊断。食管癌严重影响患者的进食及营养摄取，预后相对不佳，需要早期发现并积极开展治疗。

一、临床表现

1. 吞咽困难

吞咽困难是食管癌最典型和最早期的症状之一。早期患者可能仅感到在吞咽固体食物时有轻微的梗阻感或异物感，随着病情的发展，症状逐渐加重。吞咽困难的程度会随肿瘤的增长而增加，最终患者可能连流质食物或水都无法顺利吞咽。吞咽困难的加重通常分为3期。

（1）早期：患者在吞咽固体食物时有梗阻感，伴有食物下咽缓慢或停滞的感觉。

（2）中期：吞咽半流质食物时也有明显障碍，患者可能因食物通过受阻而出现胸骨后疼痛。

（3）晚期：即使是流质食物或水也难以下咽，患者常伴有持续的食物反流、呕吐、恶心等症状。

2. 胸骨后疼痛或不适

胸骨后疼痛是食管癌常见的症状之一，通常与吞咽困难同时或之后出现。疼痛的性质多为钝痛或烧灼痛，常在进食时加重。这种疼痛通常是肿瘤压迫或浸润至食管壁或周围组织所致。疼痛的位置大多位于胸骨后或上腹部，且疼痛有时向背部、肩部或下颌部放射。早期患者可能仅感到胸骨后隐痛或压迫感，随着病情进展，疼痛会更加剧烈且持续存在。

3. 食物反流与呕吐

随着食管腔被肿瘤逐渐堵塞，患者常出现食物反流症状，表现为已吞下的食物重新返回口腔。反流的食物通常未被消化，尤其是固体食物或半流质食物。这种反流可能伴随呕吐，患者在进食后数分钟至数小时内出现呕吐，呕吐物可能为胃内容物或食管内容物，常伴有

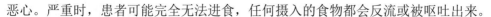

恶心。严重时，患者可能完全无法进食，任何摄入的食物都会反流或被呕吐出来。

4.呼吸困难与胸闷

食管癌晚期患者可能会出现呼吸困难和胸闷的症状，尤其是在肿瘤侵犯气管、支气管或压迫肺部时。此时，患者常感到呼吸费力，伴随持续的胸部压迫感，甚至可能出现呼吸短促、呼吸频率加快等症状。肿瘤侵袭气管时，还可能引发咯血或痰中带血的症状。

二、护理评估

1.健康史评估

评估食管癌患者的健康史时，需询问饮食习惯、生活方式及相关疾病史，重点关注患者长期食用高温、腌制、烟熏食物的情况，以及吸烟、饮酒史，尤其是酒精摄入情况。了解有无食管癌或上消化道癌症的家族史，以评估遗传因素。既往史包括食管炎、食管憩室、食管狭窄，特别是反流性食管炎，这些疾病可能导致食管黏膜长期损伤，增加食管癌风险。还需询问是否接受过手术、放射治疗或抗幽门螺杆菌治疗，以评估对病情的影响。

2.身体状况评估

（1）吞咽困难：是食管癌的早期和典型症状。评估患者在进食固体食物、半流质食物和液体食物时的吞咽困难程度。了解吞咽障碍的出现时间、发展速度及是否伴有胸骨后疼痛或梗阻感。吞咽困难的加重往往提示食管癌的进展，需要密切监测。

（2）体重和营养状况：评估患者的体重变化，特别是有无体重明显减轻的情况。由于吞咽困难和食物摄入减少，患者可能出现营养不良。定期测量体重，观察有无营养不良的表现，如乏力、皮肤干燥、面色苍白等。结合饮食摄入量评估患者的整体营养状况，必要时进行营养支持。

（3）反流与呕吐：评估患者有无食物反流和呕吐的症状，反流物的性质（如是否为未消化的食物）及是否伴有恶心、胸部不适等症状。反流与呕吐可能提示食管肿瘤导致的食管狭窄加重。

（4）疼痛评估：详细评估患者的胸骨后疼痛情况，疼痛的性质（如钝痛、灼痛）、位置、强度及是否与进食相关。疼痛可能提示肿瘤已浸润周围组织或神经，特别是当疼痛向背部或肩部放射时，应警惕肿瘤侵及神经。

（5）声音嘶哑和咳嗽：询问患者有无声音嘶哑、咳嗽等症状，特别是喉返神经受累时可能引发声音嘶哑，而咳嗽则多在进食时加重，提示肿瘤可能已侵犯气管或支气管。

（6）呼吸困难：评估患者有无呼吸困难的症状，特别是肿瘤压迫气管时可能引发呼吸不畅。需监测患者的呼吸频率和呼吸困难的程度，尤其是当患者感觉胸部压迫感明显或伴随咯血时，提示可能存在气道受压或侵犯的情况。

（7）排便与出血：评估患者大便的性状，有无黑便或粪便隐血试验阳性，提示可能存在上消化道出血。询问有无呕血、吐血等表现，需密切关注患者是否存在消化道出血的风险。

3.心理-社会状况评估

（1）情绪状态：由于食管癌是慢性且进展迅速的疾病，患者可能感到焦虑、抑郁或绝望，尤其是在出现吞咽困难和营养不良等症状时。评估患者的情绪波动和心理状态，了解其对疾病的认知程度及对治疗预后的担忧。部分患者可能会因治疗效果不理想或对未来的恐惧而感到沮丧，需提供适当的心理支持。

（2）应对方式：了解患者应对疾病的方式，特别是在面对吞咽困难、体重减轻和疼痛等症状时的反应。评估患者是否具备应对慢性疾病的能力，是否能按照医嘱积极配合治疗和饮食管理，帮助其建立更积极的应对态度。

（3）社会支持系统：评估患者的社会支持状况，包括家属、朋友及社区的关怀和帮助。了解患者在日常生活中是否得到充分的支持，是否需要额外的帮助来应对治疗过程中的困难。家庭的关怀对患者的心理状态和治疗依从性具有积极的影响，护士应帮助患者建立和维持良好的支持网络。

（4）经济状况：了解患者的经济状况是否能够支持长期的治疗和营养补充，特别是需要放射治疗、化学治疗或手术治疗的患者。经济压力可能会影响患者的治疗依从性和生活质量，必要时为患者提供经济援助的相关信息和渠道。

三、护理诊断

（1）吞咽功能障碍：与肿瘤引起的食管狭窄及食管壁浸润有关。

（2）营养失调，低于机体需要量：与吞咽困难、食物摄入减少及反复呕吐有关。

（3）体液不足的风险：与食管梗阻、呕吐及食物摄入量减少有关。

（4）上消化道出血的风险：与肿瘤侵蚀食管壁及血管有关。

（5）呼吸困难的风险：与肿瘤压迫气管或浸润支气管有关。

四、护理措施

1. 缓解吞咽困难的护理措施

（1）饮食干预：根据患者的吞咽功能，调整饮食种类，建议少食多餐，进食软质或流质食物，避免辛辣、油腻及过热的食物，减轻对食管的刺激。对于严重吞咽困难的患者，必要时进行鼻饲或胃管喂养，保证足够的营养摄入。

（2）体位管理：进食时建议患者取坐位或半卧位，进食后保持直立至少30分钟，以防食物反流。鼓励患者进食慢、细嚼慢咽，避免一次进食过量。

（3）吞咽训练：对吞咽功能较差的患者，进行必要的吞咽功能训练，帮助提高吞咽效率，防止食物误吸。

2. 营养支持的护理措施

（1）营养评估与干预：定期监测患者的体重、血清蛋白、血红蛋白等指标，评估营养状况。根据评估结果，制订个性化的营养支持方案。对于无法通过口腔进食的患者，考虑鼻饲、胃造瘘或静脉营养支持。

（2）个性化饮食指导：为患者制订高蛋白、高热量、高维生素的饮食计划，帮助改善营养状态。避免刺激性食物，如酒精、咖啡、辛辣食物等，减少对胃和食管的刺激。

3. 体液平衡的护理措施

（1）液体补充：评估患者的液体摄入情况，对于摄入不足的患者，遵医嘱进行静脉

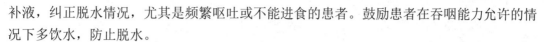

补液，纠正脱水情况，尤其是频繁呕吐或不能进食的患者。鼓励患者在吞咽能力允许的情况下多饮水，防止脱水。

（2）电解质监测：定期监测患者的电解质水平，尤其是钠、钾、氯的变化，及时纠正电解质紊乱。对于长期不能进食或接受鼻饲营养的患者，需加强电解质平衡管理。

4. 预防消化道出血的护理措施

（1）出血监测：密切观察患者有无呕血、黑便、头晕、乏力等消化道出血的表现，定期进行粪便隐血试验及血常规检测，及时发现隐性出血。

（2）药物管理：遵医嘱给予止血药物或保护胃黏膜的药物，如质子泵抑制剂或 H_2 受体拮抗剂，预防胃酸对食管黏膜的侵蚀。对于出现出血的患者，需紧急处理，必要时进行内镜下止血或外科干预。

5. 呼吸功能管理

（1）呼吸道护理：密切观察患者的呼吸情况，特别是在肿瘤压迫气管或支气管时，需警惕呼吸困难的出现。对于出现咳嗽、气促、咳血的患者，需遵医嘱给予止咳或扩张气道药物，并给予氧疗以改善呼吸状态。

（2）体位调整：鼓励患者保持半卧位或坐位，避免平卧，以减少肿瘤对气道的压迫，减轻呼吸困难。对于合并肺部感染的患者，需加强气道清理，防止分泌物积聚。

6. 心理护理

（1）心理疏导：与患者建立良好的沟通，倾听患者对疾病的担忧与焦虑，提供心理支持。向患者解释病情、治疗计划及预后，以帮助患者减少对疾病的恐惧和焦虑。鼓励患者积极面对治疗，增强其战胜疾病的信心。

（2）家庭与社会支持：鼓励患者家属参与护理过程，给予患者更多的关怀和支持。帮助患者获取社会资源支持，特别是对于长期治疗或经济压力较大的患者，帮助寻找适当的援助渠道。

7. 健康教育与自我管理

（1）饮食与生活方式教育：向患者和家属解释饮食管理的重要性，建议少食多餐，避免进食辛辣、油腻及过硬的食物。指导患者戒烟、戒酒，保持健康的生活方式，避免造成食管黏膜的进一步损伤。

（2）治疗依从性教育：帮助患者理解药物治疗、手术或放射治疗和化学治疗的作用与注意事项，特别是术后护理和营养支持的重要性。鼓励患者定期复查，及时了解病情变化，遵从医嘱进行治疗。

（3）并发症预防教育：向患者解释食管癌可能引发的并发症，如消化道出血、呼吸困难等，教会患者如何识别早期症状并及时就医。

第五章
常见内分泌与代谢性疾病的护理

第一节　甲状腺功能亢进症

甲状腺功能亢进症，简称甲亢，是指甲状腺本身产生甲状腺激素过多而引起的以交感神经兴奋性增高和代谢亢进为主要表现的一组临床综合征。甲亢可分为原发性甲亢和继发性甲亢。原发性甲亢较为常见，是指在甲状腺本身病变的基础上甲状腺合成和分泌甲状腺激素过多，导致机体代谢亢进和交感神经兴奋的一种疾病。继发性甲亢较少见，是指由于垂体或下丘脑病变导致促甲状腺激素（TSH）分泌过多，进而引起甲状腺激素分泌过多的一种疾病，如垂体瘤等。其病因包括弥漫性毒性甲状腺肿（Graves病）、结节性毒性甲状腺肿和甲状腺自主高功能腺瘤等。其中，Graves病最常见，是指甲状腺肿大的同时出现功能亢进症状。腺体肿大为弥漫性，两侧对称，常伴有突眼，故又称突眼性甲状腺肿。结节性毒性甲状腺肿是由于甲状腺内结节性病变导致甲状腺激素分泌过多而引起的。甲状腺自主高功能腺瘤少见，多见于老年人，病史多有10余年，腺瘤直径多数大于4cm，腺体内有单个的自主性高功能结节，结节周围的甲状腺呈萎缩改变，患者无突眼。

一、临床表现

女性患者较男性患者多，男女患病比例为1∶4。男性患者虽然少见，但是一般男性患者甲亢较女性严重。原发性甲亢的患者年龄有70%在20～40岁；继发性甲亢和甲状腺自主高功能腺瘤患者一般年龄较大，多在40岁以上。除眼部症状外，其他症状都与甲状腺功能的亢进有关；除基础代谢率增高外，其他方面的症状可能不全存在。

（一）甲状腺表现

原发性甲亢患者的甲状腺常呈对称性、弥散性肿大，一般不引起压迫症状。由于腺体的血管扩张和血流加速，触诊时可有震颤，听诊时可有杂音，在甲状腺上动脉进入甲状腺上极处更为明显。利用放射性碘的测定，估计进入正常甲状腺的血流量每分钟为50～60mL；严重功能亢进的甲状腺血流量可增至每分钟1000mL以上。

（二）自主神经系统表现

自主神经系统方面表现为交感神经的过度兴奋，在原发性甲亢患者中更为显著。患者多言、性情急躁、易激动，且常失眠。患者两手常有细而速的颤动，在严重患者中，舌与足亦有颤动。患者常感发热，容易出汗，皮肤常较温暖，这都说明患者血管舒缩功能异常。

（三）眼部表现

典型的症状是双侧眼球突出、眼裂增宽和瞳孔散大。个别患者突眼严重，上下眼睑闭合困难，甚至不能盖住角膜。患者视力减退，畏光、复视，眼部胀痛、流泪。

突眼的病理特征是眼球后纤维、脂肪组织增多，眼肌间质水肿，有显著的淋巴细胞浸润，以及亲水性黏多糖与透明质酸沉积。突眼患者多伴有促甲状腺激素受体抗体（TRAb）阳性，但也有阴性者，因此引起突眼的原因尚未明了。近年研究发现，眼球后组织内存在特异性抗原，在患者血清中发现有眶内成纤维细胞结合抗体水平的升高。突眼就是这种特异性免疫球蛋白不断作用于眼球后组织抗原的后果，使眼球后成纤维细胞活性增强，黏多糖分泌增多，进而使眼球后脂肪组织增多、眼肌间质水肿。

（四）循环系统表现

循环系统的表现有心悸、胸闷、气短。严重者可有甲亢性心脏病，其体征可有心动过速（90～120次/分），是本病最早、最突出的表现，多为持续性窦性心动过速，在睡眠和休息时不会降低至正常范围。静息和睡眠时心率快慢与基础代谢率呈正相关。患者左心逐渐扩张并肥大，且伴有收缩期杂音。严重患者（多为继发性甲亢）出现心律失常，以心房颤动最为常见。最后出现心力衰竭。

二、护理评估

1. 病史询问

对患者进行详细的病史询问是至关重要的环节。全面且深入地了解患者的病史情况，包括症状出现的具体时间、性质、程度及其演变的整个过程。同时，细致探究既往病史，明确患者是否曾患有其他可能影响当前病情的相关病症。家族史的了解也不容忽视，尤其是甲状腺疾病的家族史。此外，近期生活中所经历的重大事件或者持续的压力源，都可能成为潜在的触发因素，影响患者的身体状况，这些信息的收集有助于清晰地识别潜在的触发因素及可能存在的疾病模式。

2. 心理-社会评估

了解患者的心理状态和其所拥有的社会支持系统是评估的关键部分。细致评估患者是否存在焦虑、抑郁或者其他情绪障碍的迹象，通过运用专业的心理评估工具和临床观察，准确判断患者的心理状况。同时，密切关注患者的家庭关系，了解家庭环境是否和谐；工作环境是否压力过大、使人紧张；经济状况是否稳定、良好。一个稳定、支持性强的社会环境有助于患者积极面对疾病，而不良的社会因素则可能成为治疗的阻碍。

3. 生命体征监测

定期且规律地监测患者的生命体征是病情评估的重要手段。定时对患者的血压、心率、呼吸频率和体温进行测量，其中需要特别留意是否存在心动过速、高血压等甲状腺功能亢进症的典型表现。通过持续、细致的生命体征监测，可以及时发现病情的细微变化，为治疗决策提供及时、准确的依据。

4. 体格检查

进行全面、系统的体格检查是诊断过程中不可或缺的步骤。需特别将重点放在甲状腺的检查上，仔细评估甲状腺的大小、质地，判断是否存在结节或肿大等异常情况。同时，密切观察是否存在眼球突出、手指震颤等甲状腺功能亢进症的特异性体征，这些体征对于疾病的诊断具有重要的指导意义。此外，对皮肤状况进行检查，留意是否潮湿、有无潮红

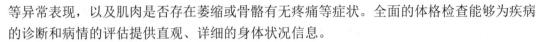

等异常表现，以及肌肉是否存在萎缩或骨骼有无疼痛等症状。全面的体格检查能够为疾病的诊断和病情的评估提供直观、详细的身体状况信息。

5. 甲状腺功能检测

对患者甲状腺功能的检查结果进行仔细、深入的分析是明确诊断的核心依据。重点关注游离三碘甲状腺原氨酸（T_3）、游离甲状腺素（T_4）和 TSH 的水平，这些指标直接反映了甲状腺的功能状态，是诊断甲状腺疾病及监测治疗效果的关键指标。

6. 抗体检测

对于疑似自身免疫性甲状腺疾病（如 Graves 病）的患者，进行甲状腺过氧化物酶抗体（TPOAb）和甲状腺球蛋白抗体（TgAb）的检测，以及针对 TSH 受体的抗体检测是明确病因的重要步骤。这些抗体的检测结果有助于确定疾病的自身免疫机制，为诊断和治疗提供更具针对性的方向。通过明确病因，可以更好地选择治疗方法和预测疾病的发展趋势。

7. 饮食习惯

评估患者的饮食结构和习惯对于整体治疗和康复具有重要意义。关注患者是否存在碘摄入过多或不足的情况，碘的摄入量与甲状腺功能密切相关。同时，分析饮食习惯对患者体重、营养状态的影响，如是否存在过度节食、营养不均衡等问题。根据评估结果，为患者提供相应的营养指导，制订合理的饮食计划，确保患者在治疗过程中能够获得充足、均衡的营养支持，促进身体的康复和甲状腺功能的恢复。

三、护理诊断

（1）代谢亢进：与甲状腺激素水平升高引起的基础代谢率增高有关。

（2）心律失常：与甲状腺激素对心脏的影响、交感神经兴奋性增强有关。

（3）情绪波动：与甲状腺功能亢进引起的焦虑、易怒和情绪不稳定有关。

（4）体重减轻：与新陈代谢加速和能量消耗增加有关。

（5）热耐受性差：与基础代谢率增高及体温调节功能失常有关。

（6）眼部症状：与交感神经兴奋性增强和淋巴浸润有关。

四、护理措施

（一）一般护理

1. 饮食

（1）应给予高热量、高蛋白、高维生素及矿物质含量丰富的饮食。主食应足量，增加瘦肉、蛋类、奶类等优质蛋白，多摄入新鲜蔬菜和水果。

（2）鼓励患者多饮水，每天饮水 2000～3000mL，但并发心脏疾病者应避免大量饮水，避免因血容量增加而加重水肿和心力衰竭。

（3）禁止摄入辛辣、有刺激性的食物，禁止饮用浓茶、咖啡等，以免引起患者精神兴奋。

（4）减少食物中粗纤维的摄入，以减少排便次数。

（5）避免进食含碘丰富的食物，如海带、紫菜等海产品，慎食卷心菜、甘蓝等易致甲

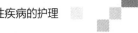

状腺肿的食物。

2. 运动

与患者及其家属共同制订个体化活动计划，活动时以不感到疲劳为度。

3. 休息

适当增加休息时间，保证充足睡眠，防止病情加重。病情重、有心力衰竭或严重感染者应严格卧床休息。

（二）病情观察

观察患者精神神志状态，注意生命体征及体重变化情况；注意手指震颤、恶心、呕吐、腹泻等临床表现；注意突眼、甲状腺肿的程度，了解突眼保护情况及用药情况。警惕甲状腺危象的发生，一旦发生，立即报告医生并协助处理。

（三）突眼的护理

（1）眼部保护：经常以眼药水湿润眼部，防止角膜干燥。外出时戴眼罩或有色眼镜，以减少强光刺激或异物的损伤。睡前涂抗生素眼膏，并用无菌生理盐水纱布或眼罩覆盖双眼。定期进行眼科角膜检查以防角膜溃疡造成失明。

（2）减轻眼部症状：限制钠盐摄入，遵医嘱适量使用利尿剂，睡眠或休息时抬高头部，以减轻球后软组织水肿。指导患者当眼有异物感、刺痛或流泪时，勿用手揉眼，可用0.5%甲基纤维素或0.5%氢化可的松溶液滴眼。

（四）用药护理

指导患者遵医嘱正确用药。不可自行减量或停药，如病情发生变化应及时就医，调整用药。定期监测肝功能和血常规。

密切观察并及时处理药物的不良反应。①粒细胞计数降低：主要表现为突然畏寒、高热、全身肌肉或关节酸痛、咽痛、溃疡和坏死。要定期复查血常规，若外周血白细胞计数低于3×10^9/L或中性粒细胞计数低于1.5×10^9/L，考虑停药，遵医嘱给予促进白细胞增殖药物，进行保护性隔离，并预防发生交叉感染。②肝损坏：应立即停药并给予相应治疗。③药疹：较常见，可用抗组胺药控制症状，不必停药。若出现皮肤瘙痒、团块状皮疹等症状，应立即停药，以免发生剥脱性皮炎。

（五）甲状腺危象的护理

1. 吸氧

在患者出现呼吸困难时，应采取半卧位以减轻呼吸负担，并立即给予吸氧治疗，确保患者获得充足的氧气供应，改善组织缺氧的状态。

2. 环境

保持病室环境安静，有助于患者的情绪稳定。患者应绝对卧床休息，避免不必要的探视和干扰，以减少外界刺激带来的负面影响。

3. 及时、准确遵医嘱给药

在护理过程中，首先应建立静脉通道，遵循医嘱使用丙硫氧嘧啶、复方碘溶液、β受体阻滞剂及氢化可的松等药物。对液体的补充也应及时进行，注意通过口腔或静脉给予，

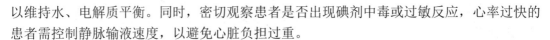

以维持水、电解质平衡。同时，密切观察患者是否出现碘剂中毒或过敏反应，心率过快的患者需控制静脉输液速度，以避免心脏负担过重。

4.密切监测病情

在护理过程中，需定期观察患者的生命体征、神志、出入量及烦躁情况。尤其要重点监测体温和心率的变化，注意有无心力衰竭、心律失常及休克等严重并发症的出现。定期记录监测结果，为医生的进一步决策提供依据。

5.对症护理

对于体温过高的患者，可给予冷敷或乙醇擦浴降温，必要时遵医嘱使用降温药物。对于烦躁不安的患者，使用床挡进行保护，防止其自我伤害。对于昏迷患者，应加强口腔护理、会阴护理及皮肤护理，使用气垫床以减轻压力，并定期翻身、叩背，预防压疮及肺炎等并发症的发生。

6.避免诱因

护理人员需告知患者及其家属关于甲状腺危象的诱因，包括感染、精神刺激、创伤及用药不当等，并帮助患者尽量减少和避免这些诱因，以降低甲状腺危象的发生率。

（六）心理护理

鼓励患者表达内心感受，理解和同情患者，建立互信关系。让患者充分了解病情，学会控制情绪，并积极配合治疗。

向患者家属耐心讲解疾病知识，提高他们对疾病的认知水平，说明患者的情绪变化常由病情所致，争取患者亲属的理解和支持。

患者病情稳定转入病房后，应提醒病房护士继续给予心理指导，以保证甲状腺功能亢进症患者情绪护理的延续性，促进患者康复。

第二节　甲状腺肿瘤

甲状腺肿瘤是指在甲状腺部位发生的肿瘤性病变，分为良性肿瘤与恶性肿瘤两大类。其致病原因目前尚未完全明确，可能与遗传因素、辐射影响、碘摄入的异常状况、内分泌的紊乱等存在关联。良性的甲状腺肿瘤通常生长较为缓慢，大多没有显著的症状表现，往往是患者在体格检查的时候才被发觉，常见的有甲状腺腺瘤等。恶性的甲状腺肿瘤也就是甲状腺癌，可以细分为乳头状癌、滤泡状癌、髓样癌及未分化癌等不同的类型。超声检查、细针穿刺活检等检测方式有助于明确肿瘤的性质，从而为后续的治疗提供重要的依据。

一、临床表现

1.颈部肿块

颈部肿块是甲状腺肿瘤最常见的临床表现，患者及其家属往往可以通过触摸或观察发现。肿块通常位于颈前区甲状腺部位，初期为无痛性、质地较硬的肿物。随着肿瘤的生长，肿块会逐渐增大，表面光滑或呈结节状，边界不清晰或局限性明显。肿块多随吞咽动作上下移动，但在较晚期或恶性肿瘤侵袭到周围组织时，肿块可能固定不动，或伴有压迫感及疼痛。

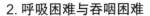

2. 呼吸困难与吞咽困难

甲状腺肿瘤生长到一定程度时，尤其是位于颈部深处或累及气管、食管时，患者可能出现呼吸困难和吞咽困难。这种症状主要是由于肿瘤压迫或侵犯气管和食管，导致气管或食管部分梗阻。早期患者可能仅在剧烈活动时感到呼吸不畅或吞咽固体食物有障碍，而随着肿瘤增大，症状逐渐加重，表现为持续的呼吸急促、吞咽困难或梗阻感。晚期患者可能因气管受压严重而出现严重的呼吸困难，甚至需要急诊处理。

3. 声音嘶哑

由于喉返神经控制声带的运动，当肿瘤压迫或损伤喉返神经时，患者会感到声音逐渐变粗、沙哑，甚至完全丧失声音。这一症状往往提示病情进展或肿瘤位于较深部位。早期患者可能仅在用声过度时感到声音嘶哑，而晚期症状可能更为显著，甚至影响正常的沟通。

4. 颈部疼痛及放射痛

随着肿瘤的增大及其对周围组织的侵犯，部分患者可能感到颈部疼痛。疼痛多为持续性钝痛或压迫感，且疼痛可能向耳部、下颌或肩部放射，在肿瘤侵入神经或血管时更加明显。疼痛通常与肿块增大，压迫或侵犯到颈部的周围神经、肌肉和血管有关，患者在吞咽或转动头部时疼痛感可能加剧。

二、护理评估

1. 健康史评估

在评估甲状腺肿瘤患者的健康史时，需重点询问家族遗传史、生活方式及相关疾病史。了解患者有无甲状腺肿瘤、甲状腺结节，甲亢或甲状腺功能减退症（甲减）的家族史，以评估遗传风险。询问其是否长期暴露于辐射环境，辐射是甲状腺肿瘤的重要危险因素。此外，需了解患者的甲状腺疾病史，如甲状腺结节、甲状腺炎及相关手术史，评估其用药史，尤其是甲状腺激素或抗甲状腺药物的使用情况，并关注其他内分泌疾病史。

2. 身体状况评估

（1）颈部肿块：评估患者有无颈部肿块，肿块的大小、位置及是否伴随疼痛。了解肿块的生长速度，尤其是近期有无明显增大。触诊肿块时，需注意肿块的质地、边界及是否随吞咽动作移动。

（2）呼吸和吞咽困难：详细评估患者的呼吸状况，询问有无呼吸急促、胸闷等症状，尤其是在活动或平卧时加重。了解有无吞咽固体或液体食物时的梗阻感，吞咽困难的程度是否逐渐加重，并记录症状的变化情况。

（3）声音嘶哑：评估患者是否出现声音嘶哑，嘶哑的起始时间及其加重趋势。声音嘶哑可能提示肿瘤对喉返神经的压迫或损伤，尤其需观察患者是否伴有持续性声音沙哑或完全失声。

（4）疼痛：询问患者有无颈部或耳部、肩部的放射性疼痛，疼痛的性质、持续时间及是否在活动时加重。疼痛可能提示肿瘤侵袭周围神经或组织，需记录疼痛的强度及缓解方式，以便进一步制订护理措施。

（5）甲状腺功能异常症状：评估患者是否有甲亢或甲减的表现，了解患者是否出现怕热、心悸、体重减轻、出汗增多等甲亢症状，或出现乏力、体重增加、畏寒等甲减症状。

3. 心理-社会状况评估

（1）情绪状态评估：护理人员需评估患者的情绪状态，了解其对疾病的认知及应对能力。观察患者是否有焦虑、抑郁、失眠等心理症状，尤其是在接受治疗或等待检查结果时表现出的不安情绪。

（2）应对能力评估：了解其是否能够积极配合治疗，并具有一定的应对策略。对于心理承受力较弱或对治疗产生疑虑的患者，需提供适当的心理疏导，帮助其缓解负面情绪。

（3）家庭支持评估：评估家属能否为患者提供足够的情感支持和生活帮助。

（4）社会支持评估：评估患者能否获得社会资源的支持，如社区医疗服务、心理咨询等。对于经济状况较为困难的患者，需了解其是否有足够的经济能力承担治疗费用，特别是长期治疗及术后康复费用。

三、护理诊断

（1）吞咽困难：与甲状腺肿瘤引起的食管压迫或侵袭有关。

（2）呼吸困难：与甲状腺肿瘤压迫气管或侵犯气管有关。

（3）声音嘶哑：与甲状腺肿瘤压迫或损伤喉返神经有关。

（4）潜在并发症：伤口感染、出血及喉返神经损伤。

（5）上消化道出血的风险：与肿瘤侵袭食管血管有关。

四、护理措施

1. 缓解吞咽困难的护理措施

（1）饮食调整：根据患者吞咽困难的程度，提供软食或流质饮食，避免进食辛辣、过硬、过热的食物，减轻对食管的刺激。建议少食多餐，减少每次进食量以防食物滞留和反流。对于吞咽严重受限的患者，遵医嘱进行鼻饲或胃管喂养，确保营养摄入。

（2）体位管理：鼓励患者在进食时采取半卧位或坐位，进食后保持直立30分钟，避免食物反流和窒息。进食时应细嚼慢咽，减少对食管的压力，防止食物误吸。

2. 呼吸功能管理

（1）呼吸道护理：密切观察患者的呼吸情况，特别是肿瘤压迫气管时，监测呼吸频率和深度。出现呼吸急促、喘息或呼吸困难时，立即采取措施，如给予氧疗或辅助气道清理。对于重度呼吸受限的患者，遵医嘱使用呼吸辅助设备，并随时调整治疗方案。

（2）体位干预：鼓励患者保持半卧位或坐位，避免平卧引起的呼吸道压迫。定期变换体位，预防肺部感染或分泌物积聚。

3. 术后护理措施

（1）伤口护理：密切观察术后伤口有无渗血、感染或红肿迹象。每天更换敷料，保持伤口清洁、干燥，预防感染。对于接受大手术治疗的患者，需定期评估伤口愈合情况，及时发现并处理术后并发症。

（2）术后神经损伤预防：甲状腺手术后，需观察患者有无声音嘶哑、呼吸困难等喉返神经损伤的症状。鼓励患者术后早期进行轻度声带训练，必要时接受专业的言语治疗。

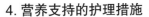

4. 营养支持的护理措施

（1）营养评估：定期监测患者的体重、血清蛋白和电解质水平，评估其营养状况。根据评估结果，调整饮食计划，提供高蛋白、高热量、易消化的饮食，确保足够的营养摄入。

（2）营养支持：对于无法通过口腔进食的患者，遵医嘱给予鼻饲或胃管喂养。对于严重营养不良的患者，考虑给予静脉营养支持，确保患者在术后及放射治疗和化学治疗期间的能量需求。

5. 预防术后并发症的护理措施

（1）呼吸道管理：术后早期需鼓励患者尽早下床活动，进行深呼吸和咳嗽训练，防止术后肺不张或肺部感染。对于呼吸道有痰阻的患者，需适时进行气道吸引，保持呼吸道通畅。

（2）出血监测：术后密切观察颈部有无出血或血肿，注意患者的脉搏、血压和皮肤颜色变化，警惕急性出血的征兆。对于出现颈部肿胀或呼吸困难的患者，需立即处理。

6. 心理护理措施

（1）心理支持：与患者建立良好的沟通，耐心倾听患者的担忧，特别是在术前、术后及等待检查结果期间。向患者解释病情、治疗过程及预后，帮助其减轻对疾病的恐惧和焦虑情绪，增强其对治疗的信心。

（2）情绪疏导：对于焦虑、抑郁的患者，鼓励其表达情绪，必要时给予心理咨询或药物治疗，帮助其调整心态，积极面对疾病。

7. 健康教育与自我管理

（1）饮食与生活方式教育：向患者讲解术后饮食调理的重要性，建议少食多餐，避免进食辛辣、过硬、过热的食物。指导患者保持健康的生活方式，戒烟、戒酒，定期复查甲状腺功能和血钙水平。

（2）术后自我管理：向患者解释术后恢复的要点，指导其术后定期检查，监测甲状腺激素水平。对于接受放射治疗和化学治疗的患者，指导其如何应对治疗的不良反应，如疲劳、食欲下降等。

（3）并发症预防：告知患者甲状腺肿瘤可能出现的并发症，如喉返神经损伤、甲状旁腺功能减退症等，提醒患者及时发现异常症状并就医。

8. 体液平衡管理

（1）液体摄入管理：对于存在吞咽困难的患者，需定期评估其液体摄入情况，及时补充体液。对于因吞咽困难或呕吐导致液体摄入不足的患者，遵医嘱进行静脉补液，保持体液平衡。

（2）电解质监测：定期监测患者血钠、血钾、血钙等电解质的水平，及时纠正因进食不足或手术影响导致的电解质紊乱。

第三节　糖尿病

糖尿病是一组常见的慢性代谢性疾病，其最主要的特征在于血液中的葡萄糖（即血糖）水平呈现持续性升高状态。这种情况的发生，通常是体内胰岛素的分泌量不足，无法满足

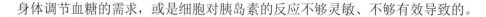

身体调节血糖的需求，或是细胞对胰岛素的反应不够灵敏、不够有效导致的。

一、临床表现

1. 多尿

糖尿病的典型症状之一是多尿，患者常排出大量稀薄的尿液。这是由于血糖过高时，肾小管无法完全重吸收血液中的葡萄糖，导致大量的糖分随尿液排出，产生渗透性利尿作用。患者的尿量明显增多，尤其是夜间，夜尿次数增加，甚至需要频繁起夜排尿。

2. 多饮

由于多尿导致体内水分丢失，患者常感到口干和极度口渴。为了补充丢失的水分，患者会频繁饮水，饮水量明显增多。即使喝了大量的水，口渴症状依然难以缓解，尤其在血糖控制不良的情况下，渴感更为明显。

3. 多食

尽管饮食量增加，糖尿病患者仍会感到饥饿，这是因为机体无法有效利用葡萄糖作为能量来源。患者体内胰岛素功能不足或存在抵抗，导致细胞无法获得足够的葡萄糖供能，机体转而消耗蛋白质和脂肪，从而刺激食欲。患者可能表现为食欲旺盛，进食量增加，但体重却无法维持。

4. 体重减轻

尽管患者食欲增强并摄入大量食物，其体重仍可能会持续减轻。这是因为胰岛素功能异常导致葡萄糖无法进入细胞，机体只能通过分解脂肪和肌肉中的蛋白质来获取能量，进而导致体重减轻，在 1 型糖尿病中这一现象尤为明显。

5. 乏力

由于机体无法有效利用葡萄糖作为能量来源，糖尿病患者常感到疲乏和体力下降。即使经过充足的休息，患者仍感到无精打采。这种乏力感可能伴随着头晕、肌无力等表现，严重影响患者的日常活动和生活质量。

6. 视物模糊

长期血糖控制不良可能导致眼部小血管损伤，患者常感到视物模糊，高血糖时这种现象尤为明显。血糖波动较大时，晶状体的折射率变化会影响视力。此外，糖尿病还可能导致糖尿病视网膜病变，严重者可能出现视力明显下降甚至失明。

7. 伤口愈合缓慢

糖尿病患者的伤口愈合能力下降，尤其是脚部或下肢的伤口。由于高血糖损伤了微血管，血液循环不畅，导致局部供血不足，影响组织修复。此外，糖尿病患者的免疫功能减弱，也增加了伤口感染的风险，严重时可导致糖尿病足的发生，甚至需要截肢。

二、护理评估

（一）健康史

1. 患病及治疗经过

仔细探究患者是否存在糖尿病家族史、妊娠糖尿病史等潜在危险因素。详尽询问患者

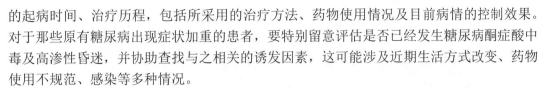

的起病时间、治疗历程，包括所采用的治疗方法、药物使用情况及目前病情的控制效果。对于那些原有糖尿病出现症状加重的患者，要特别留意评估是否已经发生糖尿病酮症酸中毒及高渗性昏迷，并协助查找与之相关的诱发因素，这可能涉及近期生活方式改变、药物使用不规范、感染等多种情况。

2. 了解患者的生活方式

详细询问患者平常进餐的具体时间、地点及每天的饮食结构，包括碳水化合物、蛋白质、脂肪、膳食纤维等的摄入比例。同时，评估患者对糖尿病医学营养治疗相关知识的理解和掌握程度，如是否清楚食物的血糖指数、合理的餐次分配等。了解患者的运动情况也不容忽视，询问其运动的类型、频率、强度和持续时间，并评估患者对糖尿病运动治疗知识的掌握程度，如运动的时机选择、运动前后的血糖监测等。此外，对患者的睡眠情况进行评估，包括睡眠质量、睡眠时间、是否存在睡眠障碍等。

（二）身体评估

1. 评估患者的生命体征、精神状态及神志情况

首先，全面评估患者的生命体征、精神状态及神志情况。当患者发生糖尿病酮症酸中毒及高渗性昏迷时，需要细致观察患者的瞳孔变化、血压水平、心率快慢、呼吸频率，以及呼吸时有无烂苹果气味等典型表现。同时，密切注意患者的体温状况，并准确测量身高、体重、腰围等身体指标计算患者的身体质量指数（BMI）。

2. 评估患者的异常症状

检查肢体是否发凉，下肢及足部的痛觉、触觉、温度觉是否存在异常，有无伤口、坏疽等病变。关注患者的视力状况，评估是否存在视力减退及白内障等眼部并发症。仔细询问并观察患者有无出现颜面、下肢水肿等情况，有无尿急、尿痛、尿潴留及外阴瘙痒等泌尿系统和生殖系统的异常症状。

3. 进行实验室相关检查

评估糖化血红蛋白（HbA_1c）水平，以了解过去 2～3 个月的平均血糖控制情况；并检测血脂指标，查看是否存在异常，如胆固醇、甘油三酯等的升高。同时，检查血肌酐、尿素氮水平，判断肾功能是否受损、有无蛋白尿的出现。

（三）心理-社会状况评估

护理人员应当密切关注患者的心理-社会状况，评估患者对疾病的认识深度和全面程度，了解其是否存在焦虑、抑郁等负面情绪，并通过专业的心理评估工具和沟通技巧进行准确判断。同时，了解家属对疾病的认知水平，评估家属对患者在情感、经济、生活照顾等方面的支持情况，因为良好的家庭支持系统对于患者的病情控制和心理健康具有积极的促进作用。

三、护理诊断

（1）血糖调控不良：与胰岛素分泌不足、胰岛素抵抗和饮食不均衡有关。

（2）潜在并发症：如视网膜病变和神经病变。

（3）皮肤完整性受损风险：与血液循环不畅和神经损伤有关。

（4）营养失调，低于机体需要量：与饮食不当、进食习惯不良和体重管理困难有关。

（5）心理状态不佳：与对长期管理、并发症风险和血糖波动的焦虑和恐惧有关。

（6）运动耐受性不足：与疲劳、体力不足及病情管理不当有关。

四、护理措施

（一）一般护理

1.饮食护理

（1）制定总热量。计算理想体重（简易公式法）：理想体重（kg）= 身高（cm）-105。计算总热量：成年人休息状态下每天每千克理想体重给予热量 84 ～ 105kJ（20 ～ 24.8kcal），轻体力劳动者给予 105 ～ 125kJ（25 ～ 30kcal）的热量，中度体力劳动者给予 126 ～ 146kJ（30.1 ～ 35kcal）的热量，重体力劳动者给予 147 ～ 167kJ（35.1 ～ 40kcal）的热量，具体需要根据实际劳动强度调整。儿童、孕妇、乳母、营养不良和消瘦及伴有消耗性疾病者应酌情增加，肥胖者酌减，使体重逐渐恢复至理想体重的 95%。

（2）食物的组成和分配。总的原则是高碳水化合物、低脂肪、适量蛋白质和高纤维的膳食。碳水化合物所提供的热量占饮食总热量的 50% ～ 60%，蛋白质的摄入量占总摄入量的 10% ～ 15%，脂肪所提供的热量不超过总热量的 30%，饱和脂肪酸不应超过总热量的 7%，每天胆固醇摄入量宜在 300mg 以下。确定每天饮食总热量和碳水化合物、脂肪、蛋白质的组成后，按每克碳水化合物、蛋白质产热 16.7kJ（4kcal），每克脂肪产热 37.7kJ（9kcal），将热量换算为食品后制订食谱，可按每天三餐分配为 1/5、2/5、2/5 或 1/3、1/3、1/3。

2.运动护理

（1）糖尿病患者运动锻炼的原则：有氧运动、持之以恒、量力而行。

（2）运动方式的选择：有氧运动为主，如散步、慢跑、快走、骑自行车、做广播体操、打太极拳、球类活动等。

（3）运动量的选择：合适的运动强度为活动时患者的心率达到个体 60% 的最大氧耗量，简易计算方法如下：心率（次 / 分）= 170 - 年龄（岁）。

（4）运动时间的选择：最佳运动时间是餐后 1 小时（以进食开始计时）。每天安排一定量的运动，每周至少 3 次，每次运动时间为 30 ～ 40 分钟，包括运动前做准备活动和运动结束后的整理运动时间。

（5）运动的注意事项：不宜空腹时进行，运动过程应补充水分，携带糖果，出现低血糖症状时，立即食用。运动过程中出现胸闷、胸痛、视物模糊等情况时应立即停止运动，并及时处理。血糖超过 14mmol/L 时，应减少活动，增加休息。随身携带糖尿病卡以备急需。运动时，穿宽松的衣服、棉质的袜子和舒适的鞋子，可以有效排汗和保护双脚。

（二）用药护理

1.口服用药的护理

指导患者正确服用口服降糖药，了解各类降糖药的作用、剂量、用法、不良反应和注意事项。

（1）口服磺酰脲类药物的护理：协助患者于早餐前 30 分钟服用，每天多次服用的磺酰脲类药物应在餐前 30 分钟服用。严密观察药物的不良反应。最主要的不良反应是低血糖，护理人员应教会患者正确识别低血糖的症状及如何及时应对和选择医疗支持。注意药物之间的协同与拮抗。水杨酸类、磺胺类、保泰松、利血平等药物与磺酰脲类药物合用时，会产生协同作用，增强后者的降糖作用；噻嗪类利尿剂、呋塞米、依他尼酸、糖皮质激素等药物与磺酰脲类药物合用时，会产生拮抗作用，降低后者的降糖作用。

（2）口服双胍类药物的护理：指导患者餐中或餐后服药。如出现轻微胃肠道反应，给予患者讲解和指导，以减轻患者的紧张或恐惧心理。用药期间限制饮酒。

（3）口服葡萄糖苷酶抑制的护理：应与第一口饭同时服用。本药的不良反应有腹部胀气、排气增多或腹泻等症状，在继续使用或减量后消失。服用该药时，如果饮食中淀粉类食物比例太低，而单糖或啤酒过多则疗效不佳。出现低血糖时，应直接给予葡萄糖口服或静脉注射，进食淀粉类食物无效。

（4）口服噻唑烷二酮类药物的护理：每天服用 1 次，可在餐前、餐中、餐后任何时间服用，但服药时间应尽可能固定。密切观察有无水肿、体重增加等不良反应，患者出现缺血性心血管疾病的风险增加，一旦出现应立即停药。如果发现食欲下降等情况，警惕肝功能损害。

2. 使用胰岛素的护理

（1）胰岛素的保存：未开封的胰岛素放于冰箱 4～8℃冷藏保存，勿放在冰箱门上，以免震荡受损。正在使用的胰岛素在常温下（不超过28℃）可使用 28 天，无须放入冰箱。运输过程尽量保持低温，避免过热、光照和剧烈晃动等，否则可因蛋白质凝固变性而失效。

（2）胰岛素的注射途径：包括静脉注射和皮下注射 2 种。注射工具有胰岛素专用注射器、胰岛素笔和胰岛素泵。

（3）胰岛素的注射部位：皮下注射胰岛素时，宜选择皮肤松弛部位，如上臂三角肌、臀大肌、大腿前侧、腹部等。进行运动锻炼时，不要选择大腿、臀部等需要活动的部位注射。注射部位要经常更换，如在同一区域注射，必须与上次注射部位相距 1cm 以上，选择无硬结的部位。

（4）胰岛素不良反应的观察与处理：①过敏反应，表现为注射部位瘙痒，继而出现荨麻疹样皮疹，全身性荨麻疹少见。处理措施包括更换高纯胰岛素、使用抗组胺药及脱敏疗法，反应严重者中断胰岛素治疗。注射部位皮下脂肪萎缩或增生，采用多点、多部位皮下注射和及时更换针头可预防该情况发生；若发生则停止在该部位注射后，可缓慢自然恢复。②水肿，胰岛素治疗初期可发生轻度水肿，以颜面和四肢多见，可自行缓解。③视物模糊，可部分患者可出现，多为晶状体屈光改变，常于数周内自然恢复。④体重增加，以老年 2 型糖尿病患者多见，多引起腹部肥胖。护理人员应指导患者配合饮食、运动治疗控制体重。

（5）使用胰岛素的注意事项：准确执行医嘱，按时注射。对 40U/mL 和 100U/mL 两种规格的胰岛素，使用时应注意注射器与胰岛素浓度的匹配。长效、短效或中效、短效胰岛素混合使用时，应先抽吸短效胰岛素，再抽吸长效胰岛素，然后混匀，禁忌反向操作。注射胰岛素时应严格无菌操作，防止发生感染。应用胰岛素治疗的患者，应每天监测血糖

2～4次，出现血糖波动过大或过高时，及时通知医生。使用胰岛素笔时要注意笔与笔芯是否匹配，每次注射前确认笔内有无足够的剂量，药液是否变质。每次注射前安置新针头，使用后丢弃。用药期间定期检查血糖，尿常规，肝肾功能，视力，眼底视网膜血管，血压及心电图等，了解病情及糖尿病并发症的情况，指导患者配合糖尿病饮食和运动治疗。

（三）并发症的护理

1. 低血糖的护理

（1）加强预防：指导患者应用胰岛素和胰岛素促分泌剂，从小剂量开始，逐渐增加剂量，谨慎调整剂量。指导患者定时定量进餐，如果进餐量较少，应相应减少药物剂量。指导患者运动量增加时，运动前应增加额外的碳水化合物的摄入。乙醇能直接导致低血糖，应指导患者避免酗酒和空腹饮酒。容易在后半夜及清晨发生低血糖的患者，晚餐适当增加主食或含蛋白质含量较高的食物。

（2）症状观察和血糖监测：观察患者有无低血糖的临床表现，尤其是服用胰岛素促分泌剂和注射胰岛素的患者。对老年患者的血糖不宜控制过严，一般空腹血糖不超过 7.8mmol/L，餐后血糖不超过 11.1mmol/L 即可。

（3）急救护理：一旦确定患者发生低血糖，应尽快给予糖分补充，解除脑细胞缺糖状态，并帮助患者寻找诱因，给予健康指导，避免再次发生低血糖。

2. 酮症酸中毒、高渗性高血糖状态的护理

（1）预防措施：定期监测血糖，存在应激状况时每天监测血糖。合理用药，不要随意减量或停药，保证充足的水分摄入。

（2）病情监测：严密观察患者的生命体征、意识和瞳孔的变化，记录 24 小时出入量等。遵医嘱定时监测血糖、血钠和渗透压的变化。

（3）急救配合与护理：立即开放 2 条静脉通路，准确执行医嘱，输注胰岛素，按照正确的顺序和速度输注液体。绝对卧床休息，注意保暖，给予患者持续低流量吸氧。加强生活护理，尤其是口腔护理、皮肤护理。昏迷者按昏迷常规护理。

3. 糖尿病足的预防与护理

（1）足部观察与检查：每天检查双足 1 次，视力不佳者，亲友可代为检查。了解足部有无感觉减退、麻木、刺痛感；观察足部的皮肤温度、颜色及足背动脉搏动情况。注意检查趾甲、趾间、足底皮肤有无红肿、破溃、坏死等损伤。定期做足部感觉的测试，常用尼龙单丝测试。

（2）日常预防措施

① 保持足部清洁，避免感染：每天清洗足部 1 次，10 分钟左右；水温适宜，不能烫脚；洗完后用柔软的浅色毛巾擦干，尤其是脚趾间；皮肤干燥者可涂护肤软膏，但不要太油，不能常用。

② 预防外伤：指导患者不能赤足走路，外出时不能穿拖鞋和凉鞋，不能光脚穿鞋，禁忌穿高跟鞋和尖头鞋，防止脚受伤。应帮助视力不好的患者修剪趾甲，趾甲修剪与脚趾平齐，并锉圆边缘尖锐部分。冬天不要使用热水袋、电热毯或烤灯保暖，防止烫伤，同时应注意预防冻伤。夏天注意避免蚊虫叮咬。避免足部针灸、修脚等，防止意外感染。

③ 选择合适的鞋袜：指导患者选择厚底、圆头、宽松、系鞋带的鞋子；鞋子的面料以软皮、帆布或布面、透气性好的面料为佳；购鞋时间最好是下午，需穿袜子试穿，新鞋第一次穿 20～30 分钟，之后再延长穿鞋时间。袜子选择以浅色、弹性好、吸汗、透气及散热好的棉质袜子为佳，大小适中，无破洞，不粗糙。

④ 促进肢体血液循环：指导患者步行和进行腿部运动，如踮脚尖，即脚尖踮起、放下，重复 20 次，试着以单脚承受全身力量来做。避免盘腿坐或跷二郎腿。

⑤ 积极控制血糖，说服患者戒烟：预防足溃疡的教育应从早期指导患者控制和监测血糖开始。同时告知患者戒烟，因吸烟会导致局部血管收缩而促进足溃疡的发生。

⑥ 及时就诊：如果伤口出现感染或久治不愈，应及时就医，进行专业处理。

（四）心理护理

（1）当患者拒绝承认患病事实时，护理人员应耐心、主动地向患者讲解糖尿病相关的知识，使患者消除否定、怀疑、拒绝的心理，并积极主动地配合治疗。

（2）有轻视麻痹心理的患者，应耐心地向患者讲解不重视治疗的后果及各种并发症的严重危害，使患者积极地配合治疗。

（3）指导患者学习糖尿病自我管理的知识，帮助患者树立战胜疾病的信心，使患者逐渐消除上述心理。

（4）寻求社会支持，动员糖尿病患者的亲友学习糖尿病相关知识，理解糖尿病患者的困境，全面支持患者。

第四节　痛风

痛风是一种常见的代谢性疾病，其主要特征表现为体内尿酸浓度显著升高。这种尿酸浓度的异常升高会导致尿酸结晶在关节及周边组织中沉积，进而引发反复发作的关节炎症状，同时还可能导致痛风石的形成。痛风的产生，主要归因于尿酸代谢出现紊乱，使得尿酸无法正常排出体外，进而在体内不断积聚。

一、临床表现

1. 急性关节炎发作

痛风的典型症状是急性关节炎发作，通常在夜间或清晨突然出现。最常见的受累关节是大脚趾关节，也可累及膝关节、踝关节、腕关节等。发作时，患者会出现剧烈的关节疼痛，局部红、热、肿胀，活动受限。关节炎发作可以持续数天到数周，一般可自行缓解。

2. 痛风石的形成

长期高尿酸水平会导致尿酸结晶在关节周围和软组织中沉积，形成痛风石。痛风石是尿酸盐的聚集体，常见于耳垂、指尖、肘部等处。痛风石的形成可能不引起明显症状，但当痛风石增大或破溃时，可导致皮肤溃疡和疼痛。

3. 急性尿酸盐肾病

急性尿酸盐肾病是痛风的一种严重并发症，主要表现为尿酸盐在肾内沉积，引起肾小管损伤和间质炎症反应。急性尿酸盐肾病可导致肾功能减退，出现肾功能不全的症状，如

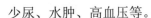

少尿、水肿、高血压等。

4. 全身症状

痛风可伴随一系列全身症状，如发热、疲劳、食欲下降等。急性关节炎发作时，患者会感觉全身不适，出现寒战、发热等症状。

二、护理评估

1. 病史评估

收集患者的详细病史。首先，了解患者过去的痛风发作情况，包括发作的频率、持续时间以及有无自我缓解的经历。询问可能的诱因，如饮食中肉类、海鲜的摄入频率及酒精的摄入情况。注意有无伴随症状，如关节肿痛、局部红肿及发热。还需了解患者的既往病史，如高血压、糖尿病及肾疾病，以及家族史中有无痛风或代谢综合征患者，以评估遗传风险。

2. 体征检查

通过体格检查评估患者关节的状况。重点观察受影响关节的肿胀、红、热及压痛情况，特别是大脚趾的第一关节，是痛风最常见的发作部位。还需评估其他可能受影响的关节，如膝关节和踝关节，并记录关节的活动度及疼痛程度，以便后续评估疗效和变化。

3. 生活方式评估

了解患者的生活方式。询问患者的饮食习惯，包括是否常摄入高嘌呤食物（如红肉、内脏、某些鱼类等）及酒精摄入情况（尤其是啤酒）。此外，评估患者的体重及身体质量指数（BMI），了解是否存在肥胖的情况。鼓励患者记录日常饮食和运动情况，以便提供针对性建议。

4. 实验室检查

在必要的情况下，进行相关的实验室检查以评估患者的生化状态。血液样本用于测定血尿酸水平，了解其是否高于正常范围，并评估肾功能，了解是否存在肾损伤的患病风险。同时，可进行关节液的抽取与分析，以排除其他类型的关节疾病，如关节炎等。

5. 心理状态评估

评估患者的心理状态，尤其是对疾病的认知与应对能力。了解患者对痛风的理解程度，以及其在应对疼痛和病情时的心理反应。提供支持性沟通，减轻患者的焦虑与恐惧，并增强其对治疗的配合度。同时，必要时建议患者加入支持小组，与其他痛风患者分享经验与感受，促进心理健康。

6. 药物反应评估

在护理过程中，需密切关注患者对药物治疗的反应，包括非甾体抗炎药、秋水仙碱及降尿酸药物的使用效果和可能的不良反应。定期评估患者疼痛的缓解情况及生活质量，及时调整药物剂量或更换药物，以最大限度地提高治疗效果和患者的舒适度。此外，告知患者有关药物的正确使用方法及可能的不良反应，增强其自我管理能力。

三、护理诊断

（1）关节疼痛：与痛风结石、关节炎症有关。

（2）躯体活动障碍：与关节受累、关节畸形有关。

（3）知识缺乏：缺乏痛风相关的用药知识和饮食知识。

（4）潜在并发症：肾衰竭。

四、护理措施

1. 疾病知识指导

为患者及其家属提供有关痛风预防、饮食、治疗及活动等方面全面且深入的知识指导。首先，在饮食方面，需要着重且明确地强调避免摄入高蛋白和高嘌呤的食物，比如动物内脏、海鲜、肉汤等。同时，严禁饮酒，因为酒精能够干扰尿酸的正常代谢，进而促使尿酸水平升高。每天保证充足的饮水量，应不少于2000mL，尤其在服用促进尿酸排泄药物期间，更需要大量饮水，有助于促进尿酸的排泄，从而维持尿酸水平的相对稳定。此外，向患者和家属清晰且详细地解释痛风的发病机制、症状表现及可能出现的并发症，使他们能够对疾病形成全面而清晰的认识，进而有效增强自我管理的意识和能力。

2. 保护关节指导

在日常生活中，为患者提供正确且有效的关节保护指导。活动时，应引导患者尽量运用大肌群来承担负荷。例如，在可能的情况下，能用肩部负重就不要用手提，能用手臂就不要用手指。同时，要避免长时间持续从事重体力劳动，因为这极易导致关节过度劳损。经常变换姿势，保持受累关节处于舒适的状态，有助于减轻关节的负担和疼痛。当关节出现局部温热和肿胀时，应尽可能减少其活动，避免加重炎症反应。若运动后疼痛持续超过2小时，表明运动强度过大或方式不当。在这种情况下，应暂时停止该项运动，并对关节进行适当的放松和护理，给予关节足够的时间来恢复和修复。

3. 药物服用的指导

对于促进尿酸排泄药和抑制尿酸生成药的使用，应清晰明确地告知患者遵循逐渐递增用量的原则。这样做可以有效地减少药物不良反应的发生。在用药过程中，严格按照要求定期测定肝功能、肾功能和尿酸水平。通过密切监测这些指标，能够及时准确地评估药物的疗效和安全性。同时，向患者详细而全面地说明可能出现的胃肠道反应，如恶心、呕吐、腹痛等，以及皮肤方面的不良反应，如皮疹、变应性皮炎等。一旦发生上述不良反应，应根据具体情况适当减少药量或在医生的专业指导下调整治疗方案。通过这样的方式，患者能够更好地了解药物的作用和潜在风险，从而提高用药的依从性和安全性。

4. 关节及皮肤护理

指导患者保持关节的功能位，通过保持正确的姿势和体位，以及使用适当的辅助器具，如夹板、支具等方式，能够有效地维持关节的正常结构和活动范围。保持皮肤清洁，避免皮肤受到污染和刺激。由于痛风患者的皮肤在破损后容易发生感染，进而影响患者的恢复，因此需要特别注意防止外伤导致皮肤破损。一旦出现皮肤破损，应及时进行消毒、包扎等专业处理。若皮肤出现瘙痒，叮嘱患者切勿搔抓，以免抓破皮肤引起感染。在这种情况下，可以通过使用温和的止痒药物或冷敷来缓解症状，减轻患者的不适。

第六章

常见神经系统疾病的护理

第一节 脑梗死

脑梗死主要是由于供应脑部血液的动脉出现粥样硬化和血栓形成，使管腔狭窄甚至闭塞，导致局灶性急性脑供血不足而发病；也有因异常物体沿血液循环进入脑动脉或供应脑血液循环的颈部动脉，造成血流阻断或血流量骤减而产生相应支配区域脑组织软化坏死者。前者称为动脉硬化性血栓形成性脑梗死，占本病的 40% ～ 60%，后者称为脑栓塞，占本病的 15% ～ 20%。此外，尚有一种腔隙性脑梗死，是高血压小动脉硬化引起脑部深穿支动脉闭塞形成的微梗死，也有学者认为少数患者可由动脉粥样硬化斑块脱落崩解导致的微血栓引起，由于 CT 扫描和 MRI 的普及应用，有学者统计其发病率相当高，占脑梗死的 20% ～ 30%。脑梗死是脑血管病中最常见者，约占 75%，死亡率平均 10% ～ 15%，致残率极高，且极易复发，复发性脑卒中的死亡率大幅度增加。

一、临床表现

（一）运动功能障碍

脑梗死常导致身体一侧无力或瘫痪，患者可能表现为面部、手臂或腿部无力，通常是对侧肢体的运动功能减弱或丧失。

（二）语言障碍

患者可能出现言语不清、表达困难或理解障碍。根据受损区域的不同，可能表现为失语（语言表达困难）或构音障碍（发音困难）。

（三）感觉障碍

部分患者会感到身体一侧麻木或刺痛，特别是面部、手臂或腿部的感觉减退，可能伴随痛觉或温度感知的异常。

（四）头痛和眩晕

部分患者可能出现突然发作的剧烈头痛，伴随眩晕感，尤其是在脑干梗死时。

二、护理评估

1. 神经系统评估

护理人员需要仔细观察患者的神经系统症状，包括肢体运动、感觉、言语和认知功能等方面的表现，包括检查肢体的肌张力、反射和协调性及评估患者的言语流利性和理解能力。这些信息有助于确定脑梗死的病变部位和严重程度。

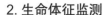

2. 生命体征监测

监测患者的生命体征是护理评估的关键构成部分，涵盖对体温、脉搏、呼吸频率、血压及血氧饱和度的测量。这一措施对于监测患者的生命体征是否处于稳定状态，以及是否存在并发症或者体征恶化的情况意义重大。通过定期且精准地测量这些生命体征指标，护理人员能够及时察觉患者身体状况的细微变化，为后续的治疗和护理决策提供有力的依据。

3. 疼痛评估

疼痛作为脑梗死患者常见的症状之一，需要引起护理人员的高度重视。护理人员应当仔细询问患者疼痛的程度、性质、部位及持续时间等详细信息，这不仅有助于制订针对性的疼痛护理方案，以有效地缓解疼痛，更重要的是能够确保患者在治疗过程中的舒适度。疼痛的评估应当是一个持续和动态的过程，随着病情的变化和治疗的推进，护理人员需要适时调整护理策略，以最大程度地减轻患者的痛苦。

4. 情感状态评估

脑梗死往往会导致患者的情感状态发生显著变化，常见的有抑郁、焦虑及情感冷漠等。护理人员需要积极与患者进行深入的交流和沟通，敏锐地捕捉患者情感状态的微妙变化，以此来全面了解其情感状态。对于出现情感问题的患者，护理人员应提供必要的支持和心理护理，帮助患者缓解负面情绪，增强应对疾病的信心和勇气。

5. 营养评估

由于疾病的影响，脑梗死患者的饮食需求会发生相应的改变。护理人员需要对患者的营养状态进行全面评估，确保患者能够获得充足且适宜的营养支持，从而有力地促进康复进程。这需要考虑患者的饮食摄入、消化吸收能力、代谢需求及潜在的并发症等多个因素。

6. 危险因素评估

护理人员需要深入了解患者的危险因素，如高血压、糖尿病、高脂血症等。明确这些危险因素对于制订有效的护理计划至关重要，通过采取针对性的措施来控制这些危险因素，能够显著降低再发脑梗死的风险。这可能涉及对患者生活方式的指导，如饮食调整、运动建议、药物治疗的监督等多个方面，以实现对危险因素的全面管理和有效控制。

7. 药物护理

对于接受药物治疗的患者，护理人员肩负着确保药物得到正确使用和剂量准确的重要责任。同时，需要密切监测药物的不良反应，并向患者及其家属进行有关药物的重要信息的教育，包括药物的作用机制、使用方法、可能的不良反应及注意事项等。通过细致的药物护理和有效的患者教育，能够提高患者的用药依从性，保障治疗效果，降低药物相关的风险和减少并发症。

8. 康复评估

康复在脑梗死的治疗中占据着核心地位，护理人员需要对患者的康复潜力和需求进行全面评估，进而制订个性化的康复计划。这一计划可能包括3个方面：物理治疗，旨在恢复肢体功能和运动能力；职业治疗，帮助患者重新适应工作和日常生活活动；言语治疗，改善语言交流和吞咽功能等多个方面。通过精准评估和定制化的康复方案，能够最大程度

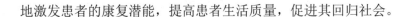

地激发患者的康复潜能，提高患者生活质量，促进其回归社会。

三、护理诊断

（1）躯体活动障碍：与运动中枢受损导致肢体瘫痪有关。

（2）语言沟通障碍：与语言中枢受损有关。

（3）吞咽障碍与意识障碍：与延髓麻痹有关。

（4）气体交换受损：与呼吸功能减弱及神经损伤导致的呼吸控制能力下降有关。

（5）活动耐受性差：与肌无力、运动协调障碍及疲劳有关。

四、护理措施

1. 监测生命体征

定期检查患者的生命体征，包括血压、心率、呼吸和体温，特别关注血压波动及心律失常的出现。必要时记录并绘制图表，便于医生评估病情变化。

2. 药物治疗管理

根据医嘱，遵循抗血小板药物（如阿司匹林）、抗凝剂（如华法林）、降压药和他汀类药物的使用方案。确保患者按时、按量服用药物，观察药物的不良反应（如出血风险），并定期进行相关实验室检查［如国际标准化比值（INR）监测］。

3. 评估神经功能

进行全面的神经功能评估，包括意识水平（使用格拉斯哥昏迷评分）、运动功能（四肢活动、肌力评分）、语言能力（流利性、理解力）和感觉状态（触觉、痛觉）。记录变化并与基线进行比较，以便及时调整护理计划。

4. 康复护理

早期介入康复护理，鼓励患者进行被动和主动运动，促进肢体活动。根据患者的具体情况安排物理治疗（如平衡训练、步态训练）、作业治疗（日常生活活动的训练）和语言治疗（改善语言功能）。

5. 营养支持

评估患者的吞咽能力，若存在吞咽困难，需给予适合的流质或软质饮食，必要时通过肠道营养（如鼻胃管）或全胃肠外营养（TPN）提供营养支持，确保患者的营养需求得到满足。

6. 心理护理

重视患者的情绪和心理状态，建立良好的医患关系，给予心理支持，鼓励患者表达内心感受。必要时可考虑转介心理咨询，帮助患者应对焦虑、抑郁等情绪问题。

7. 预防并发症

定期进行皮肤护理，评估压疮风险并采取预防措施（如使用气垫床）。预防深静脉血栓形成，鼓励适度活动、变换体位，必要时使用抗凝药物预防。

8. 健康教育

向患者及其家属介绍脑梗死的相关知识，包括病因、症状及康复过程。强调健康生活方式的重要性，如低盐饮食、控制体重、适度运动、定期体格检查，以降低复发风险。

第二节　颅内肿瘤

颅内肿瘤是指发生于颅腔内的占位性病变，可起源于脑、脑膜、神经、血管等各种组织。其病因较为复杂，可能与遗传因素、环境因素、病毒感染等有关。颅内肿瘤可分为良性肿瘤和恶性肿瘤。良性肿瘤生长缓慢，边界较清楚，对周围组织压迫相对较轻；恶性肿瘤生长迅速，侵袭性强，可破坏周围正常组织。通过头颅 CT 扫描、MRI 等影像学检查及病理活检可明确诊断，治疗方法包括手术、放射治疗、化学治疗等。

一、临床表现

1. 头痛

头痛是颅内肿瘤最常见的症状之一，通常呈现为持续性或逐渐加重的疼痛。患者可能描述为压迫性、胀痛或刺痛，常在清晨或夜间加重，可能伴随恶心和呕吐。

2. 神经系统功能障碍

肿瘤的位置不同，患者可能出现不同的神经功能损害表现。常见表现包括肢体无力、感觉丧失、视物模糊或复视、听力下降等。局部神经损伤可能导致癫痫发作或言语困难。

3. 运动协调障碍

小脑或脑干肿瘤可能引起平衡和协调能力的障碍，表现为走路不稳、手部动作笨拙或姿势不稳定。

4. 癫痫发作

颅内肿瘤患者可能出现局灶性或全身性癫痫发作，尤其是肿瘤位于大脑皮层或近大脑皮层区域时，癫痫发作可能是最初的临床表现之一。

二、护理评估

1. 健康史评估

在评估颅内肿瘤患者的健康史时，需详细询问患者的症状起始时间和发展过程，了解头痛、呕吐、视力改变、癫痫发作等症状的出现顺序及变化。特别是评估是否存在持续性头痛、恶心、呕吐等症状，这些可能与颅内压增高有关。重点询问患者的既往史，如有无脑肿瘤家族史、长期接触化学物质或接受放射治疗史，因为这些可能增加肿瘤的发生风险。此外，患者的既往疾病史，尤其是是否患有癫痫、心血管疾病或内分泌系统疾病，也需详细评估。还需了解患者有无头部外伤史，以排除创伤性病变的影响。

2. 身体状况评估

（1）意识水平评估：使用格拉斯哥昏迷评分（GCS）评估患者的意识状态，包括睁眼反应、语言反应、运动反应，特别需要监测意识障碍的发展是否与颅内压增高有关。注意记录患者是否出现嗜睡、意识模糊、记忆力减退等表现。

（2）生命体征监测：定期监测患者的血压、心率、呼吸等生命体征，尤其关注患者有无库欣反应的表现，这是颅内压增高的指征，提示病情可能迅速恶化。

（3）头痛及呕吐评估：需详细记录患者的头痛特征，如是否为清晨起床时加重、是否与姿势改变相关，判断头痛的严重程度及是否伴有喷射性呕吐，这些症状提示颅内压增高或肿瘤压迫脑组织。密切观察呕吐的频率及呕吐物的性质，并记录呕吐后的变化。

（4）瞳孔与视力评估：定期检查患者的瞳孔大小、对光反射，注意有无瞳孔散大或对光反射迟钝的现象，若有则提示颅内压显著增高或肿瘤压迫脑干。评估患者的视力变化，如视物模糊、视野缺损等，特别关注肿瘤位于视神经或视交叉的患者。

（5）运动与感觉功能评估：评估患者的运动功能，询问是否有肢体无力、偏瘫或步态不稳等症状，可能与肿瘤压迫运动神经有关。通过日常动作（如握拳、抬手等）评估肢体的力量和协调性。注意是否有感觉减退或麻木，特别是在肿瘤位于顶叶或脑干时，患者可能表现为单侧肢体感觉异常。

（6）癫痫发作史评估：详细记录患者有无癫痫发作，发作的频率、形式（如局灶性或全身性）及持续时间。评估发作的诱因及发作后患者的恢复情况，密切监控患者是否有癫痫发作加重或频率增加的趋势。

（7）内分泌功能评估：对于肿瘤累及垂体或下丘脑的患者，需评估是否有体重变化、代谢异常、性功能障碍或月经紊乱等症状。特别关注患者是否出现典型的库欣综合征或尿崩症表现，若有则提示肿瘤压迫垂体或内分泌中枢。

3. 心理-社会状况评估

（1）情绪状态评估：患者的情绪状况可能受到肿瘤及其症状的影响，护理人员需评估患者是否有焦虑、抑郁或情绪不稳定。特别是长期患有颅内肿瘤的患者，可能因病情的不确定性或症状的反复出现而产生消极情绪。需对患者进行情绪疏导，帮助患者缓解心理压力。

（2）认知功能评估：颅内肿瘤可能影响患者的认知功能，护理人员需评估患者是否有记忆力减退、判断力下降或定向障碍等表现。对于出现认知功能障碍的患者，需结合家属的反馈，评估病情对日常生活的影响。

（3）社会支持评估：了解患者的家庭支持系统，评估家属是否能够提供充分的情感支持和日常护理帮助。对于需长期康复治疗的患者，家庭支持在康复中至关重要。必要时可向患者提供社会资源，协助其获得额外的护理或经济支持。

三、护理诊断

（1）意识障碍：与颅内压增高或脑组织受压迫有关。

（2）癫痫发作的风险：与肿瘤压迫大脑皮质、导致神经元异常放电有关。

（3）颅内压增高的风险：与肿瘤占位效应和脑脊液循环受阻有关。

（4）视力受损：与肿瘤压迫视神经或视交叉有关。

（5）运动功能障碍：与肿瘤压迫运动神经或脑干有关。

（6）内分泌功能障碍：与肿瘤影响垂体或下丘脑功能有关。

四、护理措施

（一）监测颅内压

1. 持续监测颅内压变化

对颅内肿瘤患者进行定期的颅内压监测，尤其是肿瘤体积较大或位于颅后窝的患者。

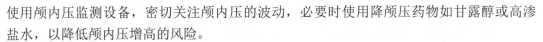

使用颅内压监测设备，密切关注颅内压的波动，必要时使用降颅压药物如甘露醇或高渗盐水，以降低颅内压增高的风险。

2. 体位管理

建议患者采取头部抬高 15°～30°的半卧位，以促进静脉回流，降低颅内压。同时，避免过度屈曲或旋转头部，防止加重脑水肿。

（二）疼痛和不适的管理

1. 头痛管理

定期评估患者头痛的性质、强度及发作频率。遵医嘱使用镇痛药物（如非甾体抗炎药或弱阿片类药物），结合物理治疗（如冷敷）帮助缓解颅内肿瘤引起的疼痛。注意观察镇痛药物的效果和不良反应，避免过度使用。

2. 呕吐护理

对于出现频繁呕吐的患者，给予止吐药（如昂丹司琼或甲氧氯普胺），并评估呕吐是否与颅内压增高或肿瘤压迫呕吐中枢有关。鼓励患者少食多餐，避免进食有刺激性的食物，帮助减少呕吐的发生。

（三）神经功能监测

1. 意识状态监测

定期通过格拉斯哥昏迷评分（GCS）评估患者的意识状态。及时记录患者是否有意识水平的变化，如嗜睡、意识模糊或昏迷。若患者的意识状态恶化，需立即报告医生，调整护理方案。

2. 肢体功能监测与康复

对有运动障碍的患者，进行简单的肢体功能测试，如让患者抬手、握拳、抬腿等，评估肌力变化。对于偏瘫或运动功能受限的患者，协助安排早期康复治疗，避免肌肉萎缩。

（四）癫痫发作预防与护理

1. 使用抗癫痫药物

对于有癫痫发作史的颅内肿瘤患者，遵医嘱使用抗癫痫药物（如丙戊酸钠或卡马西平）进行预防，密切观察药物的不良反应。若发生癫痫发作，立即确保患者的呼吸道通畅，避免患者受伤，并记录发作的类型、发作时间和持续时间。

2. 癫痫护理措施

在癫痫发作期间，避免强行压制患者肢体运动，保持环境安静，预防跌倒或自伤。对于癫痫发作频繁的患者，需根据医生建议调整药物治疗方案。

（五）视力和瞳孔监测

1. 定期进行视力评估

对于视力受损的患者，护理人员需定期进行视力检查，评估是否有视物模糊、视野缺损等症状恶化。根据视力变化，及时调整护理措施，并提供患者必需的生活辅助工具，如助视器。

2. 瞳孔反应监测

每小时监测一次患者的瞳孔大小、对光反射及反应速度，记录是否出现瞳孔散大或对光反射迟钝等异常，及时发现脑疝的早期信号，并立即报告医生。

（六）内分泌功能支持

1. 内分泌监测

对于肿瘤压迫垂体或下丘脑的患者，需定期监测激素水平，如皮质醇、甲状腺激素等。对于有明显尿崩症、甲状腺功能减退症或库欣综合征表现的患者，遵医嘱进行激素替代治疗或其他内分泌调节治疗。

2. 水、电解质管理

由于内分泌功能受损，部分患者可能出现低钠血症、钾失衡等电解质异常。需定期监测患者的电解质水平，及时给予补液或补充电解质，预防电解质紊乱导致的并发症。

（七）并发症预防

1. 脑疝的预防与护理

对于颅内肿瘤体积较大或有脑疝风险的患者，需加强监测生命体征、瞳孔变化及意识水平。密切观察患者是否出现单侧瞳孔散大、意识水平迅速下降等脑疝早期信号，及时采取降颅压措施，如脱水疗法或外科干预。

2. 血栓形成的预防

长期卧床的患者，容易发生深静脉血栓形成，护理人员应定期进行下肢血管检查，并鼓励患者适量活动或使用抗血栓袜。必要时遵医嘱给予抗凝治疗。

（八）心理护理

1. 情绪支持与心理疏导

对于因肿瘤导致长期疼痛、癫痫发作或功能丧失的患者，护理人员需密切关注患者的情绪状态，提供必要的心理支持和安慰，帮助患者减轻焦虑、抑郁等情绪问题。

2. 家庭支持与康复计划

鼓励家属参与患者的护理，了解肿瘤带来的影响和病情变化。帮助患者建立长期的康复计划，增强患者的康复信心，并提供相应的社会资源支持。

（九）营养支持

1. 饮食调节

根据患者的病情及消化功能状况，给予高营养、易消化的饮食，对于长期无法进食的患者，考虑采用胃管或肠内营养。必要时根据患者的营养状况给予静脉营养支持。

2. 营养监测

定期监测患者的体重、血清蛋白水平及电解质，评估营养状态。若发现营养不良或吸收障碍，应及时调整饮食计划或营养支持方案。

第三节　帕金森病

帕金森病（PD）是一种慢性、进行性神经系统疾病，主要发生于中老年人。该病最

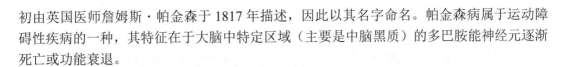

初由英国医师詹姆斯·帕金森于 1817 年描述，因此以其名字命名。帕金森病属于运动障碍性疾病的一种，其特征在于大脑中特定区域（主要是中脑黑质）的多巴胺能神经元逐渐死亡或功能衰退。

一、临床表现

（一）运动症状

1. 静止性震颤

静止性震颤是帕金森病最典型的早期症状之一，常在疾病初期出现，在休息状态或静止时最为明显。震颤通常从一侧肢体开始，尤其是手指，表现为"搓丸样"震颤，即手指和拇指间断性的摩擦动作。随着病情进展，震颤会扩散到身体的其他部位。

2. 肌肉僵硬（肌强直）

患者会感到肢体和颈部肌肉持续紧张，这种感觉像是被一根绷紧的橡皮筋牵着，导致肢体活动受限，关节转动时有阻力感，甚至在被动运动时也能感受到齿轮般的阻滞感，称为齿轮样强直。

3. 运动迟缓（行动迟缓）

表现为动作缓慢和减少，患者在进行日常活动如起床、坐下、行走、转身等时动作变得缓慢而费力。面部表情也可能变得呆板，缺乏生动的表情变化，称为面具脸。

（二）非运动症状

1. 嗅觉减退

嗅觉减退是帕金森病早期的一个显著征兆，不少患者在运动症状尚未显现之前，就已经敏锐地察觉到自身嗅觉有了明显的减弱。这种嗅觉功能的下降往往不易被察觉，但却是疾病发生的重要线索之一。对于部分患者来说，可能会逐渐对熟悉的气味变得不敏感，甚至难以分辨不同的气味，严重影响了日常生活中的饮食体验和环境感知。

2. 睡眠障碍

帕金森病患者常面临多种睡眠问题，其中包括：失眠，即入睡困难、睡眠维持困难或早醒；日间过度嗜睡，表现为白天频繁且难以控制的困倦感；快速眼动（REM）睡眠行为障碍，其特征为在 REM 睡眠期间出现肌肉活动，致使患者在梦境中做出各种动作，如喊叫、踢打等，这不仅影响自身睡眠质量，还可能对同床者造成伤害。

二、护理评估

1. 症状评估

记录患者的运动症状，包括静止性震颤、肌肉僵硬、运动迟缓和姿势不稳。使用帕金森病统一评分量表（UPDRS）进行量化评估，以准确反映症状的严重程度和变化趋势。同时，评估患者的非运动症状，如嗅觉丧失、睡眠障碍、抑郁和焦虑，以全面了解病情对患者生活的影响。

2. 日常生活能力评估

评估患者在自我照顾、用餐、穿衣、卫生等日常活动中的独立性，使用巴塞尔（Barthel）

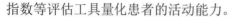

指数等评估工具量化患者的活动能力。

3. 药物治疗反应评估

定期监测患者对多巴胺替代疗法（如左旋多巴）及其他药物的反应，观察药物使用情况和服药依从性。特别关注患者是否出现药物不良反应，如运动并发症、药效波动等，以便及时调整治疗方案，确保最佳治疗效果。

4. 心理-社会评估

识别患者的情绪状态、社交互动和支持系统，了解患者面临的心理压力。评估中要特别关注抑郁和焦虑症状，这对患者的整体健康和治疗效果有重要影响。必要时，提供心理支持和咨询，帮助患者养成积极的心理状态。

5. 认知功能评估

定期评估患者认知能力和记忆力的变化，使用简易精神状态检查（MMSE）等工具，了解认知功能受影响的程度。

6. 运动功能评估

观察患者的平衡、步态、肌力和协调能力，使用 Tinetti 平衡与步态量表量化运动能力。

7. 营养评估

关注患者的饮食习惯和营养状态，评估体重变化及吞咽困难的情况。与营养师合作，制订适合患者的营养干预计划，以确保患者摄入充足的营养，促进身体健康和免疫力的提高。

三、护理诊断

（1）躯体活动障碍：与黑质病变、锥体外系功能障碍所致震颤、肌强直、体位不稳、随意运动异常有关。

（2）营养失调，低于机体需要量：与吞咽困难、饮食减少和肌强直、震颤导致机体消耗量增加等有关。

（3）语言沟通障碍：与咽喉部、面部肌肉强直，运动减少、减慢有关。

（4）潜在并发症：外伤、压疮、感染。

四、护理措施

（一）生活护理

加强巡视，主动了解患者的需要，既要指导和鼓励患者自我护理，做力所能及的事情，又要协助患者洗漱、进食、淋浴、处理大小便和做好安全防护，提高患者的舒适度，预防并发症。

（二）运动护理

1. 疾病早期

指导患者维持和增加业余爱好，鼓励患者尽量参加有益的社交活动，坚持适当运动锻炼，注意保持身体各关节的活动强度在最大活动范围内。

2. 疾病中期

告诉患者知难而退或简单的家属包办只会加速其功能衰退。平时注意做力所能及的家

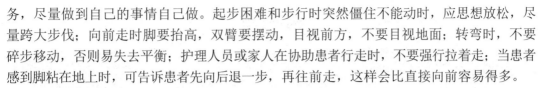

务，尽量做到自己的事情自己做。起步困难和步行时突然僵住不能动时，应思想放松，尽量跨大步伐；向前走时脚要抬高，双臂要摆动，目视前方，不要目视地面；转弯时，不要碎步移动，否则易失去平衡；护理人员或家人在协助患者行走时，不要强行拉着走；当患者感到脚粘在地上时，可告诉患者先向后退一步，再往前走，这样会比直接向前容易得多。

3. 疾病晚期

帮助患者采取舒适体位，被动活动关节，按摩四肢肌肉，注意动作轻柔，勿造成患者疼痛或骨折。

（三）安全护理

（1）对于上肢震颤未能得到控制、日常生活动作笨拙的患者，应谨防烧伤、烫伤等。为端碗持筷困难者准备带有大把手的餐具，选用不易被打碎的不锈钢饭碗、水杯和汤勺，避免使用玻璃和陶瓷制品等。

（2）对有幻觉、错觉、欣快、抑郁、精神错乱、意识模糊或智能障碍的患者应特别强调专人陪护。护理人员应认真查对患者是否按时服药，有无错服或误服，代为保管药物，每次送服到口；严格交接班制度，禁止患者自行使用锐利器械和危险品；功能障碍患者应安置在有严密监控的区域，避免自伤、坠床、坠楼、走失、伤人等意外发生。

（四）心理护理

护理人员应细心观察患者的心理反应，鼓励患者表达并注意倾听他们的心理感受，与患者讨论身体健康状况改变所造成的影响、不利于应对的因素，及时给予正确的信息和引导，使其能接受和适应自己目前的状态并能设法改善。鼓励患者尽量维持过去的兴趣与爱好，多与他人交往；指导家属关心体贴患者，为患者创造好的亲情氛围，减轻他们的心理压力。告诉患者本病病程长、进展缓慢、治疗周期长，而疗效的好坏常与患者精神情绪有关，鼓励他们保持良好心态。

（五）用药指导

告知患者本病需要长期或终身服药治疗，让患者了解常用的药物种类、用法、服药注意事项、疗效及不良反应的观察和处理。告诉患者长期服药过程中会突然出现某些症状加重或疗效减退的情况，让患者了解用药过程中出现的"开-关现象""剂末现象"及应对方法。

（六）饮食指导

告知患者及其家属导致营养低下的原因、饮食治疗的原则与目的，指导合理选择饮食组成和正确进食。给予高热量、高维生素、高纤维素、低盐、低脂且含适量优质蛋白的易消化食物，并根据病情变化及时调整和补充各种营养素，戒烟、戒酒。

（七）健康教育

（1）对于被迫退休或失去工作的患者，应指导或协助其培养新的爱好。

（2）教会家属协助患者计划每天的益智活动及参与社会活动。

（3）就诊指标：症状加重或出现精神症状时及时就诊。

第七章

常见女性生殖系统疾病的护理

第一节　多囊卵巢综合征

多囊卵巢综合征（PCOS）是一种常见的内分泌代谢性疾病，通常表现为月经不规律或闭经、高雄激素血症和多囊卵巢。其发病机制复杂，可由雌激素、孕激素、雄激素、胰岛素、胰高血糖素等多种激素的异常所导致。

一、临床表现

1. 月经不规律

PCOS 患者常表现为月经周期不规律，包括月经稀发或闭经。这种情况主要是激素水平失衡，影响卵巢的正常功能，导致排卵异常造成的。患者可能会经历周期长达数个月的无月经状态，或是月经周期间隔不定，甚至在某些情况下，每个月都有少量出血。

2. 不排卵

PCOS 患者由于卵巢内多个卵泡的发育受阻，常出现不排卵的现象。这种情况不仅影响生育，还可能导致黄体功能不足，进而引发黄体期出血等问题。这使得许多患者面临妊娠困难的问题，甚至可能经历多次流产。

3. 多毛症

由于雄激素水平升高，许多 PCOS 患者出现多毛症，表现为面部、胸部和腹部等部位的体毛过度生长。此症状常伴随患者的心理压力，导致患者自尊心受损，甚至影响社会交往和日常生活。

4. 卵巢增大

在超声检查中，PCOS 患者的卵巢通常会显著增大，且可见多个小囊泡（直径 2～9mm），这一影像学特征是诊断该病的重要依据。卵巢内的囊泡积聚，可能导致卵巢功能下降，进一步加重患者的症状。

5. 其他

50% 以上的患者有肥胖（身体质量指数 BMI ≥ 25），且多呈腹型肥胖（腰围 / 臀围 ≥ 0.8）。有的患者可出现黑棘皮病表现为阴唇、颈背部、腋下、腹股沟等皮肤皱褶处出现灰褐色的色素沉着，呈对称性分布，皮肤增厚，质地柔软。

二、护理评估

1. 病史采集与症状评估

在对患者进行评估时，详细且全面地询问其月经史，包括精准地了解患者的初潮年龄、周期长度、经量多少、经期的规律性，以及近期月经所发生的任何变化。同时，需评估患者是否存在长期无排卵、不孕或者反复流产的情况。此外，密切关注患者的体重变化、饮食习惯、运动量以及整体的生活方式。例如，是否存在高热量、高脂肪的饮食偏好，日常运动量是否不足或者过度等。而且，要特别留意患者是否有雄激素过多的临床表现，如多毛症，即在上唇、下巴、胸部、腹部等部位出现过多的毛发；痤疮，尤其是面部、背部等部位的痤疮反复发作；脱发，尤其是头顶或前额部位的头发稀疏等。同时，了解家族中有无类似疾病的病史，以此来评估遗传因素在疾病发生发展过程中可能产生的影响。

2. 体格检查

进行全面且系统的体格检查。首先，要精确测量患者的体重，并计算身体质量指数（BMI），以此来准确评估其肥胖程度。在腹部触诊过程中，仔细留意患者腹部脂肪的分布情况，判断其属于中心型肥胖还是周围型肥胖。在妇科检查中，特别注意检查卵巢的体积是否有增大的迹象，以及触摸时有无触痛感。同时，仔细观察患者身体上是否存在多毛症的表现，评估毛发的分布、密度和粗细程度。还要查看是否有痤疮的存在，以及痤疮的严重程度和分布范围，通过这些观察和检查来综合评估雄激素水平对患者身体的影响。

3. 内分泌功能评估

通过血液检测来评估患者的内分泌状态，包括精准测量性激素水平，如睾酮、雌二醇、促卵泡激素、黄体生成素比例等。这些激素水平的变化能够反映出患者下丘脑-垂体-性腺轴的功能状态，对于判断排卵情况、卵巢功能及内分泌失调的程度具有重要的诊断价值。此外，进行糖耐量试验和检测胰岛素抵抗指标，如测量空腹血糖、餐后血糖、胰岛素水平及稳态模型评估胰岛素抵抗指数（HOMA-IR）。

4. 生殖健康评估

对于患者的生殖健康评估，需要全面了解其生育愿望和生育史。对于有生育需求的患者，应当进一步深入评估其生育能力。这包括进行卵巢储备功能的检查，如测定抗米勒管激素（AMH）水平、基础窦卵泡计数等，以评估卵巢内卵子的数量和质量。同时，进行输卵管通畅性的评估，如通过子宫输卵管造影或经超声子宫输卵管造影等方法，判断输卵管是否通畅，明确有无粘连或阻塞等情况。对于存在不孕症问题的患者，还需要考虑对其配偶进行精液分析，以全面了解夫妻双方的生殖健康状况，为制订精准的治疗策略和生育指导提供全面而准确的信息。

5. 精神心理评估

通过科学、有效的问卷调查或深入面谈的方式，对患者的抑郁、焦虑状态进行全面评估。例如，运用医院焦虑抑郁量表（HADS）等专业工具，可以准确地量化患者的心理状态。PCOS患者常由于外貌改变，如多毛症、痤疮等，导致的容貌焦虑；生育方面的困扰，以及长期治疗带来的经济和心理压力等因素，面临着诸多心理挑战。因此，对患者精神心理状态的评估对于制订全面且个性化的护理计划具有举足轻重的作用。

6. 生活方式评估

深入了解患者的饮食习惯、运动频率及习惯、睡眠质量、压力管理方式等方面的情况，例如，了解患者日常饮食中是否存在高糖、高盐、高脂肪食物的摄入，蔬菜水果的摄入量是否充足；运动方面，是否存在运动不足或者运动过度的情况，运动的类型和强度是否合理；睡眠方面，是否存在入睡困难、睡眠浅、多梦易醒等问题，以及平均每天的睡眠时间

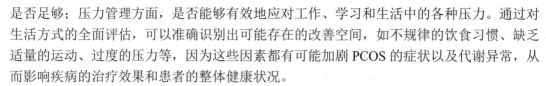

是否足够；压力管理方面，是否能够有效地应对工作、学习和生活中的各种压力。通过对生活方式的全面评估，可以准确识别出可能存在的改善空间，如不规律的饮食习惯、缺乏适量的运动、过度的压力等，因为这些因素都有可能加剧PCOS的症状以及代谢异常，从而影响疾病的治疗效果和患者的整体健康状况。

7. 社会支持与教育资源评估

评估患者的社会支持系统，包括家庭、朋友、工作环境对其疾病治疗和康复的支持程度。一个良好的社会支持系统能够为患者提供情感上的慰藉、生活上的照顾和经济上的帮助，从而增强患者战胜疾病的信心和勇气。同时，了解患者获取健康信息的能力和渠道，以及对疾病知识的认知程度。例如，患者是否了解PCOS的发病机制、症状表现、治疗方法和预防措施，是否参加过相关的健康教育课程或支持小组，能否主动地通过互联网、书籍、杂志等途径获取准确的健康信息。

三、护理诊断

（1）内分泌失调：与雄激素水平升高、胰岛素抵抗及卵巢功能异常有关。

（2）体重管理困难：与代谢紊乱及不良生活方式有关。

（3）月经不规律：与排卵障碍及激素水平波动有关。

（4）心理压力与焦虑：与身体形象、情绪波动及对生育问题的担忧有关。

（5）不孕风险：与排卵功能障碍及内分泌失调有关。

（6）生活方式不健康：与缺乏锻炼、不当饮食及压力管理不足有关。

四、护理措施

1. 生活方式干预

积极鼓励患者推行健康的饮食计划，将重点置于低糖、高膳食纤维的食物选择上，同时显著减少饱和脂肪酸及碳水化合物的摄取。这样的饮食调整不仅有助于控制体重，还能够有效地改善胰岛素抵抗的状况。在运动方面，推荐患者定期开展有氧运动，如快走、游泳、骑自行车等活动，每周至少保证150分钟的运动时长，并结合适当的力量训练。有氧运动能够提升身体的代谢率，力量训练则有助于增强肌肉力量，两者相辅相成，共同促进体重的有效管理。此外，着重向患者强调充足睡眠的重要意义，提倡建立规律且稳定的作息时间，从而显著改善睡眠质量。

2. 药物治疗管理

依据患者的具体症状和个体化需求，审慎地选择适宜的药物进行治疗。对于存在无排卵性不孕问题的患者，口服避孕药是一种可行的治疗选择，其能够有效地调整月经周期，降低雄激素水平，进而改善多毛症和痤疮等症状。胰岛素增敏剂（如二甲双胍），对于存在胰岛素抵抗问题，尤其是合并有糖耐量受损或早期糖尿病的患者，具有显著的疗效，能够有效地改善代谢状况和控制体重。对于有生育意愿的患者，促排卵药物可发挥关键作用，用于诱导排卵，从而显著增加受孕的机会。在整个药物治疗的进程中，需要密切且持续地监测可能出现的不良反应，如胃肠道不适、低血糖等，并依据实际情况及时且灵活地调整治疗方案，以确保治疗的安全性和有效性。

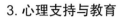

3. 心理支持与教育

为患者提供专业化的心理咨询服务，旨在协助她们妥善处理因身体形象改变及生育问题所引发的焦虑、抑郁等负面情绪。通过组织有关 PCOS 的专题讲座、小组讨论或者在线论坛等活动，大力增强患者对该疾病的深入认知，进而显著提升其自我管理的能力和水平。向患者介绍有效应对压力的技巧，如正念冥想、深呼吸练习等，帮助她们有效地减轻心理负担，以更加积极和健康的心态面对疾病和生活。

4. 体重管理计划

针对超重或肥胖的 PCOS 患者，精心制订个性化的减重目标和全面周详的计划。采用行之有效的行为疗法，如设定切实可行且易于实现的小目标，鼓励患者详细记录饮食日记，以便对每天的饮食摄入进行精确的监控和分析。定期监测体重的变化情况，建立持续的正反馈机制，及时给予患者鼓励和支持。特别强调长期生活方式的根本性改变，而非追求短期的快速减肥效果，从而有效避免体重反弹及可能对代谢功能产生的负面冲击。

5. 月经管理与生育指导

对于月经周期不规律的患者，教育并引导她们认真记录月经周期，密切监测排卵的迹象和特征。在必要的情况下，合理使用药物来调节月经周期，从而显著降低子宫内膜病变的潜在风险。为患者提供全面且深入的生育健康咨询服务，详细介绍包括试管婴儿在内的辅助生殖技术的相关选项和流程。帮助患者全面理解治疗过程中的各个环节和可能面临的问题，从而能够在充分知情的基础上做出明智和科学的决策，为实现生育愿望提供有力的支持和指导。

6. 预防并发症

密切监测并严格控制高血压、高血糖等代谢异常指标，定期安排血脂、血糖、血压的检测工作。依据检测结果，及时且精准地调整治疗方案，确保各项代谢指标维持在正常范围内。建议患者定期进行妇科检查，其中包括子宫内膜厚度的评估，以早期发现和预防子宫内膜癌的潜在风险。同时，加强对患者的教育工作，帮助她们准确识别心血管疾病的早期信号和症状，积极倡导并采取积极的生活方式，如戒烟、戒酒，合理饮食，适量运动等，从而有效降低心血管疾病的发生风险。

7. 家庭和社会支持

大力鼓励患者与家庭成员保持密切的沟通和交流，共同参与饮食和运动计划的制订与执行，从而显著增强家庭内部的支持力度。积极倡导职场环境对患者的理解和包容，如提供灵活的工作时间安排，以更好地适应患者的治疗需求和身体状况。引导患者加入专门的患者支持组织，构建起互助共享的网络平台，促进患者之间经验的交流和分享，从而进一步增强她们战胜疾病的信心和勇气。通过家庭和社会多方面的支持与协作，为患者营造一个温暖、理解和支持的外部环境，帮助她们积极应对疾病，提升生活质量。

第二节　子宫肌瘤

子宫肌瘤是生长在女性子宫肌层内的良性肿瘤，又称子宫纤维瘤或子宫腺肌瘤，通常是单个或多个结节状的肿块，可生长在子宫的任何部位。子宫肌瘤在妇女的生殖年龄范围

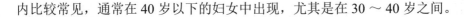

内比较常见，通常在 40 岁以下的妇女中出现，尤其是在 30 ～ 40 岁之间。

一、临床表现

1. 月经异常

子宫肌瘤常导致月经周期异常，表现为经量增多、经期延长或不规律出血。这种异常可能导致患者出现贫血，伴随疲劳、乏力和生活质量的下降。月经期间，患者常感到疼痛，程度可从轻微不适到剧烈绞痛不等，严重影响日常生活。

2. 腹部肿块

随着子宫肌瘤的增大，患者可能感受到腹部肿块或膨胀感，在运动或用力时更加明显。医生在体格检查中可能会通过触诊发现肿块，部分患者因此感到羞愧和焦虑，影响心理健康。

3. 尿频与排尿困难

当肌瘤位于膀胱附近时，可能对膀胱产生压迫，导致尿频、尿急或排尿困难。患者夜间频繁起床排尿，严重影响睡眠质量，白天则感到疲惫，注意力不集中。

二、护理评估

1. 病史采集与症状评估

对患者进行详细且深入的病史采集及全面的症状评估。需要细致地询问患者的月经史，包括月经周期的规律性、经量的多少、经期天数的变化情况，同时关注有无痛经、经间期出血等异常现象。深入了解肌瘤被发现的具体时间、其增长速度的快慢，以及是否伴有下腹部的不适感受，如是否存在压迫感，以及尿频、便秘等相关症状。此外，全面收集患者的既往史，包括生育史，如怀孕次数、分娩方式及有无流产经历；避孕方式的选择和使用情况；使用激素的历史，如是否接受过激素替代治疗或长期使用含激素的药物；以及家族肿瘤病史，特别是女性生殖系统肿瘤的相关情况。

2. 体格检查

全面而系统的体格检查应当包括腹部触诊和盆腔检查两个重要方面。通过腹部触诊这一手段，仔细评估是否存在明显的腹部包块，并进一步明确其位置、质地、移动度等关键特征。而盆腔检查则需将重点放在评估子宫的大小、形态、质地，以及是否存在压痛等方面，同时对双侧附件区进行仔细探查，留意有无异常的肿块、增厚或压痛等情况。直肠指检和膀胱指检能够有效地评估子宫肌瘤对邻近器官的影响，如是否对直肠造成了压迫，导致排便习惯改变，或者是否对膀胱产生了压力，引发尿频、尿急等症状。

3. 辅助检查评估

充分利用现代先进的医学技术进行辅助检查。超声检查，尤其是经阴道超声，因其能够直观、清晰地显示肌瘤的位置、数量、大小，以及与子宫的关系，成为重要的检查手段之一。血液检查项目，如全血细胞计数可以帮助判断患者是否存在因肌瘤导致的长期失血而引发贫血的情况，凝血功能检查则有助于评估患者在手术或其他治疗过程中的出血风险。在必要的情况下，MRI 能够发挥其独特的优势，它可以更精确地描绘肌瘤的范围、与周围组织的解剖关系，对于病情复杂的患者或者手术前的详细规划具有极其重要的价值。

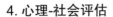

4. 心理-社会评估

对患者在面对子宫肌瘤诊断时的情绪反应进行评估，包括焦虑、恐惧、抑郁等各种心理状态的探查。同时，深入了解患者对疾病的认知程度以及对治疗效果的期望水平。患者的社会支持系统同样值得关注，包括家庭内部成员（如配偶、子女、父母）所提供的支持和关怀，朋友之间的理解和帮助，以及工作中领导和同事的态度及其所给予的便利条件等。评估这些因素如何影响患者的心理适应能力和治疗决策，能够为后续的心理支持和干预提供明确的方向。

5. 生活方式与健康管理评估

对患者的日常生活方式和健康管理情况进行全面评估。仔细了解患者的日常饮食习惯，包括摄入食物的种类，营养均衡情况，是否偏好高热量、高脂肪食物等；运动量的多少，运动的类型和频率；睡眠质量的好坏，如是否存在入睡困难、多梦易醒等问题；以及体重管理的情况，特别是肥胖情况，因为肥胖已被确认为子宫肌瘤发生和发展的危险因素之一。在此基础上，为患者提供针对性的指导，鼓励其采取健康的生活方式，如保持均衡的饮食结构，增加蔬菜、水果和优质蛋白质的摄入，减少高热量、高脂肪和高糖食物的摄取；进行适量的运动锻炼，如散步、练瑜伽、游泳等，以增强身体的抵抗力和代谢能力；保证充足且高质量的睡眠，建立规律的作息时间。同时，评估患者是否存在吸烟、饮酒等不良生活习惯，并给予相应的戒烟、戒酒建议，以减少对身体的不良影响，从而对预防肌瘤的生长和减轻相关症状发挥积极的作用。

6. 生殖健康与生育需求评估

对于有生育意愿的患者，深入且详细地了解其生育史，包括过去的妊娠经历、分娩情况及可能存在的流产或不孕的病史。同时，关切患者未来的生育计划及对生育能力的担忧和期望。评估子宫肌瘤对生育可能产生的潜在影响，如是否会增加不孕的风险，或者在妊娠过程中是否容易导致流产、早产等问题。对于计划妊娠的患者，与她们进行深入讨论，分析肌瘤管理的各种策略，包括观察等待这一保守方法、药物治疗的效果和局限性、手术治疗的利弊权衡，以及每种治疗方式在治疗后对妊娠可能产生的潜在影响。

三、护理诊断

（1）营养失调，低于机体需要量：与月经改变、长期出血导致的贫血有关。

（2）知识缺乏：缺乏子宫肌瘤疾病发生、发展、治疗及护理的相关知识。

（3）焦虑情绪：与月经异常，影响正常生活有关。

（4）自我形象紊乱：与手术切除子宫有关。

四、护理措施

1. 症状管理与疼痛控制

针对子宫肌瘤引起的症状，如月经过多、痛经、盆腔疼痛等，提供相应的护理干预。对于月经过多导致贫血的患者，监测其血红蛋白水平，必要时补充铁剂或输血。疼痛管理方面，采用阶梯式镇痛方法，首先尝试非药物治疗，如热敷、放松训练，随后按需给予非甾体抗炎药或弱阿片类药物，并密切监测镇痛效果及不良反应。

2. 生活方式指导与健康教育

鼓励患者采取健康生活方式，包括均衡饮食、规律运动、维持理想体重，特别是对于肥胖患者，减重可能有助于减缓肌瘤生长。提供关于子宫肌瘤的基本知识、治疗方法、预后的教育，增强患者自我管理能力，减轻心理负担，提高治疗的依从性。

3. 手术前后护理

对于需要手术治疗的患者，术前应详细说明手术目的、过程、潜在风险及术后恢复情况，进行必要的心理准备。执行术前准备，包括肠道准备、皮肤准备、预防性应用抗生素等。术后密切监测生命体征，早期活动促进恢复，有效管理疼痛，预防并发症，如感染、深静脉血栓形成等。特别关注阴道出血量，及时报告异常情况。

4. 药物治疗的护理

对于采用药物治疗的患者，如使用促性腺激素释放激素类似物（GnRH-a）或口服避孕药的患者，需详细说明药物的作用机制、用法用量、可能的不良反应（如潮热、骨密度下降）及应对措施。定期监测药物疗效及不良反应，必要时调整治疗方案。

5. 心理支持与情感关怀

识别并响应患者的心理需求，提供心理支持服务，如一对一咨询、团体心理辅导，帮助患者处理疾病带来的焦虑、恐惧、抑郁情绪。鼓励家庭成员参与，构建良好的社会支持网络，增强患者的心理韧性。

6. 生育管理与咨询

对于有生育需求的患者，提供个性化的生育咨询。讨论肌瘤对妊娠的影响，评估是否需要在妊娠前进行肌瘤的干预。对于妊娠期患者，加强产前监测，预防早产、流产等并发症，制订分娩计划时考虑肌瘤对分娩方式的影响。

7. 随访与长期管理

建立长期随访机制，根据肌瘤的大小、生长速度及症状变化，制订合理的复查计划，包括定期的超声检查、血液检查等。教育患者自我监测症状，及时报告新发症状或原有症状的加重，以便调整治疗策略。

8. 并发症预防与管理

针对可能的并发症，如贫血、子宫扭转、子宫内膜增生等，制订预防措施并实施相应护理。一旦发生并发症，立即评估并启动应急处理流程，与医生紧密合作，确保患者安全。

第三节　子宫内膜癌

子宫内膜癌，是一种常见的妇科恶性肿瘤，是起源于子宫内膜的一组上皮性恶性肿瘤，可侵犯子宫肌层和浆膜层，甚至转移至淋巴结、卵巢等部位。该病多见于绝经后的女性，但也有少数发生于未绝经的女性。早期症状不明显，晚期可出现异常阴道流血、白带增多等症状，需要通过组织病理学检查明确诊断。

一、临床表现

1. 异常阴道出血

最常见患者可能出现绝经后阴道出血，量一般不多。未绝经的患者表现为经量增多、经期延长或月经紊乱。

2. 白带异常

患者可能会出现白带增多、颜色和气味改变的情况。白带呈现水样、黏稠或混杂血液的特征，可能伴随不适或瘙痒，影响生活质量和社交活动。

3. 盆腔疼痛

随着疾病的进展，患者可能感受到盆腔区域的疼痛。这种疼痛可能是持续性的，也可能在排便或性交时加重，严重时影响日常活动和情绪。

4. 尿频与排尿困难

肿瘤可能压迫膀胱，导致患者出现尿频、尿急或排尿困难的症状。这些症状可能对患者的日常生活造成影响，导致失眠和焦虑。

二、护理评估

1. 病史评估

护理人员需详细询问患者的病史，包括月经史、分娩史、家族史及其他相关疾病史。了解患者的激素使用情况（如雌激素替代疗法）及其对月经周期的影响，这些因素可能与子宫内膜癌的发病相关。同时，关注患者的症状表现，如阴道出血、腹痛、体重变化等，以便评估疾病的进展情况。

2. 体格检查

进行全面的体格检查，重点检查腹部、盆腔及乳腺。通过触诊评估腹部是否有肿块或压痛，检查盆腔内是否有异常分泌物、肿块或压痛等。此外，定期进行妇科检查，以发现病变的早期迹象。

3. 心理评估

子宫内膜癌的诊断可能会给患者带来极大的心理压力。护理人员需评估患者的心理状态，了解其情绪变化、焦虑程度和对治疗的认知。通过倾听和支持，帮助患者缓解焦虑，提高其对疾病的应对能力。

4. 营养评估

评估患者的营养状态和饮食习惯。子宫内膜癌患者可能因手术、放射治疗和化学治疗而食欲下降或营养不良，建议制订个性化的饮食计划，确保摄入足够的营养，促进恢复。

5. 功能状态评估

评估患者的日常生活能力及功能状态，了解患者在治疗期间的自理能力。通过观察患者的活动能力、生活质量及自我照顾能力，识别可能需要的支持和介入措施。

6. 并发症监测

监测患者在治疗过程中的并发症，如感染、出血等，以及术后恢复情况。定期检查生命体征，关注患者的体温、心率、血压等指标，以便及早识别潜在的并发症。

三、护理诊断

（1）疼痛管理不足：与肿瘤进展及治疗相关的生理性疼痛有关。

（2）营养失调，低于机体需要量：与食欲下降、恶心及治疗不良反应有关。

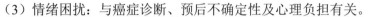

（3）情绪困扰：与癌症诊断、预后不确定性及心理负担有关。

（4）自我护理能力下降：与缺乏疾病过程及自我管理相关知识有关。

（5）潜在并发症：出血、感染及淋巴水肿。

（6）生理功能障碍：与激素水平变化及肿瘤压迫影响排尿或排便功能有关。

四、护理措施

1. 病情监测与评估

定期监测患者的生命体征，包括心率、血压、体温等，评估出血量及疼痛程度，并记录相关变化。这些监测能够帮助及时发现病情的恶化或并发症的发生。护理人员应关注患者的精神状态，评估其焦虑和抑郁水平，并提供必要的心理支持。

2. 术后护理

若患者接受手术治疗，需密切观察手术切口的愈合情况，检查是否有红肿、渗液或感染迹象。监测术后出血情况，并定期评估排尿是否正常，预防尿潴留或感染的发生。提供适当的镇痛措施，确保患者在术后能有良好的舒适度。

3. 心理支持与情绪管理

针对确诊后可能出现的焦虑与抑郁情绪，护理人员应积极倾听患者的诉说，提供情感支持。通过信息宣教，帮助患者了解疾病及治疗过程，增强其自信心，并鼓励其积极参与自我管理。

4. 营养支持与饮食指导

在治疗过程中，制订个性化饮食计划，确保患者营养均衡。建议增加高蛋白、高热量及富含维生素的食物，以增强身体的免疫力。提供饮食注意事项，帮助患者减少恶心、呕吐等治疗相关不良反应。

5. 疼痛管理与舒适护理

对于有疼痛表现的患者，实施相应的疼痛管理措施。根据医生的指示给予镇痛药物，并鼓励患者进行深呼吸、放松训练等，以减轻疼痛。此外，提供舒适的环境和适当的体位支持，帮助缓解不适。

6. 功能恢复与康复训练

术后康复阶段，鼓励患者逐渐进行身体活动，以促进血液循环和身体功能的恢复。根据患者的身体状况，制订个性化的康复训练方案，包括轻度的步行和拉伸练习，以提高其生活质量。

7. 并发症预防与监测

针对可能发生的并发症，如淋巴水肿、血栓等，实施相应的预防措施。鼓励患者进行适度的肢体活动，避免长时间静卧，并提供适当的穿戴弹力袜的指导，以降低并发症发生的风险。

8. 定期随访与健康教育

强调定期随访的重要性，帮助患者理解定期检查及影像学评估的必要性。提供有关自我监测、健康生活方式及早期症状识别的教育，鼓励患者积极参与自我管理，以提高其生活质量和疾病控制能力。

第八章
常见普通外科疾病的护理

第一节　腹外疝

腹外疝是指腹腔内的器官或组织连同腹膜壁层，经由腹壁的薄弱点或者孔隙朝着体表突出从而形成的包块。其产生主要和腹壁强度降低及腹内压力增高这两大因素存在关联。腹壁强度降低既可由先天因素导致，如某些组织穿过腹壁的部位属于先天的薄弱点；也可由后天因素引发，如手术切口愈合状况不佳、腹壁神经受到损伤、年老体衰或者肥胖致使肌肉出现萎缩等。腹内压力增高通常见于慢性咳嗽、便秘、排尿困难、举重、妊娠等情形。腹外疝中以腹股沟疝最为多见，其表现为在腹股沟区出现可复性肿块，可伴随坠胀感、疼痛等症状，严重时会发生嵌顿，甚至绞窄，进而危及生命。

一、临床表现

（一）可复性疝

1. 局部症状

（1）肿块：在腹壁薄弱部位出现可复性肿块是可复性疝最主要的临床表现。肿块通常在站立、行走、咳嗽或用力时出现，平卧或用手推送时可回纳消失。肿块的大小和形状因疝的类型和内容物而异。例如，腹股沟疝的肿块多呈梨形或椭圆形，可降入阴囊或大阴唇；脐疝的肿块多呈半球形，位于脐部；切口疝的肿块形状不规则，与手术切口的位置和大小有关。

（2）坠胀感：部分患者可在疝块出现的部位感到坠胀不适，尤其是在站立或活动时较为明显。这种坠胀感可能是疝内容物对周围组织的牵拉或刺激引起的。

2. 全身症状

一般情况下，可复性疝患者无明显全身症状。但如果疝内容物为肠管等腹腔内脏器，且疝块较大时，可能会对消化功能产生一定影响，如出现食欲下降、消化不良等症状。

（二）难复性疝

1. 局部症状

（1）肿块：难复性疝的肿块特点与可复性疝相似，但肿块通常较大，质地较硬，回纳困难。原因主要是疝内容物反复突出，与疝囊壁发生粘连，或者疝内容物为大网膜等不易回纳的组织。

（2）疼痛：部分患者疝块部位可出现隐痛或胀痛，疼痛程度一般较轻。疼痛的原因可能是疝内容物与疝囊壁的粘连、牵拉，或者疝内容物的压迫引起局部组织缺血。

2. 全身症状

难复性疝患者一般也无明显全身症状。但如果疝内容物为肠管等腹腔内脏器，且发生嵌顿的风险较高时，患者可能会出现焦虑、不安等情绪。

（三）嵌顿性疝

1. 局部症状

（1）肿块：嵌顿性疝的肿块突然增大，且疼痛明显。肿块不能回纳，质地较硬，有明显的压痛。这是由于疝内容物被疝环卡住，不能回纳腹腔，导致局部组织缺血、水肿和炎症反应。

（2）疼痛：是嵌顿性疝最突出的症状，通常为剧烈的绞痛，可伴有恶心、呕吐等胃肠道症状。疼痛的程度与疝内容物的受压程度和缺血时间有关。如果嵌顿的内容物为肠管，疼痛可放射至腹部其他部位。

（3）肠梗阻症状：如果嵌顿的疝内容物为肠管，可引起肠梗阻症状，如腹痛，腹胀，呕吐，停止排气、排便等。肠梗阻的程度与嵌顿肠管的部位、范围和时间有关。

2. 全身症状

（1）发热：随着嵌顿时间的延长，局部炎症反应加重，可出现发热。患者体温一般在38℃左右，严重者可达39℃以上。发热是炎症反应的一种全身性表现。

（2）白细胞计数升高：血液检查可发现白细胞计数升高，中性粒细胞比例升高。这是由于局部炎症反应引起机体免疫反应，白细胞计数升高以对抗感染。

二、护理评估

1. 详细收集病史

对患者进行全面的病史询问，以深入了解腹外疝的具体情况，包括发生时间、发展过程及有无诱因，如重体力劳动、咳嗽或便秘等。详细记录患者的症状表现，特别是腹痛的性质（如钝痛或锐痛）、强度（从轻微到剧烈）、部位及发作频率。同时，询问是否伴有其他症状，如恶心、呕吐、食欲下降等。此外，关注患者的既往手术史，尤其是涉及腹部的手术记录，以及家族史，以评估遗传因素的影响。

2. 体格检查

进行全面的腹部体格检查，首先观察腹部的外观，记录疝囊的大小、位置及外观特征。随后进行触诊，评估疝囊的可还纳性，观察患者是否存在压痛或肿块。同时，对比左右侧腹，以确定腹壁的完整性和肌肉的弹性。此过程有助于明确病变的严重程度，并为后续的治疗方案提供依据。

3. 生命体征监测

定期监测患者的生命体征，包括体温、脉搏、呼吸频率和血压。应特别注意体温的变化，以识别可能的感染迹象，并观察心率变化，以评估循环状态。记录血压变化，尤其是在出现疼痛或其他症状时，以判断病情的严重程度。生命体征的监测有助于早期识别潜在的并发症，并为临床决策提供重要信息。

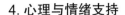

4. 心理与情绪支持

评估患者的心理状态，关注其对疾病的认知和情绪反应，特别是对手术及康复过程的担忧。提供心理支持和信息教育，帮助患者理解疾病的性质，并鼓励其表达情感与疑虑，以减轻焦虑。有效的心理支持能够提升患者的应对能力，促进康复。

5. 营养状态评估

评估患者的营养摄入状况，包括饮食习惯、食欲变化及体重变化等。关注患者是否存在营养不良的情况，并根据评估结果及时调整饮食方案，以确保患者术前具有良好的营养状态，从而增强其恢复能力。良好的营养状态对术后康复至关重要，能够促进伤口愈合和免疫功能的提升。

6. 并发症监测

密切观察腹外疝可能引发的并发症，特别是肠梗阻、嵌顿或绞窄等表现。应特别注意患者腹部症状的变化，如腹痛加剧、腹胀或呕吐等，及时上报医生，以便进行进一步评估和干预。这一环节对于预防严重并发症的发生至关重要。

7. 护理计划与患者教育

制订个性化的护理计划，结合患者的具体情况与需求，提供相关的健康教育，包括生活方式的调整、饮食建议及术后护理指导等，以促进患者的康复和预防复发。患者教育不仅有助于增进患者对疾病的认识，还有助于增强其自我管理能力，从而提高其生活质量。

三、护理诊断

（1）组织灌注不足：与疝囊内脏器受到压迫及血流受阻有关。

（2）腹痛：与腹腔内压增高及疝内容物的牵拉有关。

（3）肠梗阻风险：与疝内容物可能被夹住或扭转有关。

（4）感染风险：与手术后伤口的清洁度、保护措施及患者的基础健康状况有关。

（5）营养失调，低于机体需要量：与术后活动能力受限及饮食摄入不足有关。

四、护理措施

（一）术前护理

1. 病情观察与评估

（1）密切观察患者疝块的大小、形状、质地、有无压痛及能否回纳等情况。注意观察患者是否出现腹痛、恶心、呕吐、腹胀等肠梗阻症状，以及有无发热、白细胞计数升高等感染征象。

（2）评估患者的生命体征，包括体温、脉搏、呼吸、血压等。了解患者的一般健康状况，如有无慢性疾病、营养状况等。

2. 心理护理

（1）向患者及其家属介绍腹外疝的病因、症状、治疗方法和预后，有助于减轻患者的焦虑和恐惧心理。

（2）倾听患者的担忧和问题，给予耐心的解答和支持，增强患者对治疗的信心。

3. 饮食护理

（1）给予患者高热量、高蛋白、高维生素、易消化的饮食，以增强患者的体质，提高手术耐受性。

（2）对于有便秘倾向的患者，应增加膳食纤维的摄入，保持大便通畅。避免进食辛辣、刺激性食物，以免引起咳嗽等导致腹内压增高的因素。

4. 肠道准备

（1）对于拟行手术治疗的患者，术前应进行肠道准备，以减少术后肠胀气和便秘的发生。可给予患者缓泻剂或灌肠，清除肠道内的积粪和积气。

（2）术前禁食 8～12 小时，禁饮 4～6 小时，以防麻醉过程中发生呕吐或误吸。

5. 皮肤准备

（1）术前应清洁手术区域的皮肤，剃除手术部位的毛发，以降低术后感染的风险。

（2）注意避免损伤皮肤，防止切口感染。

（二）术后护理

1. 病情观察与监测

（1）密切观察患者的生命体征，包括体温、脉搏、呼吸、血压等。注意观察患者的意识状态、面色、尿量等，及时发现休克等并发症的早期征象。

（2）观察伤口敷料是否干燥、有无渗血渗液。如有渗血渗液，应及时更换敷料，并观察伤口周围有无红肿、疼痛等感染迹象。

（3）观察患者有无腹痛、腹胀、恶心、呕吐等肠梗阻症状，以及有无发热、白细胞计数升高等感染征象。

2. 体位与活动

（1）术后患者应取平卧位，膝下垫一软枕，使髋关节微屈，以减轻腹壁张力，缓解疼痛，有利于伤口愈合。

（2）术后 6～12 小时，患者可在床上翻身活动；术后 1～2 天，可根据患者的恢复情况，逐渐下床活动。但应避免剧烈活动和重体力劳动，以免引起腹内压增高，导致疝复发。

3. 饮食护理

（1）术后禁食 6 小时，待肛门排气后，可逐渐给予流质饮食、半流质饮食，然后过渡到普通饮食。

（2）饮食应清淡、易消化，避免进食辛辣、刺激性食物和产气食物，如豆类、甜食等，以免引起腹胀。

4. 伤口护理

（1）保持伤口敷料清洁、干燥，避免尿液、粪便污染伤口。如有污染，应及时更换敷料。

（2）观察伤口有无红肿、疼痛、渗出等感染迹象，如有感染，应及时通知医生处理。

（3）术后可使用腹带或沙袋加压包扎伤口，以减轻腹壁张力，促进伤口愈合。

5. 预防并发症

（1）预防阴囊水肿：术后可用"丁"字带将阴囊托起，或在阴囊下方放置沙袋，以促

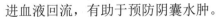

进血液回流，有助于预防阴囊水肿。

（2）预防切口感染：严格执行无菌操作，保持伤口清洁、干燥。合理使用抗生素，预防感染。如有感染迹象，应及时处理。

（3）预防疝复发：指导患者避免导致腹内压增高的因素，如咳嗽、便秘、排尿困难等。术后3个月内应避免重体力劳动和剧烈运动。

（三）出院指导

1. 饮食与活动

（1）指导患者合理饮食，保持大便通畅。多吃蔬菜、水果，避免进食辛辣、刺激性食物和产气食物。

（2）逐渐增加活动量，但应避免剧烈活动和重体力劳动。术后3个月内应避免提重物、跑步、爬山等剧烈运动。

2. 预防疝复发

（1）指导患者避免导致腹内压增高的因素，如咳嗽时应按压伤口，避免用力排便，及时治疗慢性咳嗽、便秘、排尿困难等疾病。

（2）告知患者如出现疝复发的症状，如疝块再次突出、疼痛等，应及时就医。

3. 定期复查

（1）告知患者术后应定期复查，一般术后1个月、3个月、6个月各复查一次，以后每年复查1次。

（2）复查时应携带病历资料，以便让医生了解患者的病情变化和恢复情况。

第二节　阑尾炎

阑尾炎是指阑尾发生的炎症性病变，阑尾是一条细长且弯曲的盲管，位于人体的右下腹位置。多种因素均能引发阑尾炎，较为常见的病因是阑尾管腔阻塞，大多由淋巴滤泡增生、粪石等所致，使得阑尾腔内的压力升高，细菌在这种环境里大量滋生，进而引发感染。按照病情的严重程度，阑尾炎分为急性单纯性阑尾炎、急性化脓性阑尾炎、坏疽性阑尾炎及穿孔性阑尾炎等。及时进行诊断并采取适宜的治疗措施极为重要。

一、临床表现

（一）症状

1. 腹痛

疼痛是阑尾炎最为典型的症状。初始疼痛大多位于上腹部或者脐周，属于内脏性疼痛，疼痛的性质比较模糊，定位不够确切。数小时至十几个小时后，疼痛渐渐转移并固定于右下腹麦氏点周边，这时疼痛转变成躯体性疼痛，疼痛性质更为剧烈，定位清晰。麦氏点位于脐与右髂前上棘连线的中外1/3交界处。麦氏点存在显著的压痛，是诊断阑尾炎的重要体征之一。压痛的程度和炎症的轻重程度相关，炎症较轻时，压痛或许较轻；炎症较重时，压痛明显，甚至伴有反跳痛与肌紧张。可能伴有恶心、呕吐、食欲下降等胃肠道症状。呕

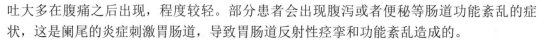

吐大多在腹痛之后出现，程度较轻。部分患者会出现腹泻或者便秘等肠道功能紊乱的症状，这是阑尾的炎症刺激胃肠道，导致胃肠道反射性痉挛和功能紊乱造成的。

2. 全身症状

在发病初期，患者体温一般正常或者轻度升高，随着炎症的加剧，体温逐渐上升至38℃左右，乃至更高。发热属于机体针对炎症的一种全身性反应，主要是由细菌感染释放的毒素刺激体温调节中枢所引发。患者常感到全身乏力、疲倦，这是炎症反应和发热使机体代谢加快、能量消耗增多，以及食欲下降、摄入不足等因素共同作用的结果。血常规检查能够看到白细胞计数及中性粒细胞比例升高，这是机体对细菌感染的一种免疫反应，白细胞计数升高有助于吞噬和消灭细菌。

（二）体征

1. 右下腹压痛

麦氏点处的固定压痛是阑尾炎的重要体征。在进行检查时，医生以手指按压麦氏点，患者会有显著的疼痛。压痛的范围通常不大，一般局限于右下腹麦氏点周围。然而在炎症较为严重时，压痛的范围能够扩展至整个右下腹，甚至达上腹部与盆腔。

2. 反跳痛和肌紧张

当医生在压痛部位迅速抬手时，患者会感到疼痛突然加剧，即为反跳痛。反跳痛是腹膜受到炎症刺激的表现，意味着炎症已累及腹膜。腹肌紧张同样是阑尾炎的常见体征之一。炎症对腹膜的刺激能够引发腹肌反射性收缩，使腹壁肌肉紧张。轻度肌紧张时，触诊会感觉腹壁稍硬；重度肌紧张时，腹壁硬如木板。

二、护理评估

（一）健康史评估

1. 症状及病史

详细询问患者的主要症状，包括腹痛的性质、位置及持续时间，以便确定症状的特点和可能的病因。关注疼痛是否呈现急性发作、逐渐加重或持续不减，是否伴有恶心、呕吐、腹泻或食欲下降等相关症状。需记录既往的腹部手术史或消化系统疾病史，包括急性或慢性胃肠道疾病，以帮助评估病情的严重程度及患者的基础健康状况。

2. 家族史

询问家族中有无阑尾炎或其他消化系统疾病的家族史。家族史可能影响患者的风险评估，帮助确定是否存在遗传倾向，进而指导后续的预防和护理措施。

（二）身体状况评估

1. 生命体征

定期监测患者的生命体征，包括体温、脉搏、呼吸及血压。注意发热、脉搏加快及呼吸急促等变化，可能提示感染或炎症的存在，需密切观察并及时记录变化，以评估患者的病情进展。

2. 腹部检查

进行腹部的系统性触诊检查，重点关注右下腹部的压痛、反跳痛及肿块情况。评估腹

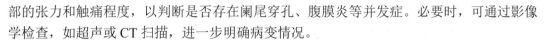

部的张力和触痛程度，以判断是否存在阑尾穿孔、腹膜炎等并发症。必要时，可通过影像学检查，如超声或 CT 扫描，进一步明确病变情况。

3. 营养状态

评估患者的营养状况，关注其在住院期间的进食困难、食欲下降及体重变化情况。营养不良可能影响患者的免疫功能和术后恢复，需根据评估结果制订相应的营养支持方案，以确保患者能够在术后快速恢复体力。

（三）心理-社会状况评估

1. 心理状态

评估患者的情绪和心理状态，关注其对阑尾炎及手术治疗的理解和应对能力。患者的焦虑或恐惧等不良情绪可能会影响其治疗的配合度，因此需通过有效的沟通与心理支持，帮助患者缓解不良情绪，增强其对治疗的信心。

2. 社会支持

了解患者的社会支持系统，包括家庭、朋友及社会资源的支持情况。良好的社会支持有助于减轻患者的情绪负担，促进其心理健康和术后康复，因此护理人员需关注并利用这些资源，帮助患者更好地适应疾病和治疗过程。

通过全面细致的护理评估，能够深入了解阑尾炎患者的健康状况，为后续护理措施的制订提供重要依据，从而确保患者得到更有针对性和有效的护理。

三、护理诊断

（1）右下腹急性疼痛：与阑尾炎导致的局部炎症反应和神经刺激有关。
（2）感染风险增加：与阑尾内细菌增殖、阑尾穿孔及腹腔内脓肿形成有关。
（3）脱水风险：与持续呕吐、腹泻及术前禁食有关。
（4）术后焦虑：与突发疾病、手术及术后恢复过程的未知性有关。
（5）营养失调，低于机体需要量：与术后恢复期间进食困难及胃肠道功能恢复缓慢有关。

四、护理措施

（一）术前护理

1. 病情观察与评估

密切观察患者的生命体征，包括体温、脉搏、呼吸、血压等。注意患者腹痛的部位、性质、程度、发作频率和持续时间，以及有无恶心、呕吐、腹泻等胃肠道症状。评估患者的心理状态，了解其对疾病的认知和担忧程度。对于焦虑、恐惧的患者，给予心理支持和安慰。协助医生进行相关检查，如血常规、腹部超声等，以明确诊断和评估病情严重程度。

2. 疼痛管理

指导患者采取舒适的体位，如半卧位或屈膝侧卧位，以减轻腹部张力，缓解疼痛。对于疼痛较轻的患者，可采用非药物治疗方法，如分散注意力（听音乐、看电视、阅读等）、放松训练（深呼吸、冥想等）。疼痛较剧烈时，遵医嘱给予镇痛药物，并观察药物的疗效和不良反应。

3. 饮食护理

急性发作期患者应禁食，以减少胃肠道负担，防止炎症扩散。待病情稳定后，根据医嘱逐渐给予流质、半流质饮食，如米汤、面汤、粥等，避免食用辛辣、油腻、刺激性食物。

4. 心理护理

向患者及其家属介绍阑尾炎的病因、症状、治疗方法和预后，减轻其焦虑和恐惧心理。鼓励患者表达自己的感受和需求，给予关心和支持，增强其战胜疾病的信心。

5. 肠道准备

对于拟行手术治疗的患者，术前应进行肠道准备，以降低术后感染的风险。可遵医嘱给予泻药或灌肠，清除肠道内的积粪和积气。告知患者肠道准备的目的和方法，取得其配合。

（二）术后护理

1. 病情观察与监测

术后密切观察患者的生命体征，尤其是体温、脉搏、呼吸和血压的变化。注意观察患者的面色、神志、尿量等，及时发现休克等并发症的早期征象。观察伤口敷料是否干燥，有无渗血、渗液。如有渗血、渗液，应及时更换敷料，并观察伤口周围有无红肿、疼痛等感染迹象。观察患者的腹痛情况，了解疼痛的性质、程度、发作频率和持续时间。如腹痛加重或出现新的腹痛部位，应及时报告医生。观察患者的胃肠道功能恢复情况，包括肛门排气、排便时间等。鼓励患者早期活动，促进胃肠道功能恢复。

2. 疼痛管理

术后患者常伴有切口疼痛，可根据疼痛程度给予相应的镇痛措施。例如，使用镇痛药物、采用物理疗法（如冷敷、热敷等）缓解疼痛。指导患者正确咳嗽、翻身和活动，避免牵拉伤口引起疼痛。咳嗽时可用手按压伤口，以减轻疼痛。

3. 饮食护理

术后禁食，待肛门排气后，可逐渐给予流质饮食，如米汤、果汁等。避免进食牛奶、豆浆等易产气食物，防止腹胀。随着胃肠道功能的恢复，逐渐过渡到半流质饮食和普通饮食。饮食应清淡、易消化，富含蛋白质、维生素和纤维素，以促进伤口愈合和身体恢复。

4. 活动护理

术后早期鼓励患者在床上进行翻身、活动四肢等轻微活动，以促进血液循环，防止下肢深静脉血栓形成。待患者病情稳定后，协助其下床活动，逐渐增加活动量和活动时间。活动时应注意保护伤口，避免过度用力。

5. 伤口护理

保持伤口敷料清洁、干燥，避免尿液、粪便污染伤口。如有污染，应及时更换敷料。观察伤口有无红肿、疼痛、渗出等感染迹象，如有感染，应及时通知医生处理。术后一般7天左右拆线，拆线后应注意伤口的保护，避免碰撞和摩擦。

6. 并发症的预防和护理

（1）出血：密切观察伤口敷料和引流管的情况，如发现有大量渗血或血性引流液，应及时报告医生处理。同时，观察患者的生命体征，如有面色苍白、脉搏细速、血压下降等休克表现，应立即建立静脉通道，补充血容量。

（2）切口感染：严格执行无菌操作，保持伤口清洁、干燥。合理使用抗生素，预防感染。如有感染迹象，应及时拆除部分缝线，进行引流和换药。

（3）粘连性肠梗阻：鼓励患者早期活动，促进胃肠道功能恢复。注意观察患者的腹痛，腹胀，呕吐，停止排气、排便等症状，如有异常，应及时报告医生处理。

（三）出院指导

1. 饮食

患者出院后，务必要持续维持清淡、易消化的饮食，坚决防止食用辛辣、油腻、具有刺激性的食物。循序渐进地增多饮食的类别与数量，注重营养的均衡搭配，多摄入富含蛋白质、维生素及纤维素的食物。培养优良的饮食习惯，按时按量进餐，严禁暴饮暴食。

2. 活动

出院后患者应当逐步增加活动量，然而必须规避剧烈的运动及重体力劳动。注重休息，确保拥有充足的睡眠时长，防止过度劳累。适度且合理的活动能够促进身体机能的恢复，但过度的活动则可能对身体造成不必要的负担和损伤。

3. 伤口护理

在伤口愈合之后，可以进行淋浴，不过要防止伤口长时间处于浸泡状态。若伤口出现红肿、疼痛、渗出等异常状况，应当即刻前往医院就诊。伤口的妥善护理对于预防感染和促进愈合至关重要，任何异常都需要及时的医疗干预。

4. 定期复查

需明确告知患者，出院之后应当按照要求定期复查，通常在术后 1 个月、3 个月、6 个月分别复查 1 次。复查时需携带病历资料，以便医生全面了解患者的病情变化及恢复情况，从而能够给出精准且适宜的后续治疗建议和康复指导。

第三节　肠梗阻

肠梗阻是一种常见的外科急腹症。它是由多种原因导致的肠内容物在肠道中通过时受阻。病因可能是肠管本身的病变，如肠粘连、肠扭转、肠套叠、肠道肿瘤等引起肠腔狭窄或阻塞；也可能是肠外因素，如嵌顿性疝、腹腔内肿块压迫等。肠梗阻发生后，肠管的正常蠕动和排空功能受到破坏，引起腹痛，呕吐，腹胀，停止排气、排便等典型临床表现。若不及时诊断和治疗，可导致肠管缺血性坏死、腹膜炎、休克等严重后果，对患者生命健康造成极大威胁。

一、临床表现

1. 消化系统症状

肠梗阻的主要症状包括腹痛、腹胀、恶心与呕吐，以及排便和排气异常。腹痛通常表现为间歇性或持续性，患者可能描述为绞痛或钝痛，常伴随腹部的胀满感。腹胀是肠腔内气体和液体积聚引起的，触诊时可感到腹部明显膨隆。恶心与呕吐往往随着病情的加重而加剧，呕吐物的性质可能与梗阻的部位有关，早期可能为食物残渣，后期则可能出现胆汁性呕吐。排便和排气异常是肠梗阻的重要特征，患者可能出现排便减少、无排便或排气困难。

2.体征表现

在体格检查中，肠鸣音的变化是肠梗阻的一个重要体征。早期可能听到肠鸣音亢进，随着病情的进展，肠鸣音可能逐渐减弱或消失。腹部触诊时，可能出现压痛，尤其是在梗阻部位附近。此外，有时可以触及肠道肿块，表明肠道内容物积聚。

3.全身症状

肠梗阻常伴有脱水与电解质紊乱的表现，这主要是持续的呕吐和液体丧失造成的。患者可能出现口干、尿量减少和体重减轻等症状。同时，感染的迹象可能表现为发热、寒战及白细胞计数升高等，提示患者可能存在继发感染。整体来看，肠梗阻的临床表现具有多样性，及时地评估和处理至关重要。

二、护理评估

（一）健康史评估

1.症状及病史

详细询问患者的主要症状，包括腹痛的性质、部位及持续时间，了解疼痛是否呈波动性、持续性或是间歇性，是否有伴随症状，如恶心、呕吐、腹胀或排便、排气的改变等。这些信息有助于判断梗阻的性质及严重程度。同时，询问既往的消化系统疾病史，如慢性便秘、肠道肿瘤或手术史，了解是否存在肠梗阻的高风险因素。

2.药物史

了解患者近期是否使用过影响肠道功能的药物，如抗生素、镇痛药或麻醉药物等。某些药物可能导致肠道动力减弱，增加肠梗阻的风险，因此需记录并评估药物的影响。

（二）身体状况评估

1.生命体征

定期监测患者的生命体征，包括体温、脉搏、呼吸和血压。注意观察发热、脉搏加快及低血压等生理变化，可能提示感染或脱水，需及时采取措施进行处理。

2.腹部检查

进行腹部的系统性检查，重点关注腹部的胀满感、压痛和肠鸣音的变化。检查是否存在肿块或明显的压痛区域，以判断梗阻的部位及严重程度。必要时，结合影像学检查（如超声或 CT 扫描）来确认肠梗阻的类型和原因。

3.水、电解质平衡

评估患者的液体摄入和排出情况，监测尿量及体重变化，以便及时发现脱水或电解质紊乱的风险。通过实验室检查（如血清电解质、肾功能检查）评估液体状态，必要时给予补液治疗。

（三）心理-社会状况评估

1.心理状态

关注患者的情绪状态，评估其对肠梗阻及可能的手术治疗的理解和应对能力。患者的焦虑和恐惧可能影响其配合度，护理人员应通过沟通和心理支持来缓解患者的紧张情绪，增强其对治疗的信心。

2. 社会支持

了解患者的社会支持网络，包括家庭、朋友和社会资源的支持情况。有效的社会支持可以帮助患者更好地应对疾病和治疗过程，改善其整体心理状态。

三、护理诊断

（1）肠道通畅性受损：与肠腔内阻塞、肠道内容物积聚有关。

（2）水、电解质紊乱：与呕吐、腹泻或肠道吸收不足导致的水分和电解质流失有关。

（3）腹痛与不适：与肠道蠕动减少和肠腔内压力增加有关。

（4）焦虑与恐惧：与疾病进展、治疗过程及预后的不确定性有关。

（5）营养失调，低于机体需要量：与肠道功能受损和食物摄入限制有关。

（6）潜在并发症：如肠穿孔、感染和败血症等。

四、护理措施

（一）监测生命体征

定期监测患者的生命体征，包括体温、心率、呼吸频率和血压。特别注意体温的变化，因其可能提示感染的发生。同时，观察心率和血压的波动，以识别潜在的休克状态。记录数据，以便及时分析患者的病情变化。

（二）评估腹部状态

进行全面的腹部检查，定期评估腹部的形状、膨隆程度及压痛情况。观察肠鸣音，记录其变化，注意是否出现肠鸣音减弱或消失的现象。特别是在患者疼痛加重或出现呕吐时，应密切监测腹部的变化，判断梗阻的严重程度。

（三）维持静脉通路

为患者建立静脉通路，以便及时输液和补充电解质。根据医嘱给予适当的液体和电解质补充，以防脱水与电解质紊乱。注意观察静脉输液的反应，确保无渗漏、肿胀等不良反应，保持静脉通路的通畅性。

（四）禁食与肠道减压

根据医嘱，患者需禁食，防止食物进入肠道加重梗阻。同时，可能需要插入胃管进行肠道减压，减少腹内压力，防止呕吐及其并发症。定期检查胃管的排出情况，以确保其正常功能，并观察有无腹痛加重或腹部膨胀加重的现象。

（五）疼痛管理

根据患者的情况，提供适当的疼痛管理，遵医嘱使用镇痛药物。同时，注意观察镇痛药物对肠道功能的影响，防止进一步抑制肠道蠕动。定期评估疼痛程度，及时调整药物种类和剂量，以确保患者的舒适度。

（六）营养支持

根据患者的状态评估，适时考虑营养支持，尤其在病情稳定后，逐步恢复肠内营养。

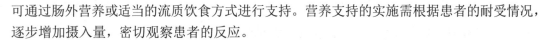

可通过肠外营养或适当的流质饮食方式进行支持。营养支持的实施需根据患者的耐受情况，逐步增加摄入量，密切观察患者的反应。

（七）心理支持与教育

给予患者及其家属心理支持，缓解其焦虑情绪，提供有关疾病及治疗过程的信息，增进其对治疗的理解和配合。通过沟通，了解患者的心理状态，帮助其调整对疾病的认知，促进患者积极配合治疗。

（八）观察并发症

密切关注可能的并发症，如肠穿孔、出血、感染等。若发现异常情况，及时报告医生，并采取相应措施。通过监测实验室检查结果，如白细胞计数，评估是否存在感染风险，以便早期进行干预。

第四节　门静脉高压症

门静脉高压症是指由各种各样的原因致使门静脉系统压力升高所引发的一组临床综合征。门静脉主要负责收集腹腔内部消化器官（如胃、肠、胰等）的血液，并将其引流至肝脏进行代谢。当出现肝硬化、门静脉血栓形成、门静脉受到肿瘤压迫等状况时，门静脉的血流会受到阻碍，压力随之升高。

一、临床表现

（一）主要症状

门静脉高压症的主要症状包括腹部不适、腹胀、食欲下降及消化道出血。患者可能感到上腹部隐痛或胀满，尤其在进食后加重。腹胀是由于门静脉压力升高导致肝血流障碍，进而引起液体积聚。食欲下降可能与消化功能障碍有关，而消化道出血则可能表现为黑便或呕血，严重时可导致休克。

（二）体征表现

在体格检查中，患者可能表现出肝脾大，触诊可发现肝大且边缘光滑。腹部触诊可发现腹水，常表现为腹部膨隆和叩诊浊音。门静脉高压症患者可能伴有皮肤异常表现，如静脉曲张，特别是在腹壁或食管部位。

（三）伴随症状

患者常伴有体液潴留，表现为下肢水肿或腹水，可能导致体重增加。由于门静脉压力增高，患者还可能出现肝功能异常，表现为黄疸或血清转氨酶升高。此外，肝性脑病也可能发生，患者可出现意识模糊、精神状态改变等神经系统症状，提示病情的复杂性和严重性。

二、护理评估

1.病史评估

全面收集患者的病史，包括肝脏病史、腹部手术史及家族史。了解患者有无肝硬化、肝炎、肝肿瘤等相关疾病的病史，评估肝功能损害的程度及其对门静脉高压的影响。

2. 症状观察

观察患者的临床表现，包括腹部不适、食欲下降、乏力、黄疸、肝脾大、下肢水肿等。询问症状的发生时间、频率和严重程度，特别注意腹痛、腹胀、食欲下降等表现。关注有无上消化道出血的表现，如呕血或黑便，评估出血的程度和频率。此外，监测患者有无腹水形成，定期测量腹围以观察变化。

3. 体格检查

进行全面的体格检查，特别是腹部检查。注意腹部的膨隆程度、肝脾的大小、压痛及肠鸣音的变化。检查下肢水肿的程度，观察皮肤和黏膜的颜色，注意有无黄疸及蜘蛛痣的出现，以判断肝功能的受损害程度。

4. 实验室检查

定期监测肝功能［如丙氨酸转氨酶（ALT）、天冬氨酸转氨酶（AST）、总胆红素（TBiL）、结合胆红素（CB）、白蛋白（ALB）等］、凝血功能［如凝血酶原时间（PT）、活化部分凝血活酶时间（APTT）］和电解质水平，评估肝功能及凝血状态的变化。结合肝影像学检查（如B超、CT扫描等），进一步评估门静脉压力的情况及肝的结构变化。

5. 心理状态评估

评估患者的心理状态和情绪反应，了解其对疾病的认知和应对能力。关注患者可能出现的焦虑、抑郁情绪，提供必要的心理支持与沟通，帮助其理解病情，提高其对治疗的配合度。

6. 并发症监测

密切观察门静脉高压可能引发的并发症，如食管胃底静脉曲张出血、腹水感染（如腹膜炎）等。注意患者有无感染的迹象，定期评估白细胞计数及腹水的性质，及时识别并发症，并报告医生进行处理。

三、护理诊断

（1）肝功能损害相关的代谢障碍：与肝血流动力学改变、肝细胞功能受损有关。

（2）腹水形成的风险：与门静脉压力升高、肝淤血及肝合成功能下降有关。

（3）食管胃底静脉曲张出血的风险：与门静脉高压引起的食管静脉扩张有关。

（4）营养失调，低于机体需要量：与饮食摄入营养不足、腹痛或不适有关。

（5）心理-社会适应困难：与疾病带来的疼痛、长期治疗及生活质量下降有关。

四、护理措施

（一）病情观察与评估

1. 生命体征监测

密切观察患者的体温、脉搏、呼吸、血压等生命体征，及时发现异常变化。如出现体温升高，可能提示感染；脉搏加快、血压下降可能提示出血或休克等严重情况。观察患者的意识状态、面色、皮肤温度和湿度等，评估患者的整体状况。

2. 症状观察

观察患者是否存在食欲下降、恶心、呕吐、腹胀、腹痛等症状，以及症状的严重程度及变化情况。留意观察大便的颜色、形状与排便次数，查看有无便血或者黑便。密切观察患者有无呕血、黑便等上消化道出血的症状，记录出血的量、颜色及性质。观察患者的面色、脉搏、血压等生命体征的变化，以此判断出血的严重程度。观察患者的腹部膨隆程度、腹围变化、移动性浊音等，对腹水的量及其变化进行评估。注意观察患者有无呼吸困难、下肢水肿等症状，判别腹水对心肺功能和周围组织的影响。

3. 并发症观察

观察患者的意识状态、行为举止、智力水平等，以此判断是否存在肝性脑病的早期症状。注意观察患者的血氨水平、电解质平衡等情况，及时察觉肝性脑病的危险因素。观察患者是否出现发热、寒战、咳嗽、咳痰等感染症状，以及伤口、穿刺部位等有无红肿、疼痛、渗出等感染迹象。定期检查血常规、C 反应蛋白等感染指标，及时发现感染的发生情况。

（二）休息与活动管理

1. 休息

患者应保证充足的休息，避免过度劳累和剧烈运动。休息可以减少肝脏的负担，有利于肝细胞的修复和再生。对于有腹水、出血等严重症状的患者，应绝对卧床休息，采取半卧位或侧卧位，以减轻呼吸困难和腹水对腹部器官的压迫。

2. 活动指导

在病情稳定后，患者可以逐渐增加活动量，但应避免剧烈运动和重体力劳动。活动可以促进血液循环，有助于增强体质、提高免疫力。患者可以进行适量的散步、打太极拳等有氧运动，以及深呼吸、肢体伸展等康复训练。活动时应注意安全，避免跌倒和受伤。

（三）饮食护理

1. 营养支持

患者应摄入高热量、高蛋白质、高维生素、易消化的饮食，以满足机体的营养需求。蛋白质的摄入量应根据患者的肝功能和氮平衡情况进行调整，避免摄入过多蛋白质加重肝脏负担。避免食用辛辣、油腻、刺激性食物，戒烟酒。

2. 饮食限制

患者应当限制钠的摄取，避免进食高盐食物，如咸菜、咸鱼、咸肉等。钠的摄入量需根据患者的腹水程度及血钠水平予以调整，通常每天不超过 2g。患者应避免食用粗糙、坚硬、有刺激性的食物，如油炸食品、坚果、辣椒等。此类食物容易导致食管胃底静脉曲张破裂，从而引发出血。患者应控制饮水量，防止饮水过多导致腹水加重。一般来说，每天的饮水量应按照患者的尿量及腹水程度进行调节，通常不超过 1500mL。

（四）心理护理

1. 心理评估

了解患者的心理状态，包括焦虑、恐惧、抑郁等情绪。评估患者的心理需求和应对方式，为心理护理提供依据。可以使用心理评估工具，如焦虑自评量表、抑郁自评量表等，对患者的心理状况进行量化评估。

2. 心理支持

关心、安慰患者，倾听其诉说，给予心理支持和鼓励。向患者解释疾病的发生、发展和治疗过程，增强其对治疗的信心。指导患者采用放松技巧，如深呼吸、冥想、渐进性肌肉松弛等，缓解紧张、焦虑情绪。鼓励患者参加社交活动，与家人、朋友交流，分散注意力，减轻心理压力。提供心理辅导和心理咨询服务，必要时请心理医生进行干预。

（五）并发症的预防和护理

1. 上消化道出血的预防和护理

避免食用粗糙、坚硬、刺激性食物，控制饮食量与进食速度，防止暴饮暴食。避免过度劳累与剧烈运动，保持大便通畅，避免用力排便。遵医嘱给予降低门静脉压力的药物，如血管收缩剂、血管扩张剂等。一旦发生上消化道出血，应即刻让患者平卧，头偏向一侧，维持呼吸道通畅。迅速建立静脉通道，补充血容量，给予止血药物并进行输血治疗。密切观察患者的生命体征与出血状况，做好抢救准备。

2. 肝性脑病的预防和护理

限制蛋白质的摄取，增加碳水化合物与维生素的摄入。避免进食高蛋白食物，如肉类、蛋类、奶制品等。避免滥用镇静剂、麻醉剂等会对肝脏造成损害的药物，避免大量放腹水，并做好预防感染的工作。遵循医嘱给予降氨药物，如乳果糖、门冬氨酸鸟氨酸等。密切观测患者的意识状态、行为举止、智力水平等情况，及时察觉肝性脑病的早期症状。一旦出现肝性脑病，应当即刻采取相应的治疗举措。

3. 感染的预防和护理

要保持皮肤的清洁，定期对床单、被套等进行更换。注重口腔护理，维持口腔的清洁状态。严格施行无菌操作，防止医源性感染。强化病房管理，使病房保持清洁、通风良好。鼓励患者进行深呼吸、咳嗽，协助其翻身拍背，以预防肺部感染。保持导尿管的通畅，定期更换尿袋，做好会阴护理工作，预防泌尿系统感染。

（六）健康教育

1. 疾病知识教育

向患者及其家属介绍门静脉高压症的病因、症状、治疗方法和预防措施等知识，提高患者及其家属对疾病的认识。讲解上消化道出血、肝性脑病等并发症的症状和应急处理方法，让患者及其家属了解疾病的严重性和危险性。

2. 饮食指导

指导患者合理饮食，遵循高热量、高蛋白质、高维生素、易消化的饮食原则。限制钠的摄入，避免食用粗糙、坚硬、有刺激性的食物。为患者讲解饮食与疾病的关系，让其认识到合理饮食对疾病治疗和预防的重要性。

3. 休息与活动指导

指导患者保证充足的休息，避免过度劳累和剧烈运动。在病情稳定后，逐渐增加活动量，但应避免剧烈运动和重体力劳动。为患者讲解休息与活动对疾病的影响，让其了解适当的休息和活动对身体康复的重要性。

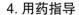

4. 用药指导

向患者及其家属介绍治疗门静脉高压症的常用药物，如血管收缩剂、血管扩张剂、降氨药物等的作用、用法、用量和不良反应。指导患者按时服药，避免自行增减药量或停药。为患者讲解药物治疗的重要性，让其认识到遵医嘱用药对疾病治疗的关键作用。

5. 定期复查

告知患者定期复查的重要性，根据病情需要，定期进行血常规检查、肝功能检查、凝血功能检查、腹部超声等检查。指导患者观察病情变化，如出现腹痛、腹胀、呕血、黑便等症状，应及时就医。

第五节　胆石症与胆道感染

胆石症是指在胆道系统，包括胆囊和胆管内部产生结石的疾病。结石主要由胆固醇、胆色素、钙盐等成分构成，其形成与胆汁中胆固醇的过饱和状态、胆汁的淤积、胆道的感染等因素存在关联。胆道感染是指细菌等病原体侵入胆道系统所导致的炎症性疾病。常见的致病菌包含大肠埃希菌、克雷伯菌等。胆道感染能够单独出现，也常与胆石症相互作用。当结石阻塞胆道时，胆汁的排泄变得不通畅，容易滋生细菌从而引发感染；而胆道感染又能够进一步促使结石形成及增大。患者通常会表现出右上腹疼痛、发热、黄疸等症状。

一、临床表现

胆石症与胆道感染的临床表现复杂多样，主要取决于结石的部位、大小、是否引起梗阻及感染的严重程度等因素。

1. 胆绞痛

胆绞痛是胆石症的典型症状，多由结石嵌顿在胆囊管或胆管内，引起胆囊或胆管平滑肌强烈收缩所致。

（1）疼痛性质：常为突然发作的右上腹或上腹部剧烈疼痛，呈绞痛样，可向右肩部或背部放射。疼痛程度较为剧烈，患者常难以忍受，坐卧不安，呻吟不止。

（2）发作时间：疼痛可在进食油腻食物后、夜间睡眠中或体位改变时突然发作，持续时间长短不一，可为数分钟至数小时。

（3）伴随症状：胆绞痛发作时，患者常伴有恶心、呕吐等消化系统症状。部分患者可出现面色苍白、大汗淋漓、四肢湿冷等休克前期表现。

2. 消化系统症状

（1）恶心、呕吐：是胆石症与胆道感染常见的症状之一。由于胆囊或胆管的炎症刺激胃肠道，以及疼痛引起反射性胃肠道痉挛，患者常出现恶心、呕吐症状。呕吐物多为胃内容物，严重时可含有胆汁。

（2）食欲下降：患者常感到食欲下降，对食物缺乏兴趣。这主要是由于胆囊或胆管的疾病影响了胆汁的分泌和排泄，导致消化功能下降。

（3）腹胀：部分患者可出现腹胀症状，主要是由于胆汁排泄不畅，胃肠道蠕动减慢，气体在肠道内积聚所致。腹胀在右上腹或上腹部较为明显，严重时可波及全腹。

3. 发热

胆道感染时，细菌释放的毒素可引起机体的免疫反应，导致发热。

（1）发热程度：体温可升高至 38℃ 以上，甚至可达 40℃。发热的类型可为弛张热或间歇热，部分患者可伴有寒战。

（2）伴随症状：发热时患者可伴有全身乏力、头痛、肌肉酸痛等症状。严重的胆道感染可引起感染性休克，表现为血压下降、心率加快、意识障碍等。

二、护理评估

1. 病史评估

患者的病史是评估的重要基础，包括胆石症及胆道感染的既往史、家族史、相关症状（如腹痛、黄疸等）及其发生频率与持续时间。了解患者有无胆囊炎、胰腺炎等并发症的病史，对于制订护理方案至关重要。此外，患者的饮食习惯、体重变化及有无长期服用影响胆固醇代谢药物的情况也需要详细记录。

2. 临床表现观察

临床表现主要包括腹部症状、体重变化及黄疸等。腹部症状方面，需观察患者腹痛的部位、性质以及缓解或加重的因素。疼痛可能集中在右上腹，伴随恶心、呕吐或食欲下降等症状。体重变化可能与饮食消化吸收不良或疼痛相关，黄疸则可能提示胆道梗阻。此外，定期观察患者的生命体征（如体温、脉搏、呼吸及血压）以评估是否存在感染或其他并发症。

3. 体格检查

体格检查应重点评估腹部的触诊情况，包括压痛、反跳痛以及肝、脾的肿大。若发现胆囊肿大或明显压痛，应考虑急性胆囊炎的可能性。必要时，可进行肝和胆道的影像学检查（如超声或 CT 扫描），以进一步评估病变的程度及性质。

4. 心理状态评估

患者因疼痛或病情发展而产生的焦虑与恐惧情绪需要关注。适时的心理评估和支持可以帮助患者更好地应对疾病，提高治疗的依从性。

三、护理诊断

（1）胆道梗阻相关的疼痛感：与胆结石引起的胆道阻塞及胆囊炎症有关。

（2）营养失调，低于机体需要量：与胆汁流出受阻、脂肪消化吸收不良有关。

（3）感染风险增加：与胆道感染（如急性胆囊炎、胆管炎）有关。

（4）水、电解质紊乱的风险：与呕吐、腹泻及肠道吸收不良有关。

四、护理措施

1. 病情观察

（1）生命体征监测：密切观察患者的体温、脉搏、呼吸、血压等生命体征，尤其注意体温变化，及时发现发热等感染征象。观察患者意识状态、面色、皮肤温度和湿度等，评估患者整体状况。

（2）症状观察：①腹痛，评估腹痛的性质、部位、程度、发作频率和持续时间。观察腹痛是否加重或缓解，以及是否伴有恶心、呕吐等其他症状。②消化系统症状，观察患者有无恶心、呕吐、食欲下降、腹胀、腹泻等症状，记录呕吐物的性质和量。③黄疸，观察患者皮肤和巩膜有无黄染，尿液和大便颜色是否改变。评估黄疸的程度和进展情况。④发热，监测体温变化，观察发热的类型和伴随症状，如寒战等。

（3）并发症观察：①出血，观察患者有无鼻出血、牙龈出血、皮下出血、呕血、黑便等出血症状。注意伤口有无渗血，以及引流液的颜色、量和性质。②胆瘘，观察患者腹部体征，有无腹痛、腹胀加重，腹部有无压痛、反跳痛和肌紧张。注意引流液的性质和量，是否含有胆汁。③感染性休克，密切观察患者血压、心率、尿量等变化，及时发现休克征象。评估患者意识状态、皮肤颜色和温度等。

2.疼痛护理

（1）休息与体位：患者疼痛发作时，应卧床休息，采取舒适体位，如半卧位或侧卧位，以减轻腹部张力，缓解疼痛。避免剧烈活动和突然改变体位，以免加重疼痛。

（2）疼痛缓解措施：遵医嘱给予解痉镇痛药物，如阿托品、山莨菪碱等，观察药物疗效和不良反应。可采用放松技巧，如深呼吸、冥想、渐进性肌肉松弛等，帮助患者缓解疼痛。给予心理支持，安慰患者，分散其注意力，减轻疼痛的主观感受。

3.体温护理

（1）发热护理：监测体温变化，每4小时测量1次体温，体温过高时可增加测量次数；给予物理降温，如温水擦浴、冷敷等。体温超过38.5℃时，可遵医嘱给予退热药物；保持患者皮肤清洁干燥，及时更换汗湿的衣物和床单；鼓励患者多饮水，补充水分，以防脱水。

（2）感染控制：遵医嘱合理使用抗生素，观察药物疗效和不良反应；保持伤口清洁、干燥，定期更换敷料。注意引流管的护理，防止逆行感染；加强口腔护理和皮肤护理，预防口腔感染和压疮等并发症。

4.营养支持

（1）饮食指导：急性发作期患者应禁食，待病情缓解后，逐渐给予清淡、易消化的流质或半流质饮食；避免食用高脂肪、高胆固醇、辛辣、刺激性食物，减少油腻食物的摄入；增加膳食纤维的摄入，多吃新鲜蔬菜和水果，保持大便通畅；少食多餐，避免暴饮暴食。

（2）营养支持治疗：对于不能经口进食或营养摄入不足的患者，可给予胃肠外营养支持，如静脉输注葡萄糖、氨基酸、脂肪乳等。根据患者的病情和营养状况，调整营养支持方案，保证患者的营养需求。

5.心理护理

（1）心理评估：了解患者的心理状态，包括焦虑、恐惧、抑郁等情绪。评估患者对疾病的认知程度和心理承受能力。采用心理评估工具，如焦虑自评量表、抑郁自评量表等，对患者的心理状况进行量化评估。

（2）心理支持：关心、安慰患者，倾听其诉说，给予心理支持和鼓励。向患者解释疾病的发生、发展和治疗过程，增强其对治疗的信心。指导患者采用放松技巧，如深呼吸、冥想、渐进性肌肉松弛等，缓解紧张、焦虑情绪。鼓励患者参加社交活动，与家人、朋友交流，分散注意力，减轻心理压力。提供心理辅导和心理咨询服务，必要时请心理医生进行干预。

6. 并发症护理

（1）出血护理：密切观察患者出血症状，如鼻出血、牙龈出血、皮下出血、呕血、黑便等。记录出血量和性质。遵医嘱给予止血药物，如维生素K、氨甲环酸等。必要时进行输血治疗。使患者保持安静，避免剧烈活动。如有活动性出血，应立即采取止血措施，如压迫止血、手术止血等。

（2）胆瘘护理：观察患者腹部体征，注意腹痛、腹胀是否加重，腹部有无压痛、反跳痛和肌紧张。保持引流管通畅，观察引流液的性质、量和颜色。如引流液中含有胆汁，应及时报告医生处理。遵医嘱给予抗感染治疗，加强营养支持。必要时进行手术治疗。

（3）感染性休克护理：密切观察患者生命体征变化，如血压、心率、尿量等。及时发现休克征象，采取相应的急救措施。给予氧气吸入，改善组织缺氧状态。建立静脉通道，快速补充血容量，遵医嘱给予血管活性药物、糖皮质激素等。注意保暖，避免患者受寒。监测患者中心静脉压、肺动脉楔压等血流动力学指标，指导液体复苏治疗。

7. 健康教育

（1）疾病知识教育：向患者及其家属介绍胆石症与胆道感染的病因、症状、治疗方法和预防措施等知识，增进患者对疾病的认识。讲解疾病的治疗过程和注意事项，如手术、内镜治疗等的优缺点和风险，以及术后康复的要点。

（2）饮食指导：强调饮食对疾病的影响，指导患者合理饮食。避免食用高脂肪、高胆固醇、辛辣、有刺激性的食物，增加膳食纤维的摄入。强调饮食卫生的重要性，使患者养成良好的饮食习惯，定时定量进餐，避免暴饮暴食。

（3）生活方式指导：鼓励患者适当运动，增强体质，提高身体抵抗力。避免剧烈运动和过度劳累；保持良好的生活习惯，如规律作息、戒烟、戒酒等；注意个人卫生，保持皮肤清洁，预防感染。

（4）定期复查：告知患者定期复查的重要性，根据病情需要，定期进行血常规检查、肝功能检查、腹部超声等检查。指导患者观察病情变化，如出现腹痛、发热、黄疸等症状，应及时就医。

第六节　原发性下肢静脉曲张

原发性下肢静脉曲张是指由于下肢浅静脉的瓣膜功能存在缺陷、静脉壁相对薄弱及静脉内的压力不断升高，浅静脉延展伸长、迂回曲折进而呈现出曲张状态的一种周围血管类疾病。其致病原因主要与先天性的静脉壁薄弱、瓣膜发育不完善有关，同时，长期保持站立姿势、从事重体力劳动、处于妊娠阶段、患有慢性咳嗽等后天性因素所引发的静脉内压力持续性升高也与之关联密切。借助体格检查及超声等辅助性检查手段能够明确诊断。

一、临床表现

1. 下肢静脉扩张

原发性下肢静脉曲张的最主要表现是静脉扩张，通常可在患者站立时观察到下肢皮肤

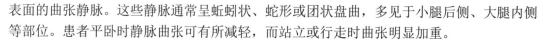

表面的曲张静脉。这些静脉通常呈蚯蚓状、蛇形或团状盘曲，多见于小腿后侧、大腿内侧等部位。患者平卧时静脉曲张可有所减轻，而站立或行走时曲张明显加重。

2. 下肢酸胀及沉重感

患者常诉下肢酸胀、沉重感，尤其在长时间站立或行走后症状加重。这种症状多为静脉血液回流不畅导致下肢静脉内压力增高，血液淤滞所致。患者在晚间或经过一天的活动后症状最为明显，需通过休息或抬高下肢可缓解。

3. 下肢乏力

患者常感到下肢乏力，尤其是长时间站立或行走时，下肢易感到疲倦。这是由于静脉曲张导致的血液回流不畅，使得肌肉供血不足，增加了肌肉的疲劳感。随着病程的进展，乏力症状可能加重，影响患者的日常活动。

4. 夜间小腿痉挛

部分患者，尤其是病程较长的患者，可能会出现夜间小腿痉挛。痉挛的发生与下肢静脉血液淤滞和局部缺血有关，通常在夜间休息时发作，患者常因剧烈的疼痛而醒来。这种症状可能会反复发作，影响患者的睡眠质量。

5. 下肢肿胀

下肢肿胀是原发性下肢静脉曲张常见的表现之一。患者的肿胀多在晚间加重，经过一晚的休息后有所缓解。肿胀主要发生在踝部及小腿下端，随着病情进展，肿胀的范围可能扩大至全腿，严重时可能伴随皮肤张力增加，局部压痕明显。

6. 皮肤改变

早期患者皮肤改变可能表现为皮肤色素沉着，通常发生在小腿内侧和踝部，皮肤呈暗褐色或紫褐色。随着时间的推移，皮肤可能变薄、变硬，并伴有瘙痒。严重时，患者可能出现皮肤干燥、脱屑，形成湿疹或淤积性皮炎。

二、护理评估

1. 健康史评估

对原发性下肢静脉曲张患者的健康史展开评估，包括家族史、职业背景及生活习惯。下肢静脉曲张存在一定的遗传倾向，因此了解家族成员中是否存在静脉曲张、深静脉血栓等血管相关病史，对于准确评估患者的遗传风险具有重要意义。通过询问患者的职业状况，明确其是否从事教师、服务员这类需要长期站立或久坐的工作，因为此类工作会显著增加发生静脉回流障碍的风险。此外，详细询问患者的既往史，如是否曾有血栓、静脉炎或者外伤经历，并全面评估其药物使用情况，尤其是避孕药或激素的应用，因为这些药物可能会影响体内的激素平衡和血液黏稠度，进而对静脉功能产生潜在影响。

2. 身体状况评估

（1）静脉曲张情况：对患者下肢的静脉状况进行细致入微的检查。仔细观察是否存在明显的曲张静脉，明确静脉的曲张程度、分布位置（如局限于小腿还是累及大腿），以及静脉是否呈现蚯蚓状或团块状的扩张形态。详细了解患者静脉曲张的发生时间，密切关注病程的进展情况，同时询问患者是否存在下肢肿胀、沉重感等不适症状。进一步询问患者

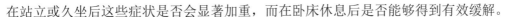

在站立或久坐后这些症状是否会显著加重，而在卧床休息后是否能够得到有效缓解。

（2）下肢疼痛和不适：准确评估患者是否存在下肢酸胀、沉重、乏力等症状，尤其要关注这些症状在长时间站立或行走后是否会进一步加重。深入了解患者是否存在夜间小腿痉挛或疼痛的情况，仔细询问疼痛的性质（如刺痛、钝痛或胀痛）、持续时间，以及是否能够通过抬高下肢或休息得以缓解。仔细观察下肢是否存在局部压痛，因为局部压痛往往提示局部静脉压升高或血液淤滞。

（3）皮肤状况：对患者下肢皮肤的颜色、温度、弹性等的情况进行详细检查。密切观察是否存在皮肤色素沉着、瘙痒、脱屑或硬化等异常表现。对于病程较长的患者，需要特别评估有无淤积性皮炎或湿疹的症状。对于已经出现皮肤溃疡的患者，务必准确记录溃疡的位置、大小、深度，以及是否伴有感染的迹象。

（4）肿胀情况：仔细观察患者下肢是否存在水肿，尤其是在踝部、小腿等常见部位，观察水肿是否伴随压痕。详细询问水肿的严重程度、出现的具体时间及是否与站立或活动存在明显的关联。通常情况下，水肿可以通过抬高下肢、穿戴弹力袜等方式得到一定程度的缓解，需要准确记录这些缓解措施的实际效果，以便为后续的治疗调整提供依据。

3. 心理-社会状况评估

（1）情绪状态评估：原发性下肢静脉曲张患者往往由于腿部外观的改变、长期的不适症状或者功能受限而产生一系列的心理问题，如焦虑、抑郁等不良情绪。护理人员有责任对患者的情绪状态进行全面评估，深入了解其对疾病的认知程度和应对能力，特别是对于症状较为严重或伴随有相关并发症的患者，更需要重点关注其情绪的波动情况及所采取的应对方式。

（2）应对能力评估：对于由于工作性质需要长期站立或者短期内生活习惯难以改变的患者，需要评估其对疾病管理的理解程度和配合意愿。对于无法有效进行自我管理的患者，护理人员应当提供详尽且易于理解的健康教育，帮助患者养成正确的应对心态，增强其对疾病治疗和自我管理的信心和能力。

（3）家庭和社会支持评估：家庭成员的关心、照顾和鼓励在患者的心理调适和疾病康复中发挥着积极的促进作用，护理人员应当鼓励家属积极参与到护理过程中来，提供必要的护理知识和技能培训，使家属能够更好地协助患者进行康复治疗。同时，了解患者的社会支持情况，包括有无来自朋友、社区或医疗机构的关怀和支持，这些外部支持可以有效地帮助患者减轻心理压力，增强其战胜疾病的信心和勇气。通过整合家庭和社会的支持资源，为患者构建一个全方位的支持网络，促进其身心的全面康复。

三、护理诊断

（1）体液过多：与下肢静脉血液淤滞导致的水肿有关。

（2）疼痛：与静脉曲张引起的局部压力增高及炎症反应有关。

（3）皮肤完整性受损的风险：与静脉血液淤滞及皮肤营养不良有关。

（4）活动无耐力：与下肢沉重感及乏力有关。

（5）睡眠模式紊乱：与夜间小腿痉挛和疼痛有关。

四、护理措施

1. 促进下肢静脉回流的护理措施

（1）体位管理：鼓励患者采取抬高下肢的体位，尤其是在长时间站立或行走后，建议将下肢抬高至心脏水平以上，以促进静脉回流，缓解下肢肿胀和沉重感。休息时，建议患者平躺并将腿部垫高，避免长时间垂腿坐立。

（2）使用弹力袜：遵医嘱使用适合的弹力袜，帮助减轻静脉曲张。弹力袜通过外部压力促进静脉血液回流，减轻下肢水肿和静脉淤滞。患者需每天穿戴弹力袜，特别是在白天活动较多时，而且应从早晨起床时开始穿戴。

2. 疼痛管理

定期评估患者的疼痛强度和性质，尤其是在长时间站立或行走后。遵医嘱使用解痉药物或非甾体抗炎药，以缓解疼痛和不适。对于夜间小腿痉挛的患者，建议进行轻微的下肢按摩或热敷以缓解肌肉紧张，减轻夜间痉挛引起的疼痛。

3. 水肿管理

（1）饮食调控：建议患者限制盐分摄入，以减少体液潴留和下肢水肿。鼓励患者多摄入富含纤维素的食物，帮助保持正常消化功能，减少腹部压力对下肢静脉的影响。

（2）体液平衡：定期评估患者的水肿情况，特别是踝部、小腿等部位。对于存在明显水肿的患者，遵医嘱给予适当的利尿剂治疗，帮助消除下肢多余的体液潴留，并密切监测患者的电解质水平，防止因使用利尿剂引起的电解质紊乱。

4. 皮肤护理

（1）皮肤保护：对有皮肤瘙痒、干燥或色素沉着的患者，建议使用保湿剂以保持皮肤湿润，防止皮肤干裂和感染。注意下肢皮肤清洁，避免过度抓挠或摩擦受影响的区域，防止继发感染或皮肤损伤。

（2）溃疡护理：对于已经出现静脉曲张性溃疡的患者，需每天清洁伤口，保持创面干燥，遵医嘱使用抗菌药物或外用药物，促进伤口愈合。必要时可进行伤口换药或使用特定的敷料，防止感染。

5. 运动与康复指导

（1）适度活动：鼓励患者进行适度的运动，如散步、骑自行车等，促进下肢肌肉的收缩，帮助推动静脉血液回流。建议患者避免久站或久坐不动，定期变换体位或进行简单的腿部伸展和屈曲运动，以减少血液淤滞。

（2）康复锻炼：患者可在日常生活中进行踝关节和小腿肌肉的主动性运动，如踮脚、足尖伸展等，以促进下肢血液循环。对体力较弱的患者，建议在床上进行轻微的腿部运动，防止血液淤积。

6. 预防并发症的护理措施

（1）血栓预防：对于有血栓形成风险的患者，需密切监测下肢是否有突发性肿胀、压痛和发热等血栓形成的早期症状。遵医嘱使用抗凝药物，如低分子肝素，预防血栓形成，并密切关注出血并发症的发生风险。

（2）并发症监测：定期监测患者的静脉情况，尤其是在术后或血栓治疗期间。对于有

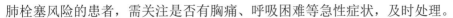

肺栓塞风险的患者，需关注是否有胸痛、呼吸困难等急性症状，及时处理。

7.心理护理

（1）心理支持：静脉曲张的外观改变及长期疼痛可能引起患者焦虑或情绪波动。护理人员需提供心理支持，帮助患者正确认识疾病及其治疗效果，缓解其对外观变化的焦虑。通过与患者沟通，帮助其养成积极的治疗态度，增强养成对疾病的应对能力。

（2）健康教育：向患者解释静脉曲张的病因、治疗方案及日常护理措施，增进患者对疾病的认知。教导患者如何正确使用弹力袜、调整饮食及进行适当运动，帮助其自主管理疾病，延缓病情进展。

8.健康教育与自我管理

（1）饮食与生活方式教育：向患者讲解低盐、低脂饮食的重要性，避免体重过度增加，以减少下肢静脉负担。建议患者避免长时间站立或久坐，养成良好的生活习惯，定期活动下肢。

（2）长期管理与随访：提醒患者定期进行下肢静脉功能检查，了解疾病进展情况。症状加重或出现并发症的患者需及时就医，接受进一步治疗。同时，教导患者如何在日常生活中通过自我管理延缓病情进展，防止并发症的发生。

第七节　血栓闭塞性脉管炎

血栓闭塞性脉管炎是一种侵袭四肢中小动静脉的慢性、呈节段性且具有周期性发作特点的血管炎性病变。其病因迄今尚未完全明晰，可能与吸烟、寒冷的刺激、遗传因素、自身免疫功能的紊乱等存在关联。这种疾病的病理特征是血管的全层出现非化脓性炎症，同时伴有腔内血栓形成及管腔阻塞。

一、临床表现

1.间歇性跛行

间歇性跛行是血栓闭塞性脉管炎的早期典型表现之一。患者在行走一段距离后会感到患肢（多为下肢）疼痛、酸胀或乏力，尤其是小腿肌肉处，需停止行走并休息才能缓解。这种疼痛是患肢动脉供血不足导致肌肉缺血所致。随着病情进展，患者的步行距离逐渐缩短，疼痛加重。

2.肢体静息痛

随着动脉闭塞程度的加重，患者可能出现静息痛，即在休息状态下也感到肢体剧烈疼痛。静息痛多发生于夜间或肢体处于水平位时，患者常因疼痛而睡眠质量下降。将患肢下垂可稍微缓解疼痛，这是由于下肢下垂时血流得到一定改善。

3.肢体发凉及麻木

由于动脉供血减少，患肢局部供血不足，患者常感到肢体发凉，在寒冷环境下症状加重。患肢皮肤温度较正常肢体明显偏低，伴随麻木感或感觉迟钝。随着病情加重，皮肤的营养供应受损，可能出现颜色改变。

4.溃疡与坏疽

当血栓闭塞性脉管炎进入晚期，患肢的供血严重不足，局部组织缺血性坏死，患者可能出现溃疡或坏疽。溃疡通常发生在足趾或小腿下部，初期为局部皮肤破溃，逐渐加深并伴有感染。若未及时处理，溃疡可扩展为坏疽，导致组织坏死。坏疽区皮肤呈黑色或灰色，伴有腐臭味，严重时可能需要截肢。

二、护理评估

1. 健康史评估

在评估血栓闭塞性脉管炎患者的健康史时，需重点询问生活习惯、职业背景及疾病史。吸烟是主要危险因素，应了解患者的长期吸烟情况，包括吸烟量、年限及戒烟意愿。职业方面，询问患者是否从事久坐或久站的工作，因这些会影响下肢血液循环。还需了解患者是否有动脉硬化或深静脉血栓等血管疾病史，并评估药物使用情况，尤其是抗凝药或血管扩张剂的效果。最后，评估运动习惯，查看患者是否缺乏运动，以便调整康复策略。

2. 身体状况评估

（1）肢体疼痛和不适：评估患者有无间歇性跛行、静息痛等症状。了解疼痛的部位、性质、强度及疼痛持续的时间，尤其是在行走和休息时的变化。询问患者是否需要停下来休息才能缓解疼痛，这对于评估病情严重程度至关重要。对有静息痛的患者，需重点评估其夜间疼痛的严重程度和对日常生活的影响。

（2）肢体皮肤和温度变化：观察和记录患肢的皮肤颜色变化，如苍白、发绀或暗红色等。抬高患肢时观察皮肤是否苍白，下垂时是否出现发绀。检查患肢的皮肤温度，评估有无冰凉感，了解局部血供状况。还需观察皮肤的完整性，记录有无溃疡或坏疽的出现，特别是在足趾、脚跟等远端部位。

（3）肢体肿胀和血管搏动：检查患肢有无肿胀，特别是下肢的小腿和脚踝部位，评估肿胀的程度、持续时间及是否伴随压痕。通过触诊了解患肢远端动脉的搏动情况（如足背动脉、胫后动脉），评估动脉搏动是否减弱或消失，以判断血流阻塞的严重程度。

（4）指（趾）端营养状况：观察有无指甲变形、增厚或脆裂，以及皮肤干燥、脱屑、毛发稀疏等营养不良表现。记录有无指（趾）端的萎缩或坏疽迹象，并评估其进展情况。

3. 心理-社会状况评估

（1）情绪和心理状况评估：血栓闭塞性脉管炎的慢性疼痛和病情反复可能导致患者产生焦虑、抑郁等心理问题。护理人员需评估患者的情绪状态，了解其对疾病的认知和情绪反应。

（2）家庭和社会支持评估：了解患者的家庭支持系统，评估家属是否能够为患者提供必要的情感支持和护理帮助，尤其是在疼痛护理和戒烟等方面。评估患者的社会支持系统，了解其是否有来自朋友或社区的帮助，尤其是在疾病导致的行动不便或经济负担加重时。

（3）生活方式与行为评估：评估患者的生活方式，了解其是否有长期吸烟、久坐、缺乏运动等不良习惯。重点评估患者是否有改变这些习惯的意愿。对于仍在吸烟的患者，需进一步探讨其戒烟的动机和困难，提供相应的戒烟建议和支持。

三、护理诊断

（1）急性疼痛：与下肢动脉闭塞引起的组织缺血及神经缺氧有关。

（2）组织灌注不足：与下肢动脉闭塞导致的血流减少及严重缺血有关。

（3）肢体功能障碍：与长期缺血导致的下肢肌肉和神经受损有关。

（4）皮肤完整性受损的风险：与动脉供血不足引起的局部组织营养不良及溃疡形成有关。

（5）体温过高的风险：与下肢溃疡感染及局部坏疽组织炎症反应有关。

（6）情绪波动：与反复出现的疼痛、肢体功能丧失及截肢的潜在威胁有关。

（7）血栓进一步形成的风险：与血管内炎症反应及凝血功能异常有关。

四、护理措施

1. 疼痛管理

在疼痛管理方面，首先应定期评估患者的疼痛部位、性质及强度，尤其应关注间歇性跛行和静息痛的变化，利用疼痛评估量表来量化疼痛程度，以便及时调整护理措施。针对疼痛程度，遵医嘱给予相应的镇痛药物，包括非甾体抗炎药或麻醉性镇痛药。必要时，可配合解痉药物以缓解因动脉痉挛引起的疼痛，同时密切观察药物的疗效及潜在不良反应。非药物性疼痛缓解方法也应被纳入护理计划，鼓励患者适当抬高或下垂患肢以减轻疼痛，特别是在静息痛明显时。

2. 促进血液循环的护理

（1）体位管理：建议患者避免久站或久坐，定期抬高下肢，促进静脉回流并减轻肢体水肿。患肢在休息时应处于舒适的下垂位置，以促进动脉血液供应。

（2）适度活动：鼓励患者进行轻微的下肢活动，如短距离步行，以促进下肢血液循环。避免过度劳累或剧烈运动，防止进一步加重下肢缺血症状。患者可以在疼痛减轻的情况下逐步增加活动量。

3. 皮肤护理

（1）防止溃疡：为预防溃疡形成，护理人员需定期检查患肢皮肤状况，特别是足趾、脚跟等容易发生溃疡的部位。保持皮肤清洁、干燥，避免摩擦和外伤。对于皮肤干燥或瘙痒的患者，建议使用无刺激性的保湿剂。

（2）溃疡护理：对于已形成的溃疡，需遵医嘱进行无菌换药，保持伤口干燥，促进愈合。根据医生指示使用抗菌药物或外用药物处理感染性溃疡，预防溃疡的进一步扩展及感染加重。

4. 预防并发症

（1）血栓预防：对有血栓形成风险的患者，需遵医嘱给予抗凝药物（如低分子肝素）预防血栓形成。密切监测患者的凝血功能，避免出血。指导患者保持良好的生活方式，戒烟、适度运动，有助于降低血栓发生的风险。

（2）感染监测：对于已经发生溃疡或坏疽的患者，密切监测局部感染的早期表现，如红、肿、热、痛或脓液分泌。遵医嘱使用抗生素治疗感染，并及时清除坏死组织以防感染扩散至周围组织。

5. 戒烟指导

（1）戒烟教育：针对血栓闭塞性脉管炎的病因，强调吸烟对病情的严重影响。帮助患者认识到吸烟会加重血管损伤，增加血栓形成的风险。

（2）持续监督和鼓励：护理人员需定期与患者沟通戒烟进展，给予鼓励与支持，帮助其克服戒烟过程中可能遇到的困难。向患者及其家属讲解戒烟对疾病恢复的重要性，鼓励家庭成员协助患者完成戒烟目标。

6. 营养支持

（1）低脂、低盐饮食：建议患者采用低脂、低盐饮食，以促进血管健康。减少高胆固醇、高饱和脂肪酸食物的摄入，增加富含纤维的蔬菜和水果的摄入，改善血液循环，防止血管进一步狭窄。

（2）补充维生素和微量元素：根据患者的营养状况，适当补充维生素C、维生素E、锌等营养素，以促进皮肤愈合和抗炎作用。遵医嘱为营养不良患者提供营养支持方案，如高蛋白饮食或肠外营养。

7. 心理护理

（1）心理支持：长期的疼痛及功能障碍可能会使患者感到焦虑和无助。护理人员需通过与患者的沟通，了解其情绪状态，提供必要的心理支持。帮助患者正确认识疾病及其治疗过程，减轻其对手术或病情恶化的恐惧。

（2）健康教育：向患者及其家属解释血栓闭塞性脉管炎的病因、发展及并发症风险，增进患者对疾病的认识。通过讲解自我管理措施，帮助患者养成积极的应对心态。

8. 日常生活管理

（1）活动和休息平衡：帮助患者制订合理的活动和休息计划，避免长时间卧床或剧烈运动。建议患者在生活中每天进行适度的下肢活动，以维持血液循环。对于疼痛较重或有溃疡的患者，需强调保证足够的休息时间，减少患肢的负担。

（2）定期随访和监测：鼓励患者定期到医院复查，进行下肢血流检查及相关实验室检查，特别是血栓形成风险较高的患者，需监测其凝血功能及其他重要指标，确保治疗持续有效。

第八节　浅部软组织化脓性感染

浅部软组织化脓性感染是指发生在皮肤、皮下组织及浅表淋巴管等部位的化脓性炎症病变。常见的病因包括金黄色葡萄球菌、链球菌等细菌感染，感染部位通常包括皮肤、皮下组织、筋膜等软组织层。多由皮肤破损、擦伤、蚊虫叮咬等引起。

一、临床表现

本病的临床表现包括局部症状和全身症状，症状的严重程度取决于感染的范围、深度及病原体的毒力。

（一）局部症状

1. 红、肿、热、痛

（1）红斑形成：感染早期，受累区域的皮肤会出现局部的红斑，这是炎症导致毛细血管扩张的结果。红斑的范围随感染的扩展而扩大，且边界可能较为清晰，也可呈现不规则的扩散。

（2）肿胀：感染区域的肿胀通常是炎症细胞浸润、组织液渗出及局部血管通透性增加所致。肿胀常伴有张力升高，皮肤紧绷感明显，严重时局部可出现皮肤皱褶消失的现象。

（3）局部发热：由于炎症反应，感染区会表现出皮温升高。局部发热是软组织感染的一个重要临床表现，触摸感染部位时会感受到明显的热感。

（4）疼痛：局部的疼痛是由炎症刺激神经末梢引起的，最初为压痛，随后可能发展为持续的自发性疼痛。疼痛程度随感染的进展加剧，尤其是当感染累及更深层的软组织或伴有脓肿形成时，疼痛往往较为剧烈。

2. 脓肿形成

随着感染的持续，炎症反应引起组织坏死及液体渗出，局部逐渐形成脓液，导致脓肿形成。脓肿区的皮肤会表现为中央软化、局部波动感，脓肿上方的皮肤颜色由红色变为暗紫色，提示皮下脓液的积聚。在脓肿的周围，软组织持续存在显著的炎症反应，表现为持续的红肿和压痛。未经及时治疗的脓肿可能会自发破溃，排出脓液，排脓后局部症状可能暂时缓解，但如果未彻底引流或抗感染治疗不足，感染易复发。

3. 功能障碍

感染部位若位于关节附近，肿胀、疼痛及脓肿可能限制关节的活动范围，导致功能障碍。感染如发生在四肢，则患者常因疼痛而无法正常行走或进行日常活动。在面部或头部的感染可导致局部组织的肿胀和功能受限，如面部表情受影响或出现咀嚼困难。

（二）全身症状

1. 发热

浅部软组织感染通常伴有全身性发热反应，患者可出现低度至中度发热（38～39℃），有时伴随寒战，提示体内细菌毒素的释放及全身炎症反应的激活。发热程度与感染的严重性和范围直接相关，感染较重时患者可表现为高热。

2. 全身乏力与倦怠

在炎症介质的作用下，患者常感到明显的全身疲乏、倦怠、精神不振。随着感染的发展，这种全身性不适症状逐渐加重，影响患者的生活质量和日常活动。

3. 食欲下降与消化系统症状

感染的全身反应可能导致食欲下降、恶心，甚至呕吐。这些症状与体内炎症反应及毒素释放对中枢神经系统的影响有关。

二、护理评估

（一）健康史评估

1. 感染史

询问患者感染的发生时间、部位及诱因，如是否有外伤、蚊虫叮咬、皮肤破损或医疗操作（如注射、静脉输液）等引起的局部感染。

2. 既往史

评估患者有无既往感染史，特别是反复出现软组织感染的情况。询问患者有无其他皮肤病史，如湿疹或银屑病等，这些疾病可能引发或加重化脓性感染。此外，还需了解患者是否有糖尿病、贫血等慢性疾病病史，这些疾病可能会增加感染风险。

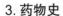

3. 药物史

了解患者的用药情况，包括抗生素使用史及是否有药物过敏史。如果患者曾因类似感染使用过抗生素，需注意是否有耐药情况。此外，还需了解患者是否有长期使用免疫抑制药物的情况。

4. 生活习惯

询问患者的生活环境、个人卫生习惯及职业暴露风险。某些职业（如农民、建筑工人）或不良卫生习惯（如不及时清洁伤口）可能增加感染的发生率。

（二）身体状况评估

1. 局部感染评估

（1）红、肿、热、痛：对感染区域进行仔细评估，着重观察红肿的范围大小。通过触摸感染处的皮肤，感受其温度是否明显增高，并准确判断疼痛的程度。同时，触诊局部以确定是否存在硬结或明显的压痛点，这些指标能够有效地帮助医生判断感染的严重程度。

（2）脓液分泌：密切观察感染部位是否有脓液的分泌。注意脓液的量，颜色（黄色、绿色还是其他异常颜色），以及脓液是否散发特殊的气味。一般来说，黄色或绿色的脓液往往提示细菌感染，而若脓液伴随异味，则可能提示存在厌氧菌感染。

（3）感染蔓延迹象：仔细检查感染部位周围的皮肤，观察有无红线扩散的现象，该现象可能是感染沿着淋巴管扩散的表现。同时，触诊周围的淋巴结，查看是否有肿大的情况。这些迹象一旦出现，往往提示感染已经扩散或者引发了淋巴管炎，需要及时调整治疗策略，以防病情进一步恶化。

2. 全身症状评估

（1）发热：定期为患者测量体温。注意观察患者是否出现发热的情况，尤其要关注是否为高热或者持续的低热。高热通常提示全身性的严重感染，而持续低热可能意味着慢性感染或免疫反应的持续激活。

（2）寒战：评估患者是否有寒战的表现。当细菌感染人体后，释放的毒素会引起机体的强烈反应，导致寒战的发生。

（3）疲乏与乏力：主动询问患者是否有乏力、全身酸痛等全身症状。这些症状虽然不具有特异性，但在感染的情况下，它们能够反映出感染对患者整体身体状况的影响。严重的疲乏和乏力可能提示感染已经较为广泛地影响了身体的代谢和功能，需要进一步加强治疗和护理。

3. 疼痛评估

（1）疼痛性质：耐心询问患者疼痛的具体特征，如疼痛是持续性的还是间歇性的，是否伴有跳痛感。跳痛感往往提示脓肿已经形成，需要进一步的处理和治疗。通过了解疼痛的性质，可以初步判断感染的发展阶段和可能的并发症。

（2）疼痛程度：运用疼痛评分量表对疼痛强度进行准确评估，并详细记录疼痛的变化情况。同时，评估疼痛对患者日常活动的影响程度，如是否影响睡眠、饮食、行走等。这些信息对于调整治疗方案、缓解患者痛苦及提高生活质量具有重要的指导意义。

（三）心理-社会状况评估

1. 情绪评估

深入了解患者对感染的认知和理解程度，评估其是否因为感染的反复发生或者病情的加重而产生焦虑、抑郁等情绪问题。患者在面对感染时，可能会因为担心感染扩散、治疗效果不佳或者对生活和工作造成影响而产生心理压力。护理人员需要及时发现这些情绪问题，并给予充分的情感支持和心理疏导。

2. 应对能力评估

评估患者对疾病的应对方式和能力，包括能否采取有效的伤口护理措施及良好的个人卫生管理方法。指导患者正确处理感染部位，如正确的清洁、消毒和包扎方法，以降低感染扩散的风险。同时，鼓励患者积极配合治疗，增强自我管理的意识和能力。

3. 社会支持评估

了解患者的家庭支持情况，确定家属能否为其提供日常的护理和生活上的帮助。此外，评估患者的经济状况，判断其能否承担治疗费用，特别是对于需要进行专业伤口护理的患者。良好的社会支持和稳定的经济保障能够显著提高患者的治疗依从性和康复效果。

三、护理诊断

（1）局部组织损伤：与细菌感染所引发的组织坏死及脓液积聚有关。

（2）局部炎症反应加重的风险：与感染向周围组织扩散或蔓延至深部结构有关。

（3）功能受限：与局部的肿胀、疼痛及组织坏死所导致的活动受限有关。

（4）伤口愈合延迟的风险：与感染导致组织血供受限及免疫功能低下有关。

（5）社交隔离的风险：与局部化脓性感染所引发的异味、外观异常及患者的心理负担有关。

（6）自我形象紊乱：与感染导致的皮肤破损、脓液分泌及外观改变密切相关。

（7）复发性感染的风险：与不当的伤口护理、抗生素耐药性的产生或者免疫功能低下有关。

四、护理措施

（一）局部护理与感染控制

1. 清洁与消毒伤口

定期对感染部位实施彻底的清洁操作。使用生理盐水或具有抗菌作用的溶液，如碘伏、过氧化氢等，仔细清理脓液和坏死组织，务必保持伤口处于清洁状态。在整个操作过程中，严格遵循无菌原则，以最大程度地防止交叉感染的发生。这要求护理人员具备高度的无菌操作意识和熟练的操作技能，确保每一个步骤都符合无菌规范。对于感染较为严重的伤口，可能需要增加清洁的频率和深度，以有效去除病原体和坏死物质，为伤口的愈合创造良好的环境。

2. 引流与换药

对于脓肿形成的部位，及时进行外科引流。有效的引流操作能够确保脓液得以顺利排出，从而显著减轻局部的压力，缓解疼痛和肿胀。同时，严格按照医嘱进行换药。换药时，需要根据感染部位具体的愈合情况，精心选择适当的敷料。例如，对于渗液较多的创面，可选用具有良好吸湿性的敷料；而对于存在感染风险的伤口，则应优先考虑使用抗菌敷料。这些敷料的选择和应用能够为创面提供适宜的微环境，加速组织修复和再生。

3. 避免摩擦和刺激

嘱咐患者务必注意避免局部伤口受到外力的摩擦或刺激，这一点在关节部位或肢体活动频繁的区域尤为重要。通过采取适当的保护措施，如使用柔软的敷料覆盖、佩戴保护性支具或限制过度的肢体活动，能够有效地保护感染部位，减少疼痛的发生并降低进一步损伤的风险。患者的依从性在这一环节中起着关键作用，因此护理人员需要对患者进行详细的教育和指导，使其充分理解并积极配合保护措施的实施。

（二）抗感染治疗

1. 抗生素治疗

严格遵循医嘱使用广谱抗生素。在初始治疗阶段，由于尚未明确病原体的具体类型，广谱抗生素能够提供广泛的抗菌范围，有效控制感染。然而，随着细菌培养结果的明确，应及时调整用药的种类和剂量，选择针对特定病原体的特异性抗生素，以提高治疗效果并减少不必要的药物不良反应。同时，在治疗过程中，密切监测药物的疗效和可能出现的不良反应，特别是对于老年患者或免疫功能低下的个体。这些患者由于自身生理功能的减退或免疫防御机制的削弱，更容易受到药物不良反应的影响，因此需要更加谨慎的用药监测和调整。

2. 局部抗菌药物的使用

在脓液较少或者感染得到初步控制后，可以根据实际需要在局部使用抗菌药膏或喷剂。这种局部应用的方式能够直接将抗菌药物作用于感染部位，提高药物在局部的浓度，进一步促进伤口的愈合。在选择局部抗菌药物时，需要考虑药物的抗菌谱、渗透性，以及患者的个体过敏反应等因素，以确保治疗的安全性和有效性。

（三）疼痛管理

1. 评估并管理疼痛

定期使用疼痛评分量表对患者的疼痛程度进行准确评估是疼痛管理的基础，尤其在伤口换药或引流等可能引起疼痛加剧的操作之后，更需要及时进行评估。根据评估结果，在必要时给予适当的镇痛药或局部麻醉药，以有效减轻患者的不适感受，显著提升其生活质量。同时，注意药物的选择和剂量应根据患者的年龄、身体状况及疼痛的严重程度进行个体化的调整，以确保治疗的安全性和有效性。

2. 非药物性镇痛

除了药物治疗之外，积极采用非药物性的干预手段也是疼痛管理的重要组成部分。例如，局部冷敷能够通过收缩血管、减少炎症渗出和肿胀，有效地缓解疼痛；而热敷则可以促进血液循环、放松肌肉，对于缓解慢性疼痛和肌肉紧张具有一定的作用。护理人员应根据患者的具体情况和疼痛特点，合理选择和应用这些非药物性的镇痛方法，与药物治疗相结合，为患者提供全面而有效的疼痛管理策略。

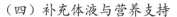

（四）补充体液与营养支持

1. 补充体液

对于因发热、脓液渗出或呕吐等原因导致体液丢失的患者，遵医嘱给予适当的静脉补液。在补液过程中，特别要注重保持水、电解质的平衡，预防脱水或电解质紊乱的发生，这需要密切监测患者的生命体征、尿量、血液生化指标等，根据患者的具体情况及时调整补液的种类和速度，确保患者的内环境稳定，为身体的康复提供良好的生理基础。

2. 营养支持

提供高蛋白、高维生素的营养支持以促进伤口愈合。建议患者摄入富含维生素 C、锌和铁等营养元素的食物。维生素 C 有助于胶原蛋白的合成，促进伤口的愈合和组织修复；锌在免疫功能和细胞代谢中发挥重要作用，能够增强身体的抗感染能力和伤口愈合速度；铁则对于血红蛋白的合成和氧气输送至关重要，保证了组织的充足氧供和代谢需求。通过合理的饮食调整和营养补充，能够为患者的康复提供充足的能量和营养物质，加速伤口愈合和身体恢复。

（五）预防并发症

1. 监测全身症状

密切观察患者是否出现发热、寒战等全身性感染的早期迹象。定期测量体温和生命体征，及时发现潜在的感染扩散和病情恶化。对于体温的变化、心率和呼吸频率的异常等，都需要高度警惕，及时进行进一步的检查和诊断。若感染有全身扩散的迹象，应迅速调整抗感染治疗方案，加强抗菌药物的使用或联合应用其他治疗手段，以遏制感染的进展，保障患者的生命安全。

2. 防止感染扩散

始终保持患部的清洁、干燥以防止感染扩散。敷料长时间湿透可能导致局部环境潮湿，有利于细菌滋生和繁殖，从而引发局部感染的扩散，因此，及时更换湿润的敷料，保持伤口周围皮肤的清洁和干燥至关重要。对于伤口周围皮肤红肿出现扩散的情况，应立即采取积极、有效的措施，如加强局部的消毒和抗菌处理，防止炎症蔓延至深部组织或引发败血症等严重并发症。通过早期发现和及时干预，能够有效地控制感染的扩散，促进伤口的顺利愈合。

（六）心理护理与健康教育

1. 心理支持

患者在面对伤口长期不愈合或感染反复的困境时，往往会产生焦虑、沮丧等负面情绪。护理人员应积极主动地与患者进行及时、有效的沟通，耐心倾听他们内心的担忧和恐惧。通过温暖、理解和支持的态度，为患者提供情感上的慰藉和依靠。同时，运用专业的心理疏导技巧和方法，帮助患者缓解焦虑情绪，重建积极的心态，增强他们战胜疾病的信心和勇气。

2. 健康教育

向患者详细讲解正确进行伤口护理的方法和重要性，强调保持局部卫生的必要性，严禁挤压脓肿，以防感染扩散和病情恶化。广泛普及日常保持良好个人卫生习惯的重要性，

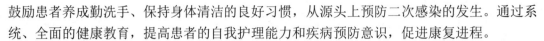

鼓励患者养成勤洗手、保持身体清洁的良好习惯，从源头上预防二次感染的发生。通过系统、全面的健康教育，提高患者的自我护理能力和疾病预防意识，促进康复进程。

3. 用药指导

对患者进行细致的用药教育，使其清楚了解按时服用抗生素的重要性。坚决避免自行停药或随意调整剂量的行为，并明确告知可能出现的不良反应及应对方法。着重强调全疗程抗生素治疗对于彻底清除病原体、防止细菌耐药的关键意义，提高患者的用药依从性和治疗效果。

4. 饮食与生活方式指导

建议患者避免食用辛辣、刺激性食物，减少对伤口和胃肠道的刺激。同时，鼓励增加蛋白质和维生素的摄入，为身体修复和免疫功能提供充足的营养支持。此外，倡导患者进行适度的身体活动，增强体质和免疫力，但要注意避免过度劳累或直接刺激感染部位，保障身体在康复过程中的平衡和稳定。

第九节　手部急性化脓性感染

手部急性化脓性感染是指各种原因导致细菌入侵手部而引发的急性化脓性炎症病变。常见的致病因素有手部外伤、甲沟炎蔓延等。病原体多为金黄色葡萄球菌、链球菌等。早期诊断主要依据临床表现及实验室检查。治疗包括局部制动、热敷、应用抗生素，若形成脓肿则需及时切开引流，以控制感染、恢复手部功能。

一、临床表现

1. 局部红肿、疼痛

手部急性化脓性感染通常从局部红肿开始，感染区域皮肤颜色变红，并且逐渐出现肿胀。疼痛是最早期的症状之一，呈持续性钝痛或跳痛，疼痛常随着感染的加重而加剧，尤其在活动或触碰受感染部位时疼痛明显。

2. 局部皮肤温度升高

由于炎症反应，手部感染部位的皮肤会出现温度升高，手指或手掌的局部触感明显比周围皮肤热，提示局部血液循环增加，伴随炎症发展。

3. 脓液形成和排出

随着感染的进展，手部组织内可形成脓液。脓液的积聚导致局部肿胀加重，并伴随脓肿形成，脓液可能自发或在外力作用下排出，常见于手指、掌心或指甲周围的感染。

4. 功能受限

由于感染导致的疼痛、肿胀和脓液积聚，患者的手指或整个手部功能可能受到限制。感染严重时，患者可能难以进行正常的手部活动，如握拳、抓物或弯曲手指，甚至出现关节僵硬。

5. 发热与全身不适

在感染扩散或加重时，患者可能会出现发热、乏力、寒战等全身症状。全身症状提示感染已不局限于局部，可能存在细菌毒素扩散或全身炎症反应。

6. 淋巴结肿大

手部急性化脓性感染可能引起近端淋巴结肿大，如手臂或腋下淋巴结肿大并伴有触痛，提示感染可能沿淋巴管扩散，出现淋巴管炎的征象，表现为手臂上有红线或淋巴结区域肿胀。

二、护理评估

（一）健康史评估

1. 感染诱因

在评估患者的健康史时，首先需要仔细询问其是否存在外伤史，如割伤、刺伤、咬伤、烧伤等情况。同时，关注患者近期是否进行了静脉注射、皮下注射等医疗操作。其中，重点在于了解伤口是否得到了及时且恰当的处理，是否曾经出现过感染部位清洁不当或者未及时进行消毒的情况。如果伤口未能得到及时有效的处理，病原体更容易侵入并繁殖，从而增加感染的风险和严重程度。

2. 既往史

深入了解患者是否有既往感染史，特别是手部软组织的感染经历。同时，明确患者是否存在糖尿病、免疫功能低下或长期使用免疫抑制药物等病史。这些因素会显著影响感染的愈合进程和严重程度。糖尿病患者血糖控制不佳，可能导致末梢血管和神经病变，影响伤口的修复和抗感染能力；免疫功能低下或长期使用免疫抑制药物的患者，其免疫系统的防御功能减弱，使得感染更易发生且难以控制。此外，还需询问患者有无慢性皮肤病（如湿疹、银屑病）或反复感染的病史，这些疾病可能破坏皮肤的屏障功能，为病原体的侵入创造条件。

3. 生活习惯

对患者的个人卫生习惯、工作环境及职业暴露风险进行全面评估。如果患者从事手工劳动、农业、建筑等高风险职业，需要特别注意这些因素可能带来感染风险的增加。同时，询问患者是否有不良生活习惯，如吸烟或长期不注重清洁的习惯。吸烟会损害血管内皮细胞，影响血液循环和组织修复；而不良的清洁习惯则可能导致手部积累污垢和细菌，增加感染的机会。

（二）身体状况评估

1. 局部感染评估

（1）红、肿、热、痛：对患者手部感染部位的红肿范围、皮肤温度、疼痛性质及严重程度进行细致的评估。准确记录疼痛的持续时间，观察疼痛是否会随着手部活动而加剧。特别留意局部是否存在跳痛，因为这往往提示可能有脓液积聚。在评估过程中，使用测量工具（如皮尺）来量化红肿的范围，通过温度计测量皮肤温度，以及使用疼痛评估量表来确定疼痛的程度。要详细询问患者疼痛的性质，如刺痛、胀痛、钝痛等，以帮助判断感染的类型和进展。

（2）脓液分泌：仔细检查感染部位是否有脓液外流或脓肿形成。对脓液的颜色、量和气味进行全面评估，以此来判断感染的严重性。通常，黄色或绿色的脓液可能提示化脓性感染加重，而伴有异味的脓液则强烈提示厌氧菌感染。通过无菌棉签采集脓液样本进行实验室检查，可以进一步明确病原体的类型，为选择有效的抗生素治疗提供依据。

（3）肿胀与功能受限：详细评估手指、掌心或整个手部的肿胀程度。通过对比双侧手部的外观和测量周径，准确量化肿胀的程度。询问患者手部的功能是否因肿胀而受影响，如握拳、抓握物体或伸展手指等动作。手部感染常导致手部运动功能受限，因此需要密切观察患者的活动能力。可以要求患者进行特定的手部动作，评估其完成的难度和受限程度，以便及时采取相应的治疗措施，如切开引流、物理治疗等，以减轻肿胀和恢复功能。

2. 全身症状评估

（1）体温变化：定期、准确地监测患者的体温。密切关注患者是否出现发热、寒战等全身症状。发热是身体对感染的一种常见反应，提示免疫系统正在积极对抗病原体。如果患者持续高热，可能意味着感染已经扩散至全身，需要立即采取更加强有力的抗感染治疗措施，并进行进一步的检查以确定感染的范围和来源。

（2）疲乏与乏力：主动询问患者是否感到全身乏力或身体疲劳。这些症状虽然不具有特异性，但在感染的情况下，它们可以反映出感染对全身健康的广泛影响。疲乏常与系统性感染或强烈的免疫反应有关，提示身体正在消耗大量能量来对抗感染。及时发现和评估这些症状，可以为调整治疗方案及提供适当的支持性护理提供依据，如休息、营养补充等。

3. 淋巴系统评估

（1）淋巴结肿大：仔细检查患者手臂或腋窝是否有淋巴结肿大及压痛。当感染沿着淋巴系统扩散时，附近的淋巴结常会出现反应性肿大和疼痛。特别是对于手部感染的患者，观察淋巴管炎的表现至关重要，如手臂上是否出现红线。红线的出现通常提示感染正在通过淋巴管迅速传播，需要紧急采取抗感染和对症治疗措施，以防病情进一步恶化。

（2）淋巴管炎表现：密切观察感染部位是否有红线延伸至手臂或腋下。红线是淋巴管炎的典型表现，意味着感染已经突破局部，进入淋巴循环系统。这种情况提示感染可能通过淋巴系统广泛传播，需要立即采取积极的抗感染措施，如静脉滴注抗生素、局部湿敷等，以控制感染的扩散，减轻炎症反应，保护淋巴系统的功能和患者的整体健康。

4. 并发症评估

（1）神经受压症状：仔细评估患者手部是否有麻木、感觉异常或神经痛等症状。特别关注当肿胀严重压迫神经时，可能出现的感觉减退或手指麻木症状。神经受压可能导致永久性的神经损伤，影响手部的感觉和运动功能。通过详细的神经系统检查，如触觉、痛觉测试和神经反射评估，可以在早期发现神经受压的迹象，并及时采取减压措施，如切开引流、松解筋膜等，以减轻压力，恢复神经功能。

（2）血供异常：询问患者是否出现手指末端发白或发绀，并使用血管检查方法（如观察指甲床毛细血管充盈时间、触摸脉搏等）评估手指末端血供情况。检查是否有因感染压迫导致的局部缺血表现。手部感染引起的肿胀和炎症可能压迫血管，影响手部的血液供应。早期发现和处理血供异常可以防止组织坏死和功能丧失，通过改善循环、减轻肿胀和控制感染等综合治疗措施，恢复正常的血供，保护手部的组织结构和功能。

（三）心理-社会状况评估

1. 情绪评估

患者在面对手部感染反复、疼痛加重或担心手部功能受限等问题时，往往会产生强烈的焦虑和恐惧情绪。护理人员需要以耐心和关怀的态度与患者进行深入的沟通交流，倾听他们内心的担忧和不安。通过观察患者的表情、语气和肢体语言，以及直接询问患者的感受，全面了解其情绪状况。同时，评估患者对病情的理解程度，如是否清楚感染的原因、治疗过程和可能的预后等。对于情绪极度不稳定或对病情认知存在偏差的患者，及时提供心理支持和健康教育，帮助他们缓解焦虑，形成正确的疾病认知和应对态度。

2. 应对方式评估

评估患者对感染护理的认知水平和实际应对能力具有重要意义。了解患者在日常伤口护理方面是否知晓正确的方法和注意事项，是否能够严格按照医嘱按时服药。同时，关注患者在处理日常活动中的疼痛和不适时所采取的方式是否合理、有效。通过评估患者的应对方式，给予针对性的指导和建议，帮助他们建立正确的自我护理习惯和应对策略，提高治疗依从性和康复效果。

3. 社会支持评估

了解患者的家属能否在日常生活和伤口护理方面提供帮助和支持，家属的帮助和支持对于患者的康复具有积极的促进作用，特别是在严重感染影响日常生活自理能力的情况下，家属的支持显得尤为重要。评估家属对患者病情的了解程度、护理技能的掌握情况及提供支持的意愿和能力。与家属进行充分的沟通，使他们能够更好地协助患者接受治疗和康复。同时，关注患者在社会环境中的适应情况，如工作单位能否提供必要的支持和调整，以减轻疾病带给患者的经济和心理压力。通过综合评估社会支持系统，为患者营造一个对康复有利的良好环境。

三、护理诊断

（1）皮肤完整性受损：与局部感染导致的组织坏死及脓肿形成有关。

（2）感染扩散的风险：与感染灶蔓延至深部组织或通过淋巴系统传播有关。

（3）手部功能障碍：与肿胀、疼痛及局部组织损伤导致的活动受限有关。

（4）体温过高：与感染引发的全身炎症反应及细菌毒素释放有关。

（5）自我护理能力不足：与手部感染导致的活动受限及疼痛有关。

（6）营养失调，低于机体需要量：与感染导致的食欲下降、消耗增加和体力不足有关。

四、护理措施

（一）局部感染管理

1. 伤口护理

定期且规范地清洁感染部位是局部感染管理的基础措施。采用无菌生理盐水或具有抗菌作用的溶液，如碘伏，仔细清洗伤口，能够有效去除伤口表面的污染物和病原体，防止细菌进一步扩散和滋生。同时，及时更换敷料对于保持伤口的清洁和干燥至关重要。合适

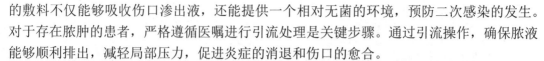

的敷料不仅能够吸收伤口渗出液，还能提供一个相对无菌的环境，预防二次感染的发生。对于存在脓肿的患者，严格遵循医嘱进行引流处理是关键步骤。通过引流操作，确保脓液能够顺利排出，减轻局部压力，促进炎症的消退和伤口的愈合。

2. 引流与换药

根据感染的具体程度和位置，在必要时采取手术或穿刺等方法引流脓液。这需要医护人员具备良好的操作技能和判断能力，以确保引流充分和安全。同时，按照医嘱每天或定期更换敷料是观察感染部位愈合情况的重要环节。在换药过程中，仔细评估伤口的颜色、渗出物、肉芽组织生长等情况，根据这些表现选择适当的敷料。例如，对于渗液较多的伤口，选择具有良好吸湿性的敷料能够保持伤口干燥；对于存在感染风险的伤口，使用抗菌敷料可以有效抑制细菌生长，促进伤口愈合。

3. 减轻感染部位的压力

建议患者保持患肢抬高是一种简单而有效的辅助措施。抬高患肢能够利用重力作用促进血液回流，减轻肿胀和炎症反应。同时，嘱患者避免手部过度活动，防止因感染部位的刺激或摩擦而加重炎症和疼痛。这需要患者的积极配合和自我约束，护理人员应向患者详细解释其重要性和原理，提高患者的依从性。

（二）全身抗感染治疗

1. 抗生素的使用

严格遵循医嘱给予广谱抗生素是控制感染扩散的重要手段。在感染初期，由于病原体尚未明确，广谱抗生素能够提供广泛的抗菌范围，有效抑制细菌的生长和繁殖。然而，随着细菌培养及药物敏感试验结果的明确，应及时调整抗生素的种类和剂量，选择对病原体具有高度敏感性的抗生素，以提高治疗效果。在治疗过程中，密切监测抗生素的效果至关重要。通过观察患者的症状改善情况、体温变化、实验室检查指标等，评估抗生素的疗效。如果效果不佳，应及时调整剂量或更换药物。同时，要高度警惕患者对抗生素产生耐药性，避免长期使用单一抗生素导致出现耐药菌株。密切关注患者在使用抗生素过程中可能出现的不良反应，如胃肠道反应、过敏反应、肝肾功能损害等，及时采取相应的处理措施。

2. 辅助抗菌药物

对于局部感染未得到完全控制的患者，合理使用局部抗菌药膏可以增强治疗效果。局部应用抗菌药膏能够直接作用于感染部位，提高药物浓度，增强抗菌作用。但在使用过程中，要注意药物的选择应根据感染的类型和药物敏感试验结果，同时要注意避免过度使用而导致局部皮肤过敏或发生耐药。

（三）疼痛管理

1. 评估并缓解疼痛

准确评估疼痛的程度是有效管理疼痛的前提。运用疼痛评分工具，如数字分级评分法、面部表情评分法等，定期对患者的疼痛程度进行量化评估。根据评估结果，遵循医嘱使用适当的镇痛药，如对乙酰氨基酚或非甾体抗炎药，能够有效缓解因感染引发的疼痛。在换药或进行伤口护理等可能导致疼痛加剧的操作时，合理使用局部麻醉药或局部冷敷能够显著减轻患者的痛苦。局部麻醉药能够暂时阻断神经传导，减轻疼痛感觉；局部冷敷则通过

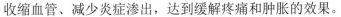

收缩血管、减少炎症渗出，达到缓解疼痛和肿胀的效果。

2. 非药物性镇痛

鼓励患者采用局部热敷或冷敷的方法，根据感染的不同阶段和疼痛的特点选择合适的方式。热敷能够促进血液循环，加速炎症的吸收和组织修复；冷敷则能够减轻肿胀和疼痛。同时，指导患者进行放松训练，如深呼吸、冥想、渐进性肌肉松弛等，帮助患者分散注意力，减轻心理上对疼痛的感知和恐惧。这些非药物性的镇痛措施不仅能够减轻疼痛症状，还能够减少药物的使用剂量和潜在的不良反应。

（四）功能恢复与活动管理

1. 限制手部活动

在感染未得到完全控制之前，为了防止感染加重或肿胀恶化，建议患者避免过度使用患手。过度使用可能导致炎症扩散、伤口破裂或愈合延迟。在必要时，可以使用护具或夹板限制手部的活动范围和强度，特别是在脓肿较大或感染较为广泛的情况下，严格限制活动能够为感染的控制和伤口的愈合创造有利条件。同时，向患者解释限制活动的目的和重要性，提高患者的依从性和自我管理意识。

2. 功能康复训练

待感染得到有效控制后，及时帮助患者逐步恢复手部功能是康复过程中的关键环节。进行手指关节的活动训练，包括屈伸、旋转、抓握等动作，能够预防长时间不动导致的关节僵硬、肌肉萎缩和功能障碍。根据患者的具体情况，可以与康复治疗师合作，制订个性化的康复计划。康复训练应循序渐进，从简单的动作开始，逐渐增加难度和强度，同时注意观察患者的反应和耐受情况，避免过度训练造成二次损伤。

（五）补充体液与营养支持

1. 补充体液

若患者因发热、脓液流失或全身不适造成体液丢失，及时给予适当的静脉补液是维持体内电解质和水分平衡的重要措施。在高热或呕吐的情况下，体液丢失更为明显，需要密切监测患者的生命体征、尿量和血液生化指标，根据具体情况调整补液的速度和成分。通过合理的补液治疗，能够保障身体各器官的正常功能，促进代谢废物的排出，有助于感染的控制和身体的恢复。

2. 营养支持

给予患者高蛋白、高维生素的饮食对于促进组织修复和免疫系统的恢复具有重要意义。蛋白质是身体修复组织和合成抗体的重要原料，维生素则在免疫调节和抗氧化等方面发挥关键作用。鼓励患者摄入富含维生素 C 和锌的食物，如新鲜水果、蔬菜、坚果等。维生素 C 能够促进胶原蛋白的合成，加速伤口愈合；锌参与细胞的生长和分裂，有助于提高免疫力和促进伤口愈合。科学合理的营养支持能够为患者的康复提供充足的物质基础和能量保障。

（六）预防并发症

1. 密切监测体温

定期测量体温是早期发现感染扩散的重要手段之一。持续发热、寒战或体温波动较大

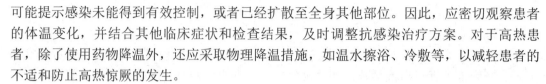

可能提示感染未能得到有效控制，或者已经扩散至全身其他部位。因此，应密切观察患者的体温变化，并结合其他临床症状和检查结果，及时调整抗感染治疗方案。对于高热患者，除了使用药物降温外，还应采取物理降温措施，如温水擦浴、冷敷等，以减轻患者的不适和防止高热惊厥的发生。

2. 防止败血症

密切观察患者的生命体征，特别是血压、脉搏、尿量等的变化，对于早期发现败血症具有重要意义。败血症是感染严重扩散导致的全身性炎症反应综合征，可能危及生命。如果出现血压下降、脉搏加快、尿量减少等异常情况，应立即采取积极的抗感染和支持治疗措施，包括使用强力抗生素、补充血容量、纠正酸碱平衡失调和电解质紊乱等。同时，加强护理，保持患者的皮肤清洁、干燥，预防压疮和其他感染并发症的发生。

（七）心理护理与健康教育

1. 心理支持

由于手部感染可能导致功能障碍或影响生活质量，患者在面对疾病时往往会产生焦虑、恐惧和不安等情绪。护理人员应定期与患者进行深入的沟通和交流，倾听他们的内心感受和担忧。通过温暖、关怀的语言和态度，为患者提供情感上的支持和安慰，让他们感受到被理解和关心。帮助患者树立战胜疾病的信心，积极面对治疗过程中的困难和挑战。

2. 健康教育

向患者详细介绍正确处理伤口的方法和注意事项，是预防感染复发和促进伤口愈合的重要环节。指导患者在出院后如何保持伤口的清洁，避免使用不清洁的物品触碰伤口，定期更换敷料，观察伤口的变化等。同时，提醒患者注意个人卫生，勤洗手、保持皮肤清洁，避免感染的再次发生。通过健康教育，提高患者的自我护理能力和疾病预防意识，促进康复进程。

3. 用药指导

帮助患者充分理解抗生素治疗的重要性，按时按量服药，是确保治疗效果和防止产生耐药性的关键。向患者解释抗生素的作用机制、使用方法和疗程，强调私自停药或不规律用药可能导致的不良后果，如产生耐药性、感染复发等。同时，告知患者抗生素可能出现的常见不良反应，如胃肠道不适、皮疹等，并指导他们如何应对这些不良反应。通过用药指导，提高患者的用药依从性和安全性，保障治疗的顺利进行。

第九章

常见骨骼疾病的护理

第一节　颈椎骨折脱位

颈椎骨折脱位是指外力作用导致颈椎骨的连续性中断及椎体间正常位置关系发生改变。常见的致伤原因有高处坠落、交通事故、暴力外伤等。颈椎骨折可分为多种类型，如压缩性骨折、爆裂性骨折等；脱位则是椎体之间相对位置的异常移动。这种损伤常伴有严重的后果，如损伤脊髓和神经，引起肢体感觉、运动功能障碍，甚至导致截瘫。通过 X 线检查、CT 扫描、MRI 等检查可明确诊断。及时有效的治疗对于恢复颈椎的稳定性、保护脊髓功能至关重要。

一、临床表现

（一）颈部剧烈疼痛

1. 疼痛特征

颈椎骨折脱位患者通常表现为剧烈的颈部疼痛，疼痛呈持续性，在移动头部、颈部或上肢时加剧。部分患者可能伴有颈部的放射性疼痛，向肩部或上背部扩散。

2. 姿势改变

由于疼痛，患者常保持颈部僵直，避免任何颈部活动，以减轻不适。

（二）颈部活动受限

1. 活动障碍

颈部的骨折或脱位导致患者颈部活动显著受限，不能进行正常的颈部旋转、前屈、后仰等动作。患者常表现为明显的颈部僵硬，无法自如转动头颅。

2. 肌肉痉挛

颈椎受损后，颈部周围的肌肉可能出现反射性痉挛，活动受限进一步加剧，并增加疼痛感。

（三）神经功能障碍

1. 肢体麻木和刺痛

由于颈椎骨折脱位可能压迫脊髓或神经根，患者可能感到四肢麻木、刺痛，尤其是手臂和手指。症状多呈对称性分布，麻木感从颈部向四肢扩散。

2. 肌肉无力

神经受压导致肌肉力量减弱，患者可能难以进行抓握、提物等日常活动，严重时可表现为手臂或腿部无力。

3. 反射异常

在神经功能受损时，腱反射可能减弱或消失，尤其是在上肢的反射异常明显。

（四）脊髓损伤症状

1. 四肢瘫痪

颈椎骨折脱位如果压迫脊髓，可能导致四肢瘫痪，患者失去四肢的自主运动功能。高位颈椎（如 $C_1 \sim C_4$）骨折脱位可导致完全性瘫痪。

2. 感觉丧失

脊髓损伤可能伴有感觉异常或丧失，患者在脊髓受损节段以下区域可能失去痛觉、温度觉和触觉，尤其是在四肢的远端（手指、脚趾）。

3. 大小便失禁

当脊髓受损波及自主神经时，可能导致大小便异常，表现为尿失禁或尿潴留，以及便秘或大便失禁。

二、护理评估

（一）健康史评估

1. 外伤史

在对患者进行健康史评估时，详细且全面地询问其是否有外伤史是至关重要的环节。这包括细致地了解患者是否经历过跌倒、交通事故、运动损伤或暴力伤害等各种情况。同时，了解受伤时颈部的姿势，如过度前屈、后仰还是侧倾，这些信息对于判断损伤的具体部位和严重程度具有重要的参考价值。通过深入挖掘这些细节，能够更准确地评估颈椎损伤的可能机制和潜在后果。

2. 既往史

全面评估患者是否存在既往颈椎疾病是健康史评估的重要组成部分。这包括是否曾患有颈椎病、颈椎间盘突出等常见的颈椎问题，以及是否接受过相关的治疗措施，如手术治疗或物理治疗等。了解患者有无骨质疏松症或其他可能影响骨骼健康的疾病，如甲状旁腺功能亢进症、长期服用类固醇等，因为这些因素会显著降低骨骼的强度和稳定性，从而大大增加骨折发生的风险。对于存在上述疾病的患者，在评估颈椎损伤时需要更加谨慎，考虑其骨骼的脆弱性，以便制订更合理安全的治疗方案。

3. 职业与生活方式

仔细询问患者的职业性质和日常生活习惯对于颈椎损伤的评估具有重要意义。明确患者是否从事需要长时间低头、抬头或扭转颈部的工作，如办公室工作人员、建筑工人、运动员等。这些特定的职业背景可能使颈部长期处于紧张和高负荷状态，从而增加颈椎损伤的风险。同时，了解患者的运动习惯也是必要的，特别是是否进行过高风险的颈部运动，如举重、摔跤。通过对职业和生活方式的评估，可以更全面地了解患者颈椎所面临的潜在压力和损伤风险因素。

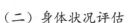

（二）身体状况评估

1. 疼痛与压痛

对患者颈部疼痛情况的评估是身体状况评估的关键内容之一。准确记录疼痛的部位，如局限于颈椎的某个节段或放射到肩部、上肢或背部。细致描述疼痛的性质，如刺痛、钝痛、胀痛或放射性疼痛等，有助于判断损伤的类型和严重程度。使用疼痛评分量表来量化疼痛的强度，能够更客观地反映患者的痛苦程度。在评估过程中，还需观察患者在颈部活动或被外界触碰时疼痛的变化情况，以确定疼痛的敏感性和加重因素。同时，对颈部进行仔细的触诊，特别关注颈椎棘突等部位是否存在局部压痛。压痛的存在通常是颈椎骨折的重要体征之一，其程度和范围可以为诊断和治疗提供有价值的参考。

2. 颈部活动受限

评估患者颈部的活动范围是判断颈椎损伤程度的重要指标。通过引导患者进行前屈、后仰、侧转等动作，观察其活动的幅度和灵活性。通常情况下，患者由于疼痛和骨折导致的颈椎不稳定性，会表现出明显的活动受限，甚至无法主动移动颈部。注意观察患者是否保持颈部僵直的姿势。通过对颈部活动受限的评估，可以初步判断颈椎损伤对颈部运动功能的影响。

3. 神经功能评估

（1）感觉评估：仔细检查患者四肢的感觉功能对于判断颈椎损伤是否累及神经至关重要。通过询问患者是否存在麻木、刺痛或感觉减退等感觉异常，特别是在手臂、手指、脚趾等远端部位，能够在早期发现神经受压的迹象。通过轻触、针刺等方式进一步验证患者的感觉反应，有助于更准确地评估感觉障碍的程度和范围。

（2）运动评估：对患者四肢肌力的评估是判断脊髓或神经根受压程度的重要方法。通过让患者进行握手、抬臂、蹬腿等动作，观察其肌肉收缩的力量和动作的协调性。肌力减弱或瘫痪的出现通常提示神经受压较为严重，需要及时采取相应的治疗措施，以避免神经功能的进一步恶化。同时，结合感觉评估的结果，可以更全面地了解神经损伤的程度和范围，为治疗方案的选择提供依据。

（3）反射评估：检查患者的腱反射是否正常，尤其是上肢反射，对于判断神经功能状态具有重要意义。反射减弱或消失可能提示神经功能受损，但其结果需要结合感觉和运动评估的综合情况进行分析。通过反复多次的检查和对比，能够更准确地判断反射的变化趋势和临床意义。

（4）括约肌功能：当脊髓损伤波及自主神经系统时，患者可能出现大小便异常的情况。因此，评估患者的排尿、排便功能是必不可少的环节。询问患者是否出现尿潴留，即尿液无法正常排出；或者失禁症状，如无法控制尿液和粪便的排泄。通过详细的询问和必要的检查，如膀胱超声、直肠指检等，有助于早期发现括约肌功能障碍，并及时采取相应的治疗和护理措施，以提高患者的生活质量和预防并发症的发生。

（三）心理-社会状况评估

1. 情绪状态

由于颈椎骨折脱位可能导致严重的功能损伤，患者在面对这样的创伤时，常会出现焦虑、恐惧和抑郁等负面情绪。通过与患者交流，询问其对病情的认知和对预后的预期，发现患者在面对疾病时的心理压力和不安。帮助患者缓解对康复和生活质量下降的担忧，给予他们充分的信息支持和心理安慰，让患者了解治疗的可能性和积极的康复前景，从而增强他们战胜疾病的信心和勇气。

2. 社会支持

了解患者的家庭支持系统是否健全在其康复过程中起着关键作用。家属或朋友能否提供足够的照顾，特别是在患者日常生活自理能力受限的情况下，显得尤为重要。评估家庭支持的程度和质量，包括家属对患者病情的了解程度、照顾能力和意愿等方面，可以为制订个性化的康复计划和社会支持策略提供依据，确保患者在康复过程中得到全方位的关怀和帮助。

三、护理诊断

（1）皮肤完整性受损：与外伤引起的皮肤撕裂、挫伤及软组织损伤有关。

（2）运动障碍：与骨折脱位导致的脊髓压迫及神经损伤有关。

（3）有脊髓损伤的风险：与颈椎不稳定及骨折脱位引起的脊髓受压风险有关。

（4）体液不足的风险：与高位脊髓损伤引起的自主神经功能障碍及出汗增多有关。

（5）自我护理能力不足：与颈椎骨折脱位导致的疼痛、功能受限及活动能力下降有关。

四、护理措施

（一）颈部稳定与保护

1. 使用颈托或颈椎支架

遵医嘱为患者佩戴颈托或颈椎支架，以稳定颈椎，防止进一步损伤和脊髓受压。护理人员应确保支具佩戴正确，定期检查支具的松紧度和舒适度，预防局部压疮或皮肤损伤。

2. 避免颈部活动

帮助患者保持颈部固定，避免不必要的头部或颈部活动。在移动患者时，应采取协助转移的方式，防止头部和颈部旋转或弯曲，确保脊椎稳定性。尤其在搬运或床上移动时，应采取颈椎保护措施，如整体翻身法，保持脊柱轴线一致。

（二）神经功能监测

1. 定期评估神经功能

每天评估患者的神经功能，包括肢体感觉、肌力和反射活动，观察是否有恶化或改善迹象。通过手握力、足背伸展及腱反射测试，判断神经功能是否受到进一步压迫。

2. 脊髓损伤观察

监测是否有脊髓损伤加重的迹象，如感觉丧失、四肢无力或大小便失禁。出现神经功能恶化时，立即通知医生，并协助安排进一步的检查和治疗。

（三）呼吸管理

1. 呼吸功能支持

高位颈椎骨折脱位的患者，特别是脊髓损伤波及 $C_3 \sim C_5$ 节段者，可能出现呼吸困难或呼吸衰竭。根据患者的呼吸情况，采取氧疗或机械通气支持，确保血氧饱和度稳定。

2. 预防呼吸道并发症

鼓励患者进行呼吸训练，如深呼吸和膈肌呼吸练习，以增强呼吸肌力量，降低肺不张或肺炎的发生风险。必要时，使用振动排痰仪或进行人工拍背排痰，保持呼吸道通畅。

（四）疼痛管理

1. 药物镇痛

根据患者疼痛的程度，遵医嘱给予镇痛药物（如非甾体抗炎药或麻醉性镇痛药）。疼痛严重时，可使用局部麻醉药或神经阻滞疗法，缓解疼痛并提升患者的舒适度。

2. 非药物性镇痛

使用冷敷或热敷等物理疗法，帮助减轻局部疼痛和肌肉痉挛。此外，指导患者采取放松技巧，如深呼吸、冥想，帮助分散其对疼痛的注意力。

（五）体位与活动管理

1. 体位调整

在护理过程中，帮助患者保持合适的体位，避免长时间卧床引发压疮或肺部并发症。建议患者半卧位或侧卧位，以减轻颈部压力，并确保血液循环顺畅。

2. 肢体活动训练

在确保颈部稳定的前提下，协助患者进行上下肢的被动活动，防止长期卧床导致关节挛缩、肌肉萎缩。对于肢体功能部分受限的患者，可逐步进行主动活动，帮助恢复肌肉力量。

（六）预防并发症

1. 深静脉血栓（DVT）的预防

由于长期卧床，患者存在深静脉血栓形成的风险。可采用间歇性气压泵或穿戴抗血栓弹力袜，促进下肢血液循环。定期检查患者的下肢是否有红肿、疼痛等血栓形成的早期症状。

2. 压疮的预防

长期卧床的患者应定期翻身，建议每2小时翻身1次，避免皮肤长期受压。使用减压垫或气垫床，并保持床铺清洁、干燥，防止压疮发生。

（七）营养支持与液体管理

1. 营养支持

根据患者的摄入情况，制订高蛋白、高热量、富含维生素的饮食计划，促进组织修复和免疫功能恢复。对于进食受限的患者，考虑使用肠内营养或肠外营养支持，维持身体的营养需求。

2. 液体管理

密切监测患者的尿量、血压和体液平衡，尤其是脊髓损伤患者，可能会出现排尿功能障碍，导致尿潴留或脱水。必要时，使用导尿管或给予静脉补液，保持体液平衡。

（八）心理护理

1. 心理支持

由于颈椎骨折脱位可能导致康复期长和功能障碍，患者可能出现焦虑、抑郁等负面情绪。护理人员应主动与患者沟通，倾听其担忧，并提供心理支持，帮助患者建立积极的应对策略。

2. 康复教育

向患者及其家属解释颈椎骨折脱位的康复过程和预后，帮助其建立合理的康复期望。指导患者逐步恢复活动，并配合物理治疗师进行系统的康复训练，以最大程度地恢复颈部及四肢功能。

（九）健康教育

1. 安全指导

向患者及其家属详细说明如何进行正确的颈部保护，特别是在日常生活中的活动限制与姿势调整，避免再次损伤。教育家属如何正确协助患者翻身和转移，确保脊柱的稳定性。

2. 长期康复计划

告知患者康复过程可能需要长期的物理治疗和定期检查，帮助其建立康复的信心。提醒患者在康复期间注意避免剧烈活动或过度用力，以防二次损伤。

第二节　颈椎间盘突出症

颈椎间盘突出症是一种发生于颈椎部位的脊柱疾病，主要由于颈椎间盘退变，在长期劳损、外力损伤等因素作用下，椎间盘的髓核组织突破纤维环，向后方或侧后方突出，压迫周围的神经根、脊髓或椎动脉等结构。通过影像学检查（如颈椎 X 线、CT 扫描、MRI 等）可明确诊断。治疗方法包括保守治疗（如物理治疗、药物治疗等）和手术治疗，以缓解症状、恢复颈椎功能。

一、临床表现

（一）颈部疼痛

1. 慢性隐痛或急性发作

患者常感到颈部局部疼痛，表现为持续性隐痛或阵发性加剧。疼痛通常随着颈椎间盘的受压而逐渐加重，尤其是在长时间低头、电脑工作或睡眠姿势不良时，疼痛可能急性发作。

2. 放射性疼痛

疼痛常沿着神经根放射到肩部、上背部或手臂，表现为放射性疼痛，特别是当患者咳嗽、打喷嚏或颈部突然转动时，疼痛感加重。

（二）上肢麻木或刺痛

1. 神经受压引发的感觉异常

由于颈椎间盘突出导致神经根受压，患者常感到手臂或手指麻木、刺痛。麻木感通常沿着受压神经分布区域扩展，中指、示指及拇指的感觉异常最为明显。

2. 手部感觉减退

部分患者可能出现手部感觉迟钝或触觉减弱，尤其是细致的触觉（如抓握小物品或区分质感）。

（三）上肢无力

1. 肌肉力量减弱

由于神经受压，患者可能出现上肢肌无力，手臂无法正常用力或握物时手指力量不足。具体表现为患者在进行抓握、提重物等日常生活活动时感到困难。

2. 细微动作障碍

神经受损可能导致精细动作受限，如扣扣子、写字等动作变得困难，患者可能感到手指不灵活或反应迟钝。

二、护理评估

（一）健康史评估

1. 职业与生活习惯

在对患者进行健康史评估时，深入了解其职业背景是至关重要的一个环节。特别需要明确患者是否从事需要长期低头或伏案的工作。长期保持不良的姿势，无疑是颈椎间盘突出的常见诱因之一。同时，详细询问患者的日常生活习惯也是必不可少的。此外，了解患者在睡眠时是否存在不良姿势，这些因素都有可能导致本病或加重病情。

2. 运动与受伤史

全面了解患者的运动习惯对于准确评估病情具有重要意义。尤其要关注患者是否长期进行负重运动，因为过重的负荷可能对颈椎造成过大压力；是否存在颈部运动不足的情况，缺乏适当的运动可能导致颈部肌肉力量薄弱，无法有效支撑颈椎；或者是否有颈部过度活动的现象，如剧烈的颈部扭转或拉伸运动：这些都可能增加颈椎间盘突出的风险。此外，仔细询问患者是否有颈部外伤史至关重要，如颈部扭伤、车祸等。这些外伤经历都可能与颈椎间盘突出的发生或病情恶化密切相关。

3. 既往治疗史

了解患者是否接受过相关治疗是评估其病情发展和治疗效果的重要依据。例如，是否经历过物理治疗，如热敷、电疗、按摩等，以缓解颈部肌肉紧张和疼痛；是否接受过颈椎牵引，通过拉伸颈椎来减轻椎间盘的压力；是否进行过药物治疗，如使用非甾体抗炎药来减轻炎症和疼痛，使用镇痛药来暂时缓解剧烈的疼痛，或者使用激素类药物来抑制炎症反应。同时，评估之前各种治疗方法的效果对于制订后续的治疗方案具有重要的参考价值。此外，还需详细询问患者是否有长期用药史，以及在使用过程中是否出现过不良反应或耐药情况。

4. 疼痛发作史

详细询问患者疼痛发作的频率、诱发因素及疼痛缓解方式对于全面了解病情至关重要。了解患者是否曾有急性疼痛发作史，这种急性发作往往疼痛剧烈，可能导致患者的活动受限，如颈部的屈伸、旋转等动作受到限制；或者是否存在颈部反复疼痛的情况，这种慢性的、间歇性的疼痛可能逐渐影响患者的生活质量。同时，评估是否出现神经症状，如上肢或手指麻木、无力等。

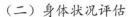

（二）身体状况评估

1. 颈部活动评估

对患者颈部活动范围的评估是身体状况评估的关键部分。通过引导患者进行前屈、后仰、侧倾和旋转等动作，全面了解颈部各个方向的活动能力。仔细观察患者在进行这些动作时是否存在受限的情况，如前屈时无法达到正常的角度，后仰时感到疼痛或阻力增加，侧倾和旋转时动作不灵活或幅度减小。同时，关注患者在活动过程中是否伴随疼痛或僵硬感，这种疼痛和僵硬感可能会在患者处于特定的动作或角度时更加明显。此外，观察患者是否存在姿势异常，如长期低头导致颈椎生理曲度变直，或者头颈部姿势僵硬，无法自然地进行活动。准确记录患者的活动障碍程度，包括受限的方向、角度和对日常生活的影响程度，为后续的诊断和治疗提供重要依据。

2. 疼痛评估

使用疼痛评分量表，如视觉模拟评分法（VAS），对患者的疼痛程度进行准确评估是至关重要的。在评估过程中，需要详细记录疼痛的性质，是尖锐的刺痛还是沉重的钝痛；评估疼痛的强度，是轻度的不适还是难以忍受的剧痛；记录疼痛的持续时间，是短暂的发作还是持续不断的疼痛。同时，关注疼痛与姿势或活动的关系，如某些特定的颈部动作是否会加重疼痛，或者休息时疼痛是否能够缓解。

3. 神经系统评估

（1）感觉功能：通过触摸、轻拍等方式对患者手臂和手指的感觉功能进行细致评估具有重要意义。特别注意上肢和手指是否存在麻木、刺痛或感觉减退等症状。由于神经受压迫往往首先影响远端手指的感觉，因此需要格外关注这些部位的感觉变化。通过轻柔的触摸和刺激，检测患者对触觉的敏感度，以及是否能够准确感知疼痛和温度的变化。

（2）运动功能：评估患者手臂和手指的肌力对于判断神经功能是否受损至关重要。通过让患者做握手、提物、抬臂等动作来测试肌肉的力量和协调性，观察患者是否存在肌力减弱的情况，如握手时力量不足、提物困难或抬臂无法达到正常高度。同时，注意动作是否协调流畅，是否存在颤抖或不精准的情况。

（3）反射活动：检查患者的上肢反射，尤其是肱二头肌、肱三头肌和桡骨膜反射，是评估神经功能是否受损的重要方法之一。正常的反射活动是神经系统健康的表现之一，而反射异常，如反射减弱、消失或亢进，往往提示神经根受到压迫或损伤。通过轻轻敲击相应的肌腱，观察肌肉的收缩反应，准确判断反射的情况，并结合感觉和运动功能的评估结果，全面了解神经的功能状态。

4. 肌肉状况评估

观察颈部及上背部肌肉的紧张度和痉挛情况对于了解病情具有重要价值。患者由于疼痛往往会出现局部肌肉痉挛或紧张，表现为肌肉僵硬、条索状改变或触之疼痛。通过触诊评估颈部、肩胛骨区域及上肢的肌肉是否有萎缩迹象也是必不可少的环节。肌肉萎缩通常是长期神经受压或肌肉失用的结果，表现为肌肉体积减小、力量下降。准确评估肌肉的状况，包括紧张度、痉挛程度和是否存在萎缩，能够为诊断和治疗提供重要的依据。

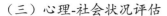

（三）心理-社会状况评估

1. 情绪与心理状态

颈椎间盘突出症所带来的长期疼痛和活动受限往往会对患者的情绪产生显著的影响。通过与患者深入交流，评估其是否存在焦虑、抑郁或情绪低落等负面情绪。了解患者对于疼痛的感知和耐受程度，以及他们对治疗效果的期望和认知。关注患者心理状态的变化，及时给予心理支持和疏导，提高患者的治疗依从性，促进患者康复。

2. 社会支持与工作状况

询问患者的家庭支持系统对于评估其康复环境至关重要。了解在患者行动不便或需要协助时，家属或朋友能否提供及时、有效的帮助。评估患者在工作中能否得到同事的理解和支持，是否有合理的工作安排和调整以适应其身体状况。了解病情是否导致患者工作效率下降，如无法长时间集中注意力、工作速度减慢；是否导致工作内容改变，如从需要体力劳动的岗位调整到相对轻松的文职工作；是否需要请假休息以进行治疗和康复。综合评估这些因素，帮助患者制订适合的康复计划，使其能够在病情允许的情况下尽快恢复工作，回归正常的社会生活。

3. 经济状况评估

了解患者的经济状况在整个治疗和康复过程中具有重要的现实意义，特别是对于需要长期进行康复治疗或物理治疗的患者，评估其是否有足够的经济能力承担治疗费用至关重要。综合考虑患者的经济状况，制订合理的治疗方案，并为患者提供相关的经济援助信息和建议，有助于确保患者能够获得必要的治疗和康复服务。

三、护理诊断

（1）疼痛：与颈椎间盘突出症导致的神经根压迫及肌肉痉挛有关。

（2）运动功能受限：与神经受压及颈椎活动受限有关。

（3）感觉异常：与神经根受压导致的神经传导障碍有关。

（4）有组织完整性受损的风险：与长期使用颈托或不当姿势固定有关。

（5）自我护理能力不足：与颈部疼痛及上肢活动受限导致的日常生活活动障碍有关。

（6）睡眠模式紊乱：与持续的疼痛及夜间体位不适有关。

（7）被社会孤立的风险：与疼痛及功能受限导致的社交活动减少有关。

四、护理措施

（一）疼痛管理

1. 药物镇痛

根据疼痛程度，遵医嘱使用非甾体抗炎药或局部镇痛药物，以缓解炎症和神经根压迫引起的疼痛。对于疼痛严重的患者，适当增加药物剂量或采用短期麻醉性镇痛药物，监测患者的药物不良反应。

2. 局部热敷

使用热敷缓解局部疼痛，帮助放松颈部和上背部的肌肉，减轻痉挛。每天可根据需要

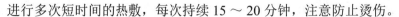

进行多次短时间的热敷，每次持续 15 ～ 20 分钟，注意防止烫伤。

3. 姿势调节与支具佩戴

协助患者采取符合生理弯曲的正确姿势，如半坐卧位，以减轻颈椎压力。遵医嘱为患者佩戴颈托或颈椎支具，减少颈椎负荷，同时注意定期检查支具的松紧度和佩戴时间，防止压迫皮肤。

（二）运动与康复管理

1. 颈部功能训练

根据患者的具体情况和医生指导，进行渐进性颈部功能训练。早期以被动活动为主，避免剧烈活动，逐渐过渡到轻度的颈椎伸展和旋转练习，帮助患者逐步恢复颈部灵活性。

2. 上肢力量训练

上肢无力的患者，可进行手臂和手指的抓握与伸展训练，如握球、弹力带训练，帮助恢复肌肉力量和精细动作能力。护理人员应在训练过程中适时指导和监督，确保患者动作正确，防止用力过度引起疼痛加剧。

3. 日常生活活动管理

鼓励患者在疼痛允许的情况下进行适量的日常生活活动，如轻度家务或步行，防止长期卧床导致肌肉萎缩。护理人员需根据患者的康复情况，制订个性化的活动计划，避免过度疲劳。

（三）神经功能监测

1. 感觉与运动功能监测

定期检查患者上肢的感觉功能，包括触觉、痛觉和温度感觉。评估患者的肌力变化，监测是否有手指麻木、刺痛或感觉减退的加重。对感觉异常或肌力减弱的患者，及时与医生沟通调整治疗计划。

2. 反射检测

协助医生进行上肢反射检测，如肱二头肌、肱三头肌反射，观察反射活动的变化情况。对于神经功能出现恶化的患者，及时上报医生并进行进一步处理。

（四）体位管理

1. 预防不良姿势

指导患者在日常生活中保持正确的颈部姿势，如避免长时间低头、伏案工作或保持同一姿势不动。鼓励患者调整睡姿，使用合适的枕头，以维持颈椎的正常生理曲度，避免对颈部造成过度压力。

2. 翻身护理

对于长期卧床的患者，帮助其定期翻身，尤其是颈部固定患者，建议每 2 小时进行 1 次翻身，保持颈椎的正确对齐状态，预防压疮的发生。

（五）心理支持

1. 情感支持

长期疼痛和功能受限可能导致患者产生焦虑、抑郁等负面情绪，护理人员应定期与患者沟通，了解其情绪状态和心理需求。鼓励患者表达自己的感受，给予必要的心理疏导，缓解其焦虑情绪，帮助患者培养积极的康复心态。

2. 建设康复信心

向患者解释颈椎间盘突出症的康复过程，帮助其理解治疗的目的和预期效果，增强其对康复的信心。通过分享成功的康复案例，激励患者积极参与治疗和锻炼，避免消极情绪影响康复进程。

（六）并发症预防

1. 预防颈部僵硬

对于长期佩戴颈托或支具的患者，需定期移除支具，允许患者在能够控制的环境下进行轻微的颈部活动，预防颈部僵硬和关节活动受限。逐渐延长脱颈托时间，促进颈部活动的恢复。

2. 预防压疮

对长期佩戴颈托的患者，定期检查颈部皮肤状况，尤其是颈托接触部位，观察是否有皮肤发红、压痕或破损。必要时使用减压垫或调整支具松紧度，预防局部皮肤损伤。

（七）日常生活指导

1. 饮食管理

为促进恢复，建议患者摄入富含蛋白质、维生素和钙的食物，以增强骨骼和软组织的修复能力。避免摄入刺激性食物或饮料，防止影响药物疗效或增加炎症反应。

2. 生活习惯调整

教育患者避免提重物或从事颈部负担大的活动，如搬运、长时间低头工作等。指导患者在日常活动中保持正确的姿势，并定期休息，缓解颈部压力，防止病情复发。

（八）健康教育

1. 预防复发的知识教育

向患者讲解颈椎间盘突出症的发病机制及复发风险，指导其在康复期和日常生活中如何正确使用颈部，如避免突然的颈部扭转和过度负重等。同时，建议定期进行颈部和上肢的功能锻炼，以增强颈部肌肉力量。

2. 自我管理

帮助患者建立日常护理和锻炼计划，根据症状控制情况，调整活动量和康复训练的强度，确保患者在家中也能进行有效的自我管理，降低旧病复发的风险。

第三节　锁骨骨折

锁骨骨折是指锁骨因外力作用而发生骨的连续性中断。常见致伤原因有摔倒时肩部着地、交通事故中的撞击、运动中的碰撞等。锁骨呈"S"形，位置表浅，易遭受损伤。通过X线检查可明确骨折的类型和移位情况。治疗方法包括保守治疗如"8"字绷带固定、锁骨带固定等，以及手术治疗，目的是恢复锁骨的正常解剖结构和功能。

一、临床表现

（一）局部疼痛

1.剧烈疼痛

锁骨骨折后，患者常感到剧烈的局部疼痛，在尝试移动肩膀或上肢时疼痛加剧。疼痛通常位于锁骨骨折的部位，并且在受力或触碰时加剧。

2.触痛

骨折部位对触碰极为敏感，轻微按压骨折处即会引发强烈的疼痛反应。

（二）局部肿胀与淤血

1.肿胀

骨折后数小时内，锁骨周围会出现明显的肿胀，由于骨折处软组织受损和血液渗出，可能在皮肤表面观察到明显的肿胀迹象。

2.淤血

锁骨附近的血管可能在骨折过程中受到损伤，导致局部淤血或皮肤下瘀斑，皮肤发绀。这些淤血常见于骨折后的数小时至数天内，严重时可延展到颈部和胸部。

（三）肩部下垂与活动受限

1.肩部下垂

锁骨骨折会导致患侧肩膀出现明显的下垂，患者可能自觉或被他人观察到患侧肩膀比健侧更低。这是锁骨对肩胛骨和上肢的支撑作用减弱所致。

2.肩部活动受限

患者通常无法抬起肩膀或手臂，任何试图抬起上肢的动作都会引发剧烈疼痛，导致肩部和手臂活动受限。患者可能会自行用另一只手支撑患肢，以减轻疼痛。

（四）骨擦感与畸形

1.骨擦感

在骨折部位，轻触或移动患侧肩膀时，患者可能听到骨擦音或有骨擦感，即两段骨折端互相摩擦时产生的异常感。这是骨折端未对齐或移位的表现。

2.畸形

锁骨骨折后，患者可能会出现锁骨畸形，骨折段可能向上凸起，在中段骨折时最为明显。患者锁骨区域的轮廓可能出现不对称的异常隆起或凹陷。

二、护理评估

（一）健康史评估

1.外伤史、既往病史评估

详细询问患者的受伤经过，评估导致锁骨骨折的具体原因，如交通事故、跌倒、运动损伤或直接撞击。了解是否存在其他伴随的创伤或旧伤史，尤其是上肢或肩部的损伤史，以判断是否有合并损伤。询问患者既往是否有骨质疏松或长期使用类固醇等影响骨密度的

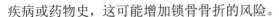

疾病或药物史，这可能增加锁骨骨折的风险。

2. 职业评估与生活方式

评估患者的职业类型，如是否从事需要肩部负重的工作或长期保持不良姿势的职业（如建筑工、搬运工等），这些职业可能增加骨折后恢复的难度。了解患者的日常生活习惯，如是否有参与剧烈运动或高风险活动的习惯（如攀岩、足球等），这些活动可能影响骨折的愈合和康复过程。

3. 既往治疗史

了解患者是否曾有上肢、肩部或颈部的手术或骨折治疗史，特别是之前是否接受过手术内固定或保守治疗，评估既往治疗对当前康复的影响。

（二）身体状况评估

1. 疼痛程度评估

使用疼痛评分量表评估患者的疼痛程度。询问患者疼痛的性质、发生时间、部位和缓解因素，尤其是与肩部和上肢活动相关的疼痛。观察患者是否有通过支撑患侧手臂来减轻疼痛的姿势。评估患者在深呼吸、咳嗽或转动头颈时是否感觉到疼痛加剧，以判断有无骨折移位或合并胸部损伤。

2. 肢体畸形与肿胀评估

触诊并观察锁骨区域是否有畸形，如锁骨凸起或凹陷。对于中段骨折，可能出现骨折端移位，导致锁骨皮下隆起或可见畸形。观察患者锁骨部位的肿胀和瘀斑，尤其是皮肤颜色的变化和肿胀的范围。肿胀加重可能提示血肿形成，需及时干预。

3. 呼吸功能评估

如果患者锁骨骨折伴有胸廓疼痛或呼吸困难，需评估其呼吸功能。观察呼吸频率和深度，尤其是在深呼吸时疼痛是否加重。通过听诊了解患者是否有呼吸音减弱或杂音，锁骨骨折可能伴发气胸或血胸症状，需及时上报并进行相关检查。

（三）心理-社会状况评估

1. 情绪状态与心理适应

评估患者是否因疼痛剧烈、功能受限或恢复时间长而产生焦虑、沮丧等情绪问题。急性创伤可能引发患者对未来活动能力的担忧，尤其是年轻的运动员或体力劳动者。了解患者的心理适应能力，观察其面对疼痛和活动受限的心理反应。为情绪低落或存在负面情绪的患者提供情感支持和心理疏导。

2. 社会支持与生活需求

了解患者的家庭支持系统，尤其是对于需长期康复或卧床的患者，评估其家属能否协助日常活动和提供生活护理。评估患者的职业和经济状况，了解骨折对其工作能力和收入的影响。对于工作受限的患者，需提供社会支持信息或职业康复建议。

三、护理诊断

（1）上肢功能障碍：与锁骨骨折导致的骨性结构不稳定和肌肉力量减弱有关。

（2）有神经损伤的风险：与锁骨骨折移位压迫邻近神经结构有关。

（3）有血管损伤的风险：与锁骨骨折移位导致邻近血管受压迫或损伤有关。

（4）睡眠模式紊乱：与骨折部位疼痛及夜间体位不适有关。

（5）活动耐力降低：与疼痛、上肢活动受限及术后康复期体力下降有关。

四、护理措施

（一）疼痛管理

1. 药物镇痛

遵医嘱使用非甾体抗炎药或局部镇痛药，帮助缓解患者的急性疼痛。对于难以缓解的疼痛，可采用短期的阿片类镇痛药，但需密切观察药物的不良反应，如恶心、眩晕或便秘。

2. 心理辅导结合疼痛缓解

对于长期疼痛的患者，提供心理辅导，帮助患者缓解因疼痛引起的焦虑或恐惧情绪。使用放松技巧，如深呼吸法或冥想，帮助患者放松肌肉，缓解紧张状态。

（二）神经血管功能监测

1. 神经监测

定期检查患者上肢的感觉和运动功能，确保没有出现麻木、刺痛或肌无力的症状。评估神经传导是否因骨折移位受到影响。

2. 血管监测

观察患者手部的血液循环，检查指端是否出现苍白、发冷或毛细血管充盈时间延长的情况。必要时使用多普勒超声评估血管通畅性，确保无血流障碍。

（三）肢体活动与康复训练

1. 早期康复训练

在急性疼痛缓解后，指导患者进行肩部和上肢的轻微被动活动，防止关节僵硬和肌肉萎缩。建议患者进行手腕和手指的活动，如握拳、松开手指等，促进血液循环，防止手臂活动障碍。

2. 渐进式运动

在骨折稳定后，遵医嘱协助患者逐步增加肩关节和上肢的主动活动，如伸展、抬举和旋转等动作，帮助恢复肩部活动功能。注意避免过度活动，防止再次损伤。

（四）体位管理

1. 正确固定和支具使用

根据患者的骨折类型，正确使用肩部固定带或锁骨支具。护理人员应定期检查支具的松紧度和佩戴时间，防止对皮肤的压迫或摩擦，同时指导患者如何自己调整和佩戴支具。

2. 体位调节

帮助患者在休息时保持高枕卧位或半坐卧位，减轻肩部和上肢的压力，避免骨折部位的再次移位或受压。定期帮助患者翻身，保持良好的体位，避免出现压疮。

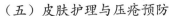

（五）皮肤护理与压疮预防

1. 皮肤监测

对于长期佩戴固定带或支具的患者，定期检查锁骨、肩部和背部的皮肤状况，确保没有出现压痕、红肿或皮肤破损。如果出现皮肤问题，及时调整固定带的佩戴方式或使用护垫来减轻压力。

2. 皮肤清洁与保湿

帮助患者保持皮肤清洁和干燥，特别是在佩戴支具的区域。使用温水和柔和的清洁剂清洁皮肤，并在需要时涂抹保湿霜，防止皮肤干燥或发炎。

（六）并发症预防

1. 感染预防

对于有手术切口的患者，严格执行无菌操作，保持切口清洁、干燥。定期更换敷料，观察切口是否有红肿、渗液或感染迹象，如有感染疑虑，立即通知医生。

2. 骨折移位监测

定期对患者的锁骨骨折位置进行检查，防止骨折端移位或对位不良。对于存在骨折移位风险的患者，必要时通过影像学检查（如 X 线检查）确认骨折愈合情况，及时调整治疗方案。

（七）营养支持与健康饮食

1. 补充营养

建议患者摄入富含钙、蛋白质、维生素 D 和维生素 C 的食物，促进骨折的愈合和软组织修复。建议患者饮食中多摄入乳制品、绿色蔬菜和瘦肉，以确保充足的营养摄入。

2. 避免刺激性食物

患者应避免摄入咖啡、酒等刺激性食物或饮品，因为这些物质可能影响骨骼的愈合和恢复。

（八）心理护理

1. 情绪支持

由于骨折限制了患者的活动能力，部分患者可能出现焦虑或情绪低落。护理人员应定期与患者沟通，了解其心理状态，并提供情感支持，缓解疼痛和活动受限带来的心理压力。

2. 培养康复信心

向患者解释锁骨骨折的康复过程和预期效果，帮助患者建立正确的康复期望，增强其治疗信心。特别是对于长期佩戴支具或需要较长时间康复的患者，提供鼓励和指导。

（九）健康教育

1. 自我护理指导

教会患者如何在家中进行日常的锁骨护理，如正确佩戴和调整支具、进行轻微的肩部活动等。指导患者避免提重物或从事肩部需要剧烈活动的工作，以防骨折部位再次受损。

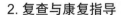

2. 复查与康复指导

提醒患者按照医嘱定期复诊，进行影像学检查评估骨折愈合情况。协助患者制订个性化的康复训练计划，确保其在家中也能科学进行恢复训练。

第四节　肩关节脱位

肩关节脱位是指肱骨头与肩胛骨关节盂失去正常的对合关系。多为间接暴力所致，如跌倒时上肢外展外旋，手掌或肘部着地。肩关节是人体活动度最大的关节，但同时其稳定性相对较弱。通过体格检查及 X 线等影像学检查可明确诊断。治疗方法通常包括手法复位和手术复位，复位后需进行固定和康复训练，以恢复肩关节的正常功能和稳定性。

一、临床表现

1. 肩部剧烈疼痛

肩关节脱位后，患者通常会感到肩部突然且剧烈的疼痛，尤其是在试图活动肩膀或手臂时，疼痛会显著加重。患者往往因疼痛而难以进行任何肩部的自主活动，甚至在静止状态下也有明显的疼痛和不适。

2. 肩部外形异常

脱位后，肩关节的解剖位置发生改变，导致患侧肩部外形出现明显畸形。患者常表现为肩峰凸起，而肩关节下方的正常圆滑轮廓消失，取而代之的是一种方肩畸形，这种畸形是肩关节脱位的典型表现。

3. 肩部活动受限

肩关节脱位后，患者肩部的活动能力严重受限。患者通常不能自如地抬起、旋转或外展肩膀，尝试移动时会立即引发强烈的疼痛。许多患者会本能地用健侧手支撑脱位的肩部，避免活动引发的疼痛。

4. 肿胀和淤血

肩关节周围的软组织损伤可能导致局部肿胀和淤血。这些症状通常在脱位后的数小时内逐渐显现，肿胀的区域常包括肩部及其周围的肌肉和皮肤。淤血的形成与软组织、血管的撕裂有关，皮肤表面可出现青紫色的瘀斑，尤其在严重脱位或复位不当的情况下。

二、护理评估

（一）健康史评估

1. 外伤史评估

在对患者进行健康史评估时，详细且深入地询问其受伤过程是至关重要的环节。细致了解导致肩关节脱位的具体外力情况，如摔倒时肩部着地的冲击力，运动损伤中剧烈的牵拉扭转，抑或是车祸中的强大撞击。同时，询问患者是否存在习惯性脱位的病史。此外，了解患者既往是否有肩部或上肢的旧伤，如肩关节前脱位、肩袖损伤或关节盂唇撕裂等情况。这些旧伤会削弱肩部结构的稳定性，显著增加肩关节脱位的风险。

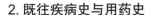

2. 既往疾病史与用药史

全面评估患者是否存在影响骨骼和关节稳定性的基础疾病是健康史评估的重要组成部分。例如，骨质疏松会导致骨骼强度下降，先天性发育异常可能造成肩关节的解剖结构异常，这些都为肩关节脱位埋下了隐患。特别需要关注患者是否有长期使用类固醇药物的历史，因为这类药物可能干扰体内的代谢平衡，增加骨质疏松和关节不稳定的风险。另外，询问患者是否有肩部手术史或接受关节复位的治疗经历。

（二）身体状况评估

1. 疼痛评估

运用疼痛评分工具，如视觉模拟评分法（VAS），对患者的疼痛程度进行科学评估是身体状况评估的重要环节。详细询问患者疼痛的性质，是尖锐的刺痛、持续的钝痛还是放射性疼痛。明确疼痛的部位，是局限于肩关节局部，还是放射至手臂甚至手指。深入探究疼痛的诱发和缓解因素，特别是在肩部活动、深呼吸或被触碰时疼痛是否明显加剧。观察患者是否通过特定的体位或手臂支撑来减轻疼痛，如用健侧手托住患侧手臂，这种自我保护的姿势通常是患者在遭受剧烈疼痛时下意识采取的。

2. 肩部外形与活动评估

仔细观察患者肩部是否存在明显的畸形或不对称是评估的关键步骤之一。尤其在肩关节前脱位时，要留意肩峰是否突出，锁骨与肩胛骨的轮廓是否出现异常。同时，全面评估肩关节的活动范围，在尝试抬高、外旋或内旋等动作时，观察其受限的程度。与患者交流，询问是否感到关节不稳定或手臂无力，因为这些症状可能提示韧带或软组织存在损伤。

（三）心理-社会状况评估

1. 心理状态评估

了解患者因突然发生的肩关节脱位及伴随的剧烈疼痛而产生的情绪变化是心理评估的核心内容。评估患者是否出现焦虑、恐惧或沮丧等负面情绪。对于情绪波动较大的患者，及时提供恰当的心理支持和情感安慰。同时，评估患者对治疗和康复的认知水平。对于有反复脱位病史的患者，判断其对脱位预防和康复训练的了解程度，并根据评估结果提供必要的、有针对性的健康教育，帮助患者树立正确的认知和积极的应对态度，增强其战胜疾病、恢复健康的信心和能力。

2. 社会支持与生活状况

深入了解患者的家庭和社会支持情况对于制订全面的康复计划具有重要意义。明确患者在康复过程中是否有家属能够协助照顾，在日常生活的困难时刻能否得到及时有效的帮助。询问患者肩关节脱位是否对其工作和社交活动产生了影响，如是否无法继续从事原有的职业工作，是否因肩部功能受限而主动避免参与日常的社交活动等。通过全面了解这些情况，能够为患者量身定制个性化的康复计划，最大程度地恢复其肩关节功能，提高生活质量，使其能够更好地回归家庭、社会和工作岗位。

三、护理诊断

（1）急性疼痛：与肩关节脱位引起的软组织损伤和肌肉痉挛有关。

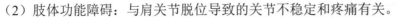

（2）肢体功能障碍：与肩关节脱位导致的关节不稳定和疼痛有关。

（3）神经损伤的风险：与肩关节脱位压迫或牵拉臂丛神经有关。

（4）血液循环受损的风险：与肩关节脱位压迫血管结构有关。

（5）活动耐力降低：与肩关节脱位后疼痛和肩部活动受限有关。

（6）再脱位的风险：与肩关节结构的损伤及不稳定性有关。

四、护理措施

（一）疼痛管理

1. 药物治疗

在处理肩关节脱位患者的疼痛问题时，严格遵循医嘱使用非甾体抗炎药或肌肉松弛药是常见的治疗手段。非甾体抗炎药能够有效地抑制炎症反应，减轻疼痛和肿胀；肌肉松弛药则有助于缓解因脱位引起的肌肉痉挛，改善肌肉紧张状态。对于疼痛较为严重的患者，在短期内使用阿片类镇痛药可能是必要的选择。然而，使用这类药物时需要密切监测其可能产生的不良反应，如便秘、恶心等。通过定期评估患者的症状和体征，调整药物的剂量和使用时间，以达到最佳的镇痛效果，同时最大程度地减少不良反应对患者身体的不良影响。

2. 冷敷与休息

局部冷敷在肩关节脱位后的急性期起着重要的作用。每次进行 20 分钟的冷敷，能够收缩血管，减轻肩部的炎症渗出和肿胀程度。这一措施有助于缓解疼痛并为后续的治疗创造有利条件。同时，鼓励患者适当休息，避免过度使用肩部，是减轻疼痛和预防进一步损伤的关键。过度活动可能加重肩部的负担，导致疼痛加剧和损伤加重。

（二）复位后关节稳定性管理

1. 固定与支具使用

遵循医嘱为患者佩戴肩关节支具或三角巾，对于固定脱位的肩关节、确保其稳定性至关重要。这些固定装置能够限制肩关节的过度活动，为受伤的组织提供良好的愈合环境。护理人员应定期检查固定装置的松紧程度，确保其既能够有效地固定关节，又不会因为过紧而影响血液循环或造成皮肤压疮，同时也不会因为过松而失去固定的作用。

2. 体位指导

在患者休息和睡眠时，给予正确的体位指导具有重要意义。建议患者采取半卧位或侧卧位，并使用枕头支撑患侧手臂，能够有效地减轻肩关节的负担，避免因体位不当引发的再脱位或疼痛。正确的体位不仅有助于缓解肌肉紧张和疼痛，还能够促进血液回流，减少肿胀和炎症反应。

（三）神经血管功能监测

1. 神经监测

定期评估患者上肢的神经功能是预防和及时发现神经损伤的重要措施。通过询问患者是否有麻木、刺痛或感觉减退的症状，特别是关注手指和手掌的感觉变化，能够早期发现可能存在的臂丛神经受压或损伤。使用神经电生理检查等方法，可以更准确地评估神经传

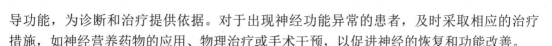

导功能，为诊断和治疗提供依据。对于出现神经功能异常的患者，及时采取相应的治疗措施，如神经营养药物的应用、物理治疗或手术干预，以促进神经的恢复和功能改善。

2. 血液循环监测

密切观察患侧手臂的血液循环状况对于预防和处理并发症至关重要。通过检查手指末端的颜色、温度和毛细血管充盈时间，能够及时发现血液循环异常的情况。如果手指出现发冷、苍白或毛细血管充盈时间延长，提示可能存在血液循环障碍，如血管受压或损伤。此时，需要立即报告医生，采取紧急的治疗措施，如解除压迫、改善血管通畅性或进行血管修复手术，以避免缺血导致的组织损伤和功能障碍。

（四）早期功能恢复

1. 关节活动限制

在肩关节脱位后的急性期，指导患者严格避免任何肩部的强力活动或过度的外展、外旋动作是非常关键的，尤其是在复位后的前几天，肩部组织处于脆弱的修复阶段，过度的活动可能导致再次脱位，加重损伤。通过限制活动范围和强度，为受伤的关节结构提供稳定的环境，促进愈合和恢复。同时，向患者解释活动限制的重要性和必要性，提高患者的依从性和自我保护意识。

2. 早期康复训练

在疼痛得到有效控制后，遵循医嘱逐渐开始进行轻柔的被动运动是康复过程中的重要步骤。例如，引导患者进行肘关节、腕关节和手指的活动，能够有效地预防上肢肌肉和关节的僵硬，维持关节的灵活性和肌肉的力量。同时，鼓励患者逐渐恢复肩部的主动活动，但要特别注意避免可能引起再次脱位的动作。

（五）健康教育

1. 自我护理指导

指导患者在日常生活中正确保护脱位的肩关节。详细指导患者如何正确使用固定支具，包括佩戴的方法、时间和注意事项。同时，告知患者定期更换支具的清洁材料，保持皮肤干燥，预防皮肤感染和压疮的发生。

2. 康复运动教育

根据患者的恢复进度，逐步向其介绍肩关节的强化和伸展运动。通过示范和讲解，指导患者在家中如何进行简单而有效的康复锻炼，如摆臂运动、肩关节旋转等。这些锻炼能够增强肩部肌肉的力量，提高关节的灵活性和稳定性，促进肩部功能的全面恢复。同时，鼓励患者坚持锻炼，定期回访和评估锻炼效果，根据需要调整锻炼计划，确保康复进程的顺利进行。

（六）营养支持

1. 补充骨骼营养

建议患者增加富含钙、蛋白质和维生素 D 的食物的摄入，以促进关节和软组织的修复。乳制品富含优质的钙和蛋白质，有助于增强骨骼的强度和修复能力；坚果含有丰富的蛋白质和健康脂肪，为身体提供必要的营养支持；绿色蔬菜则是维生素 D 的良好来源，对于钙的吸收和利用至关重要。

2. 避免刺激性食物

建议患者减少烟酒、咖啡因的摄入，因为这些物质可能对骨骼的恢复和关节功能的稳定性产生不利影响。吸烟会影响血液循环，延缓组织修复；过量饮酒可能干扰身体的代谢过程，影响营养物质的吸收；咖啡因则可能导致钙质流失，削弱骨骼的强度。通过控制这些不良的饮食因素，为肩关节的康复创造有利的体内环境。

（七）复查与随访

1. 定期复查

指导患者定期复诊，并进行影像学检查（如 X 线检查、CT 扫描）。通过这些检查，医生能够直观地观察到关节的位置、结构和愈合进展，从而根据具体情况调整康复计划或进行进一步的治疗干预。定期复查能够及时发现可能存在的问题，如复位不良、愈合迟缓或出现并发症，确保治疗的有效性和安全性。

2. 长期康复随访

对于有反复脱位病史的患者，建立长期的康复随访机制。通过定期的评估和交流，及时调整康复方案，以适应患者的个体恢复情况。必要时，建议患者佩戴肩关节稳定带，用于提供额外的支撑和保护，辅助关节功能的恢复，有效地防止再次脱位的发生。

第五节　肱骨骨折

肱骨骨折是指肱骨受到外力作用而发生的骨连续性中断。常见的致伤原因有直接暴力打击、摔倒时手部或肘部着地的间接暴力等。肱骨在人体上肢中起着重要的支撑和运动传导作用。通过 X 线检查、CT 扫描等影像学检查可明确骨折的具体位置、类型和移位程度。治疗方法包括保守治疗，如石膏或夹板固定，以及手术治疗，旨在恢复肱骨的正常解剖结构和功能。

一、临床表现

1. 局部剧烈疼痛

肱骨骨折后，患者通常会感到局部剧烈的疼痛，在骨折部位受到压力或尝试移动上肢时疼痛加剧。疼痛可能会放射到肩部、肘部，甚至手腕处，患者常因疼痛而无法正常活动手臂。

2. 局部肿胀与瘀斑

肱骨骨折常伴随明显的肿胀，这是骨折周围的软组织、肌肉及血管损伤引发的。随着时间的推移，肿胀可逐渐蔓延至整个上臂。骨折部位周围还会出现瘀斑，提示皮下出血，通常在受伤后数小时内显现。

3. 骨擦音或骨擦感

肱骨骨折时，骨折端可能会互相摩擦，产生明显的骨擦音或骨擦感。患者在移动上肢时，或护理人员轻触肱骨部位时，可感觉到骨头的骨擦感，这是骨折的重要体征之一。

4. 患肢功能丧失

患侧上肢的功能丧失是肱骨骨折的主要表现之一，患者无法抬高或移动手臂，甚至简单的日常活动，如抬手、抓握等都无法完成。活动受限不仅由疼痛引发，还因骨折部位的不稳定性导致。

5. 血管损伤的表现

骨折处的血管损伤可能导致手臂远端血液循环受阻，出现手指苍白、发冷或脉搏减弱等血流异常的表现。在严重的情况下，肱骨骨折移位可能压迫锁骨下动脉或腋动脉，导致患侧手臂血供受限。

二、护理评估

(一) 健康史评估

1. 外伤史与病史

详细询问患者受伤的具体情况，了解造成肱骨骨折的外力来源（如跌倒、交通事故、运动损伤等），评估受伤时的力学方向和强度，这些信息有助于判断骨折的类型和严重程度。评估患者是否有骨质疏松症、骨折史或其他影响骨骼健康的慢性疾病，特别是长期使用类固醇药物或有慢性营养不良的病史，这些因素可能增加骨折的风险或导致延迟愈合。

2. 既往外科手术与药物史

了解患者是否有既往上肢手术史，如肩关节手术或肱骨固定手术，这可能影响当前骨折的愈合情况和治疗策略。询问是否长期服用抗凝药物或镇痛药物，了解药物对手术及康复过程的影响。

(二) 身体状况评估

1. 疼痛评估

使用视觉模拟评分法（VAS）或数字分级评分法评估患者的疼痛程度，特别是检查疼痛是否在手臂移动、触碰骨折区域或静止时加剧。询问患者疼痛的持续时间、性质（如刺痛、胀痛等），以便制订有效的镇痛措施。

2. 局部肿胀与畸形评估

观察骨折部位的局部肿胀程度，评估是否有明显的皮下瘀血或红肿，记录肿胀的范围。通过视觉检查和触诊评估骨折部位的畸形状况，了解骨折移位或不对位情况。检查肱骨骨折后的肩部、肘部是否有变形或异常角度，以及是否伴随异常的活动感或骨擦音。

3. 神经功能评估

对患者进行神经功能的评估，尤其是桡神经、正中神经和尺神经的功能。重点检查手臂和手指的感觉功能，观察是否有麻木、刺痛或感觉丧失等症状，特别是在骨折位于肱骨中段时。评估患者的运动功能，如手腕的伸展能力、手指的抓握力和手臂的屈伸活动。对于肱骨骨折伴随神经损伤的患者，需密切观察神经症状的进展情况。

4. 血液循环评估

触诊患者上肢的桡动脉搏动，评估血液循环是否正常。观察手指是否有苍白、发冷或发绀，并测量手指的毛细血管充盈时间，以确保患侧肢体的血液供应未受到影响。关注肱骨骨折可能导致的血管损伤，尤其是在移位严重或伴有开放性骨折时，需警惕远端肢体血供受阻。

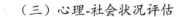

（三）心理-社会状况评估

1. 情绪与心理状态评估

了解患者在骨折后的心理反应，评估是否有因剧烈疼痛、活动受限或外观畸形而产生的焦虑、沮丧情绪。对于严重骨折或需要手术治疗的患者，心理支持尤为重要，需评估其对手术和康复的认知情况。评估患者对长期康复及功能恢复的信心，了解其是否有对未来可能残疾或功能丧失的担忧。护理人员应适时提供安慰，帮助患者增强康复信心。

2. 家庭与社会支持

评估患者的家庭支持系统，了解患者在日常生活、照护和经济方面能否得家属的帮助。对于年长或行动不便的患者，需额外评估其是否需要护理员的支持。了解患者的工作和社会参与情况，尤其是骨折是否影响其职业、日常生活或社交活动。帮助患者制订适应性护理计划，协助其在康复过程中逐步恢复正常生活。

三、护理诊断

（1）急性疼痛：与肱骨骨折引起的骨损伤和软组织撕裂有关。
（2）肢体活动功能障碍：与肱骨骨折导致的关节稳定性丧失和疼痛有关。
（3）神经损伤的风险：与肱骨骨折造成的神经受压或牵拉有关。
（4）血液循环受限的风险：与肱骨骨折导致的血管损伤或受压有关。
（5）再骨折的风险：与骨折复位后的不稳定性或不正确的康复训练有关。

四、护理措施

（一）疼痛管理

1. 药物治疗

遵医嘱使用非甾体抗炎药，如布洛芬或双氯芬酸钠，减轻骨折后的急性疼痛。对于疼痛较剧烈的患者，可能需要短期使用阿片类镇痛药，但要监测药物不良反应，如便秘、呼吸抑制等。

2. 非药物性镇痛

可以使用冷敷法（每次15～20分钟，间隔数小时），帮助缓解局部疼痛和肿胀。同时，鼓励患者进行放松训练，如深呼吸和冥想，以减轻对疼痛的主观感受。

（二）固定与支持

1. 患肢固定

根据医生指示为患者应用石膏或支具固定，确保骨折端稳定，防止进一步移位。固定装置应定期检查，确保无过紧或松脱，防止皮肤受压或血液循环受阻。

2. 体位指导

指导患者在休息时采取半卧位或抬高患肢，以减轻肿胀和疼痛。建议患者将患侧手臂悬于胸前或支撑在枕头上，避免肱骨承受过多的重力。

（三）神经血管监测

1. 神经功能评估

定期监测患者上肢的神经功能，特别是桡神经、正中神经和尺神经的功能。检查是否有手指麻木、刺痛或抓握无力的症状，预防可能的神经受压或损伤。

2. 血液循环监测

密切观察患侧手臂的血液循环情况，检查手指的颜色、温度和毛细血管充盈时间。如发现手指苍白、发冷或肿胀，应立即报告医生，防止因血管损伤导致循环障碍。

（四）功能恢复与康复训练

1. 早期活动

在固定期间，鼓励患者进行非患肢的轻柔活动，如健侧手臂、手腕及手指的活动，以防关节僵硬和肌肉萎缩。对于患侧手臂，应在医生指导下进行轻度被动运动，逐步恢复上肢功能。

2. 康复训练

在骨折稳定后，遵医嘱指导患者进行肩关节和肘关节的主动运动，恢复关节活动范围。同时，进行肌肉力量训练，逐渐增加肩部和上肢的负荷，恢复正常的日常活动能力。

（五）预防并发症

1. 血栓形成的预防

对于长时间制动或卧床的患者，鼓励其进行下肢活动，如踝泵运动，以促进血液循环，预防下肢深静脉血栓的形成。

2. 压疮的预防

由于固定和活动受限，患者皮肤容易受到压迫，尤其是老年患者或长期卧床者。需定期检查皮肤完整性，特别是肘部、肩部和背部，并定期更换体位，使用防压疮垫，以减少局部压力。

（六）营养支持

1. 饮食调整

建议患者摄入富含蛋白质、钙和维生素 D 的食物，如牛奶、鱼类、豆制品等，以促进骨骼的愈合，尤其是老年患者或有骨质疏松症的患者，需增加钙质和维生素 D 的摄入。

2. 避免刺激性物质

减少咖啡、烟酒等可能影响骨骼愈合的物质摄入，戒烟、戒酒。

（七）心理支持

1. 情绪调节

针对骨折引发的焦虑或沮丧情绪，护理人员应积极与患者沟通，倾听其感受，帮助缓解因突发性受伤或长期康复引发的焦虑、抑郁等负面情绪。

2. 建立康复信心

向患者讲解骨折愈合和功能恢复的过程，给予患者信心和支持，帮助其设定逐步恢复的目标，尤其是在功能受限或长时间固定期间。

（八）健康教育

1. 自我护理指导

指导患者如何在家中正确使用固定装置，如支具或石膏，并定期检查患肢皮肤和固定装置的紧密度，预防局部压迫或血液循环障碍。

2. 康复运动教育

指导患者逐步进行肩关节和上肢的功能性训练，如肩部伸展、手指活动等运动，并根据康复进展调整运动强度，防止再次损伤。

（九）随访与长期监测

1. 定期复诊

提醒患者定期复诊，进行影像学检查（如 X 线检查或 CT 扫描），以评估骨折愈合情况。医生将根据影像学检查结果决定是否调整治疗或康复计划。

2. 长期康复跟踪

对于复杂性肱骨骨折或有多次骨折史的患者，建议进行长期康复跟踪，及时发现并处理潜在并发症，确保上肢功能的最大限度恢复。

第六节　肘关节脱位

肘关节脱位指的是外力作用致使肘关节的正常解剖关系发生改变。常见原因有摔倒时手掌撑地、暴力撞击等。肘关节由肱骨下端、尺骨和桡骨上端构成，结构较为复杂。脱位后，患者肘部出现疼痛、肿胀，关节畸形明显，活动严重受限。通过体格检查和 X 线检查等影像学检查可确诊。治疗通常需及时进行手法复位，复位后给予固定，并配合康复训练，以恢复肘关节的正常功能和稳定性，减少并发症的发生。

一、临床表现

1. 剧烈疼痛

肘关节脱位会导致局部剧烈的疼痛，在尝试移动肘部或前臂时疼痛加剧。疼痛通常在肘部周围，可能放射到前臂或上臂，伴随着关节损伤引发的肌肉痉挛加重。

2. 肘部畸形

脱位后肘关节的解剖结构改变，患者的肘部出现明显的畸形，通常表现为前臂和上臂的角度异常，肘关节形态明显不对称，关节表面凹凸不平。这种畸形在伸直或屈曲动作时更加明显。

3. 肘关节功能丧失

肘关节脱位后，关节功能完全丧失，患者无法屈伸或旋转前臂。任何尝试活动肘部的动作都会引发剧烈疼痛，限制了患者的正常活动，患者手臂通常保持在一种保护性的姿势。

4. 关节肿胀与瘀斑

脱位后的肘关节周围会出现显著的肿胀和瘀斑，肿胀可能逐渐扩展到整个前臂。肿胀是关节周围的软组织、韧带和血管受损引起的，伴随的瘀斑是皮下血管破裂导致的出血所致。

二、护理评估

（一）健康史评估

1. 外伤史

详细询问患者的受伤经过，了解肘关节脱位的外力来源（如摔倒、运动创伤、交通事故等）及当时的体位、动作，这有助于判断损伤的严重性及脱位的类型（如前脱位、后脱位等）。评估患者既往是否有关节脱位或骨折史，以及是否有韧带松弛、关节不稳定等问题，这些信息可能与脱位的复发风险相关。

2. 生活方式与运动习惯

了解患者的日常活动和职业特点，评估是否参与高风险运动（如体操、篮球等）或需要做重复性肘部动作（如机械操作、重体力劳动），这些活动可能增加肘关节脱位的风险。评估患者的吸烟、饮酒习惯及营养状态，了解这些生活习惯是否对骨骼和关节的健康产生负面影响，影响关节的恢复能力。

3. 既往治疗史

询问患者既往是否有肘部手术、关节疾病或使用固定支具治疗等经历，了解既往治疗的效果和目前的康复情况。特别需要关注类固醇药物或抗凝药物的长期使用情况，这些可能影响康复进程或增加出血风险。

（二）身体状况评估

1. 疼痛评估

通过视觉模拟评分法（VAS）或数字分级评分法评估患者的疼痛程度，记录疼痛的部位、性质及加重或缓解的因素。疼痛的剧烈程度通常与脱位的严重性、软组织损伤程度及是否伴随骨折有关。注意患者是否有持续性疼痛或仅在活动时加重，这有助于判断神经或血管是否受到牵拉或压迫。

2. 肘关节形态与活动评估

观察肘关节的外观，记录有无明显的肘部畸形、异常凸起或肘关节解剖结构的改变。触诊肘部，判断是否存在骨擦音或异常活动，提示肘关节脱位或伴随骨折。评估肘关节的活动度，了解患者能否主动或被动进行屈伸、旋转等动作，判断关节功能的受限程度。

3. 神经功能评估

对患者的上肢神经功能进行详细评估，特别是尺神经、正中神经和桡神经的状态。检查前臂及手指的感觉是否正常，有无麻木、刺痛或感觉丧失，尺神经受损时，可能会影响小指和无名指的活动。评估患者的肌肉力量，特别是手指和腕关节屈伸的力量，判断是否有神经受损引发的功能障碍。

4. 血液循环评估

检查患者手指的颜色、温度，评估血液循环是否正常。触诊桡动脉和尺动脉的脉搏，观察手指末端的毛细血管充盈时间是否延长，判断是否有血管受压或损伤导致的血流障碍。如出现手指发冷、苍白、发绀等情况，需及时采取措施，以防患肢远端血供进一步受损。

5. 软组织损伤评估

观察肘关节周围的软组织肿胀和瘀斑，记录肿胀的范围和程度。肿胀的严重程度通常

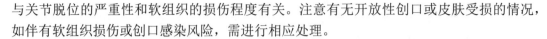

与关节脱位的严重性和软组织的损伤程度有关。注意有无开放性创口或皮肤受损的情况，如伴有软组织损伤或创口感染风险，需进行相应处理。

（三）心理-社会状况评估

1. 情绪与心理状态评估

评估患者在受伤后的情绪状态，了解是否有焦虑、恐惧或抑郁情绪，特别是需要手术复位或长期康复的患者，这些情绪可能会影响其治疗依从性和康复过程。了解患者对疾病和康复的认知情况，帮助患者建立积极的应对机制，避免因关节不稳定或功能丧失而产生心理压力。

2. 家庭与社会支持评估

了解患者在治疗和康复期间的家庭支持系统，特别是对于需长期固定和功能恢复的患者，评估其是否有家庭成员或看护人员协助完成日常生活护理。询问患者的经济状况和社会资源，确保其能够承担后续康复治疗所需的医疗费用及支持系统，避免因经济负担而产生心理压力。

三、护理诊断

（1）急性疼痛：与肘关节脱位引起的软组织损伤、关节不稳定及肌肉痉挛有关。

（2）肢体活动受限：与肘关节脱位造成的关节功能障碍及疼痛有关。

（3）神经损伤的风险：与肘关节脱位伴随的尺神经、正中神经或桡神经的牵拉或受压有关。

（4）血液循环受损的风险：与肘关节脱位造成的血管压迫或损伤有关。

（5）感染的风险：与肘关节脱位伴随的软组织损伤或开放性创伤有关。

四、护理措施

（一）疼痛管理

1. 药物镇痛

根据疼痛程度，遵医嘱给予非甾体抗炎药或阿片类镇痛药，帮助缓解急性疼痛。对于较轻的疼痛，可采用局部外用镇痛药物（如镇痛贴或凝胶）。

2. 非药物性镇痛

初期可使用冷敷来减轻局部肿胀和疼痛（每次 15～20 分钟），避免长时间直接冷敷，以免导致冻伤。在疼痛缓解后可采用热敷以促进局部血液循环，减轻肌肉痉挛。

（二）固定与支具管理

1. 固定患肢

使用肘关节固定支具或三角巾悬吊，确保肘关节在复位后保持稳定，防止再脱位或移位。使用支具时需根据医嘱调节时间和松紧程度，避免过紧导致血流受限或过松影响固定效果。

2. 体位调整

指导患者在休息和睡觉时采取患肢抬高的体位，有助于减轻肿胀和促进淋巴回流。避

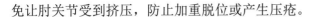

免让肘关节受到挤压，防止加重脱位或产生压疮。

（三）神经血管监测

1. 神经功能评估

定期评估患者手指的感觉、活动和肌力，特别是桡神经、尺神经和正中神经的功能，观察是否有手指麻木、刺痛或抓握无力的症状。对于神经功能出现异常的患者，需及时通知医生进行处理。

2. 血液循环监测

密切观察患侧肢体的血液循环情况，包括手指颜色、温度及毛细血管充盈时间。若出现手指发冷、发绀或血流受阻现象，需及时调整固定装置或进行血管评估。

（四）功能恢复训练

1. 早期康复运动

在肘关节稳定后，逐渐开始肩部和手指的活动，以防肩关节和手指僵硬，促进血液循环。患肢固定期间，鼓励进行非患肢的活动，如健侧手臂和手指的活动。

2. 肘关节活动的恢复

在医生指导下，逐步恢复肘关节的屈伸和旋转活动，避免过早负重或过度活动。开始时进行轻柔的被动运动，逐步过渡到主动运动，以恢复正常关节功能。

（五）预防并发症

1. 预防压疮

由于肘关节固定和活动受限，需定期检查肘部和前臂皮肤的状态，特别是在支具固定区域，注意是否有红肿、摩擦或局部受压现象。保持皮肤清洁、干燥，必要时使用防压疮垫。

2. 预防感染

对于开放性脱位或伴有软组织损伤的患者，遵医嘱使用抗生素，并加强创口护理，保持创面清洁、干燥，定期更换敷料，防止细菌感染。

（六）营养支持

1. 促进骨骼和关节愈合的饮食

建议患者摄入富含钙、蛋白质和维生素 D 的食物，如奶制品、鱼类和绿叶蔬菜，以促进骨骼修复和软组织愈合。

2. 均衡饮食

鼓励患者保持均衡饮食，避免暴饮暴食，确保身体有足够的能量支持恢复。避免摄入过多的盐和高脂肪食物，以免影响康复过程。

（七）心理护理

1. 情绪疏导

肘关节脱位会导致患者因突发的疼痛和活动受限而产生焦虑、恐惧甚至抑郁情绪，护理人员需积极与患者沟通，了解其心理状态，提供心理支持，帮助患者缓解焦虑，增强康复信心。

2. 建立康复信心

向患者讲解肘关节脱位后的康复过程，帮助其了解复位成功后的预期效果，并逐步设立康复目标，帮助其增强战胜疾病的信心。

第七节　骨盆骨折

骨盆骨折是指骨盆部位的骨骼因外力作用而发生连续性中断。常见致伤原因有交通事故、高处坠落、重物挤压等高能量创伤。骨盆由髋骨、骶骨和尾骨及其连接的韧带组成，结构坚固但在强大外力下易受损。通过 X 线检查、CT 扫描等影像学检查可明确骨折类型和程度，及时的诊断和恰当的治疗对患者预后至关重要。

一、临床表现

1. 剧烈疼痛

骨盆骨折患者通常表现为骨盆部位剧烈的疼痛，特别是在尝试移动时，如站立、行走或改变体位。疼痛可以扩散至下腹部、下背部或大腿内侧，严重时疼痛会影响呼吸、咳嗽等动作。

2. 局部肿胀与瘀斑

受伤后，骨盆周围可能出现明显的肿胀和瘀斑，这是软组织损伤及出血引起的。肿胀通常会迅速出现，可能影响到会阴部、大腿内侧或下腹部。

3. 活动受限

由于骨折部位的疼痛和不稳定性，患者常表现为下肢活动受限，在尝试负重或移动时疼痛加重。严重的骨盆骨折会导致患者完全无法行走或站立。

4. 骨盆畸形

骨盆骨折后，骨盆解剖结构可能会发生改变，导致骨盆畸形。在严重的情况下，患者的下肢可能呈现出不对称的姿态，如一侧下肢比另一侧明显缩短或外旋。

二、护理评估

（一）健康史评估

1. 外伤史

详细询问患者的受伤机制，了解是否为高能量创伤（如交通事故、坠落）或低能量创伤（如老年人跌倒）。骨盆骨折常与高能量创伤有关，评估创伤的严重程度有助于判断可能的并发症。了解患者既往有无骨盆或下肢的创伤史、骨折史及手术史，特别是骨质疏松症、关节退行性变或外伤后骨盆不稳定的情况。

2. 生活方式与职业

评估患者的日常活动和职业特点，是否需要进行高强度体力劳动或从事高风险的工作（如建筑工人、运动员等），这些可能增加受伤风险。了解患者的吸烟、饮酒习惯及饮食习惯，评估其是否有骨质疏松症的风险因素，特别是在老年患者中，这可能影响骨愈合过程。

3. 既往史

询问患者有无基础疾病，如骨质疏松症、慢性疾病（如糖尿病、心血管疾病等），这些因素可能影响骨折的愈合和康复过程。评估患者有无长期服用激素类药物或抗凝药物的病史，这可能会增加骨骼脆性或导致术后出血和愈合延迟。

（二）身体状况评估

1. 疼痛评估

采用视觉模拟评分法（VAS）评估患者的疼痛程度，记录疼痛的部位、性质及缓解或加重的因素。骨盆骨折通常伴有局部剧烈的疼痛，在移动或施加压力时加重。注意患者是否有持续性疼痛或疼痛放射至下腹部、大腿内侧或下背部。疼痛的部位和性质可能提示骨折的类型及是否伴有软组织损伤。

2. 骨盆稳定性评估

通过触诊和观察骨盆外形，评估是否存在骨盆畸形或骨折处的明显错位。注意患者是否有下肢不对称、下肢长度差异或下肢的旋转畸形。评估患者的骨盆稳定性，观察患者能否进行少量的活动或改变体位，特别注意骨折部位的压痛和活动异常，这些可能提示骨盆不稳定。

3. 神经功能评估

详细评估下肢的感觉和运动功能，检查是否存在麻木、刺痛、感觉减退或肌无力，特别是坐骨神经可能受到损伤的情况，患者可能会有下肢活动受限。检查患者的腱反射和足趾活动，特别是大腿内侧、臀部和小腿的神经功能状况，观察有无神经受损的表现。

4. 血液循环评估

检查下肢的血液循环，通过触诊足背动脉和胫后动脉，观察脉搏强度和血液循环情况。评估下肢皮肤是否有苍白、发冷或发绀，这些可能提示血管受压或血流受阻。注意有无静脉曲张或下肢水肿等症状，特别是在术后或固定期间，这些可能增加深静脉血栓形成的风险。

5. 泌尿系统与肠道功能评估

评估患者的排尿功能，检查是否有排尿困难、尿潴留或血尿，判断是否存在膀胱、尿道或前列腺损伤。观察患者的肠道功能，询问有无便秘、排便困难或便血等症状，特别是伴随直肠损伤的骨盆骨折患者，需警惕肠道损伤的风险。

（三）心理-社会状况评估

1. 心理状态评估

骨盆骨折常伴有剧烈疼痛、活动受限和长康复期，患者可能会感到焦虑、无助或抑郁。护理人员需评估患者的心理状态，了解其是否对康复过程存在恐惧或担忧，及时提供心理支持。评估患者对自身病情的认知情况，特别是在需要手术或长期固定的情况下，患者可能对治疗和预后感到不安，需为其提供治疗计划的详细解释，减轻其心理压力。

2. 家庭支持与社会支持

了解患者的家庭支持系统，评估其在康复期间是否有家属或朋友提供帮助。骨盆骨折患者因活动受限，日常生活中的诸多活动（如如厕、洗浴、上下床等）可能需要外界协助。评估患者的经济能力，了解其能否承担手术费用、康复费用和住院期间的护理费用。如有

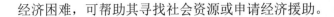

经济困难，可帮助其寻找社会资源或申请经济援助。

三、护理诊断

（1）疼痛：与骨盆骨折引起的软组织损伤、骨折部位不稳定和肌肉痉挛有关。

（2）体液不足的风险：与骨盆骨折引起的失血过多、休克及软组织损伤有关。

（3）肢体活动受限：与骨盆骨折导致的关节不稳定、疼痛及手术后康复有关。

（4）泌尿系统损伤的风险：与骨盆骨折引起的膀胱、尿道损伤或尿潴留有关。

（5）下肢血液循环障碍的风险：与骨盆骨折导致的血管受压或血流受阻有关。

四、护理措施

（一）疼痛管理

1. 药物镇痛

遵医嘱给予患者适当的镇痛药，如非甾体抗炎药或阿片类药物，缓解急性疼痛。对于疼痛剧烈的患者，可根据情况考虑硬膜外镇痛或神经阻滞技术。

2. 非药物性镇痛

使用冷敷缓解局部疼痛与肿胀，后期可以采用热敷以促进局部血液循环。鼓励患者进行深呼吸及放松训练，减轻疼痛。

（二）固定与体位管理

1. 固定患部

根据骨折类型，遵医嘱使用骨盆固定带、外固定支架或石膏固定，防止骨盆不稳定或再次移位。需要时采取手术固定。

2. 体位管理

确保患者处于合适的体位（如仰卧位或轻度抬高下肢的卧位），以减少骨盆压力，并促进血液循环和预防压疮。对于高危出血患者，建议轻度抬高下肢，以防出血和肿胀。

（三）血液循环监测与深静脉血栓预防

1. 血液循环监测

定期检查患者下肢的皮肤颜色、温度及足背动脉搏动，评估下肢血液循环情况。密切观察有无下肢肿胀、发冷、发绀等血流不畅表现。

2. 预防血栓形成

使用抗凝药物，如低分子肝素，预防深静脉血栓（DVT）形成。鼓励患者尽早进行主动或被动下肢运动，促进血液循环。对于长期卧床的患者，使用气压泵或弹力袜辅助预防血栓。

（四）泌尿系统管理

1. 膀胱功能监测

密切监测患者的排尿功能，观察有无尿潴留、排尿困难或血尿症状，及时评估有无膀胱或尿道损伤的可能。

2. 导尿护理

如果患者需要留置导尿管，应严格无菌操作并定期更换导尿管，防止感染。定期记录尿量及尿液性状，观察有无尿路感染的迹象。

（五）肠道功能管理

1. 预防便秘

对于长期卧床或活动受限的患者，鼓励患者适量进食富含纤维的食物，保证饮水充足。必要时可使用缓泻剂或灌肠法以预防和缓解便秘。

2. 肠蠕动评估

评估患者的腹部状态，观察有无腹胀、腹痛等症状，密切监测肠蠕动情况，及时调整饮食或使用药物刺激肠蠕动。

（六）预防感染

1. 手术切口护理

定期检查术后伤口和固定装置周围皮肤，观察有无红肿、渗液或感染迹象。保持伤口和固定器械的清洁和干燥，必要时进行无菌换药。

2. 使用抗生素

对于复杂骨折或有创口的患者，遵医嘱给予预防性抗生素，以防感染。密切观察患者的体温变化和其他感染征象，及时调整治疗方案。

（七）康复训练

1. 早期活动指导

在疼痛得到控制和固定稳定后，鼓励患者进行早期功能性锻炼，如下肢和足部的主动或被动活动，避免长期卧床引发肌肉萎缩或关节僵硬。

2. 个性化康复计划

根据患者的骨折类型和恢复情况，与康复治疗师协商制订个性化康复计划，逐步恢复患者的骨盆和下肢功能，避免关节僵硬和肌肉萎缩。

（八）心理护理

1. 情感支持

骨盆骨折患者面临长康复期，可能会产生焦虑、抑郁等情绪。护理人员应积极与患者沟通，倾听其担忧，并提供情感支持，帮助患者缓解心理压力。

2. 增强康复信心

帮助患者树立对康复的积极态度，向其解释治疗过程和康复的预期效果，鼓励患者参与到康复训练中，增强其战胜疾病的信心。

第八节　腰椎间盘突出症

腰椎间盘突出症是一种常见的脊柱疾病，主要发生在腰椎的椎间盘。腰椎间盘位于腰椎椎体之间，起到缓冲和支撑的作用，允许脊柱进行灵活的运动。由于年龄增长、劳损、不良姿势或外伤等原因，腰椎间盘的纤维环会发生退变，导致内部的髓核向外突出，压迫

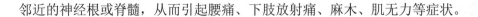

邻近的神经根或脊髓，从而引起腰痛、下肢放射痛、麻木、肌无力等症状。

一、临床表现

1. 腰痛

腰痛是腰椎间盘突出症最常见的首发症状，通常表现为持续性或间歇性的钝痛或刺痛，位置集中在下腰部，有时可向下放射至臀部。疼痛的强度和范围可因人而异，部分患者可能在处于特定姿势时或活动后加重，如弯腰、抬重物或久坐。

2. 下肢放射痛

当突出的椎间盘压迫到神经根时，患者会出现下肢放射痛，即从腰部开始沿大腿后侧、小腿直至足部的疼痛，这种疼痛常被描述为灼痛或刺痛，严重时影响行走和站立。疼痛的路径与受压神经根的分布相吻合，是神经根受累的典型表现。

3. 感觉异常

感觉异常包括麻木、刺痛和感觉减退，通常发生在受压神经根支配的皮肤区域。患者会感觉到下肢某个区域失去感觉或有持续的刺痛感，这种感觉异常会影响日常生活，如穿鞋时察觉不到鞋带的紧松。

4. 肌无力

腰椎间盘突出症还可能导致受被影响的神经根支配的区域肌无力，表现为下肢肌肉的力量减弱，影响行走、爬楼梯或其他日常活动。肌无力的程度和范围取决于神经根受压的程度和持续时间。

二、护理评估

1. 病史与症状评估

在对患者进行评估时，详细且深入地询问其病史是至关重要的起始步骤。需要全面了解腰椎间盘突出症的发病时间，精确到具体的日期或时间段，这有助于判断病情的急缓程度和可能的进展阶段。仔细探究症状的发展过程，包括疼痛的发作频率、持续时间、加重或缓解的趋势，以及是否伴随其他症状，如麻木、无力或大小便失禁等。明确疼痛的性质和程度对于诊断和治疗方案的制订具有重要意义，包括是刺痛、胀痛、钝痛还是放射性疼痛，疼痛的强度是轻度、中度还是重度。同时，了解任何可能加重或缓解疼痛的因素，如劳累、体位改变、休息或特定的运动等。

2. 体格检查

进行全面且细致的体格检查是评估腰椎间盘突出症的重要环节。重点评估腰部的活动范围，包括前屈、后伸、侧屈和旋转等动作，观察是否存在活动受限的情况，以及受限的程度和方向。检查腰部的肌力、肌张力和感觉功能。仔细检查腰部有无压痛点，明确压痛点的位置、数量和深度。同时，观察是否存在肌肉紧张或痉挛的情况，通过触摸和观察肌肉的形态和质地来判断。通过神经功能检查，如直腿抬高试验以及膝反射和踝反射检查，评估神经根受压的情况。此外，观察患者的步态和平衡能力，注意是否有跛行、步态不稳或需要借助外力支撑等情况，评估腰椎间盘突出症对患者行走和日常生活活动的影响程度。

3. 功能与活动评估

对患者的功能状态进行全面评估对于了解疾病对患者生活的影响至关重要。评估患者的日常活动能力，包括穿衣、洗漱、进食、上下楼梯等基本动作是否能够独立完成。了解患者在工作中的能力，如能否按时上班、完成工作任务的效率是否降低、是否需要调整工作岗位或减少工作时间。对于休闲活动，询问患者是否能够参与喜爱的运动、娱乐活动。

4. 疼痛管理评估

准确评估患者的疼痛水平是有效管理腰椎间盘突出症的关键环节之一。运用视觉模拟评分法（VAS）或数字分级评分法（NRS）等科学工具，对疼痛的强度进行量化评估。详细询问患者疼痛的性质，是尖锐的刺痛、持续的钝痛、电击样疼痛还是其他特殊类型的疼痛。明确疼痛的位置，是局限于腰部、放射至臀部和下肢，还是其他部位。了解诱发加重疼痛的因素，如咳嗽、打喷嚏、行走、坐立等动作。同时，询问缓解疼痛的因素，如休息、热敷、药物治疗等措施。

5. 心理-社会评估

评估患者的心理状态对于综合治疗腰椎间盘突出症具有不可忽视的重要性。关注患者是否存在焦虑、抑郁等情绪问题，通过专业的心理评估量表或与患者进行深入的交谈来判断患者情绪障碍的程度。询问患者的家庭支持情况，包括家人对患者病情的理解、关心程度和实际的照顾行动。同时，了解患者是否需要社会支持服务，如心理咨询以缓解心理压力、职业咨询以规划因疾病而受影响的职业生涯。

6. 生活方式评估

评估患者的生活习惯对于治疗和预防腰椎间盘突出症的复发具有重要意义。了解患者的睡眠质量，包括睡眠时间是否充足、睡眠姿势是否正确、床垫的舒适度是否合适等。饮食习惯也会影响身体的健康状况，询问患者的饮食结构是否均衡，是否摄入了足够的营养物质，如蛋白质、钙、维生素等。运动频率和运动方式对于恢复腰部肌肉的力量和脊柱的稳定性至关重要，了解患者是否经常运动、运动的类型和强度是否适宜。

三、护理诊断

（1）慢性疼痛：与椎间盘突出压迫神经、肌肉痉挛及术后切口疼痛有关。

（2）自理能力缺陷：与下肢疼痛、牵引治疗和神经受压等因素有关。

（3）舒适度的改变：与神经受压和肌肉痉挛等因素有关。

（4）排泄物形态的改变：与马尾神经受压和长期卧床等因素有关。

（5）有皮肤完整性受损的风险：与局部长期受压、牵引有关。

（6）潜在并发症：肌肉萎缩、神经根粘连、脑脊液漏等。

四、护理措施

（一）术前护理

1. 心理护理

腰椎间盘突出症患者大多病程长，反复发作，痛苦大，给生活及工作带来极大不便，心理负担重，故应深入病房与患者交流谈心，了解患者所思所虑，正确疏导解除患者各种疑虑。针对不了解自身疾病转归的患者，护理人员应根据患者的年龄、性别、文化背景、职业、性格特点，耐心向患者介绍疾病的病因、解剖学知识、临床症状、体征，使患者对自己和疾病有一个概括的了解，且能正确描述自己的症状，掌握本病的基本知识，能配合治疗及护理。

2. 术前检查

本病患者年龄一般较大，故术前应认真协助患者做好各项检查，了解患者全身情况，如是否有心脏病、高血压、糖尿病等严重全身性疾病，如有异常应给予相应的治疗，使各项指标接近正常，减少术后并发症的发生。

3. 体位准备

术前 3～5 天，指导患者在床上练习大小便，防止术后卧床期间因体位改变而发生尿潴留或便秘。

4. 皮肤准备

术前 3 天嘱患者洗澡清洁全身，活动不便的患者认真擦洗手术部位，术前 1 天备皮、消毒，注意勿损伤皮肤。

（二）术后护理

1. 生命体征观察

术后监测体温、脉搏、血压、呼吸及面色等情况，持续心电监护，每小时记录 1 次，发现异常时立即报告医生。观察患者双下肢运动、感觉情况及大小便有无异常，及时询问患者腰腿痛和麻木的改善情况。患者体温升高同时伴有腰部剧烈疼痛是椎间隙感染的征兆，如发现该征兆应及时给予处理。

2. 切口引流管的护理

观察伤口敷料外观有无渗血及脱落或移位，伤口有无红肿及缝线周围情况。术后一般需在硬膜外放置负压引流管，观察并准确记录引流液的色、质、量。保持引流通畅，防止引流管扭曲、受压、滑出。第 1 天引流量应不超过 400mL，第 3 天应不超过 50mL，此时可拔除引流管，一般术后48～72 小时拔管。若引流量大，色淡，且患者出现恶心、呕吐、头痛等症状，应警惕脑脊液漏，及时报告医生。有资料报道，腰椎间盘突出症术后并发脑脊液漏的概率为 2.65%。

3. 体位护理

术后仰卧硬板床 4～6 小时，以减轻切口疼痛和术后出血，之后则根据不同手术方法采取侧卧或俯卧位。翻身按摩受压部位，必要时使用气垫床，避免发生压疮，翻身时保持脊柱平直，勿屈曲、扭转，避免拖、拉、推等动作。

4. 饮食护理

术后给予清淡、易消化、富有营养的食物，如蔬菜、水果、米粥、汤类。禁食辛辣、油腻、易产气的豆类食品及含糖量较高的食物，待排便通畅后可逐步增加肉类等营养丰富的食物。

5. 尿潴留及便秘的护理

了解患者产生尿潴留的原因，给予必要的解释和心理安慰，给患者创造良好排便环境，让患者听流水声并用温水冲洗会阴部，必要时用穴位按摩促进排尿或导尿解除尿潴留。指导患者掌握床上大便方法，术后3天禁食辛辣及含糖量较高的食物，多食富含粗纤维的蔬菜、水果。按结肠走向按摩腹部，每天早晨空腹饮淡盐水1杯。必要时用缓泻剂灌肠解除便秘。

6. 并发症的护理

（1）脑脊液漏：由多种原因引起，如锐利的骨疵、手术造成硬膜损伤。表现为恶心、呕吐和头痛等，伤口负压引流量大，色淡。应去枕平卧，伤口局部用1kg沙袋压迫，同时减低引流球负压。遵医嘱静脉输注林格液。必要时探查伤口，进行裂口缝合或修补硬膜。

（2）椎间隙感染：是椎间隙周围软组织的化脓性炎症，多见于椎间盘造影、髓核化学溶解或经皮椎间盘切除术后。表现为背部疼痛和肌肉痉挛，并伴有体温升高，MRI是可靠的检查手段。一般采用抗生素治疗。

（三）健康教育

向患者说明术后功能锻炼对恢复腰背肌的功能及防止神经根粘连的重要性。因为虽然手术摘除了突出的髓核，解除了对神经根的压迫和粘连，但受压后（尤其是病程较长者）所出现的神经根症状及腰腿部功能的恢复，仍需一个较长的过程，而手术又不可避免地引起不同程度的神经根粘连；进行功能锻炼对防止神经根粘连，增加疗效起着重要作用。科学、合理的功能锻炼可促进损伤组织修复，使肌肉恢复平衡状态，改善肌肉萎缩、肌力下降等病理现象，有利于纠正不良姿势。功能锻炼的原则：先少量活动，以后逐渐增加运动量，以锻炼后身体无明显不适为度，持之以恒。

1. 直腿抬高锻炼

术后2～3天，指导患者做双下肢直腿抬高锻炼，每次抬高应超过40°，持续0.5～1分钟，每天2～3次，每次15～30分钟，高度逐渐增加，以能耐受为限。

2. 腰背肌功能锻炼

术后应尽早锻炼以恢复腰背肌的功能，缩短康复过程。腰背肌功能锻炼时应严格掌握锻炼时间及强度，遵循循序渐进、持之以恒的原则。一般开窗减压、半椎板切除术后1周，全椎板切除术后3～4周，植骨融合术后6～8周开始。具体锻炼方法如下。①五点支撑法：患者先仰卧位，屈肘伸肩，然后屈膝伸髋，同时收缩背伸肌，以双脚双肘及头部为支点，使腰部离开床面，每天坚持锻炼数十次。②三点支撑法：1～2周后改为三点支撑法，患者双肘屈曲贴胸，以双脚及头部为三支点，使整个身体离开床面，每天坚持数十次，最少持续4～6周。③飞燕法：先俯卧位，颈部向后伸，稍用力抬起胸部离开床面，两上肢向背后伸，两膝伸直，再从床上抬起双腿，以腹部为支撑点，身体上下两头翘起，每天3～4次，每次20～30分钟。功能锻炼应坚持半年以上。

参考文献

[1] 吴艳丽. 常见疾病护理管理 [M]. 武汉：湖北科学技术出版社，2022.

[2] 张晓艳. 神经内科疾病护理与健康指导 [M]. 成都：四川科学技术出版社，2022.

[3] 李佳. 护理基础与疾病护理要点 [M]. 北京：中国纺织出版社，2022.

[4] 屈庆兰. 临床常见疾病护理与现代护理管理 [M]. 北京：中国纺织出版社，2020.

[5] 王瑞静，马春霞，秦莹. 血液系统疾病护理 [M]. 郑州：河南科学技术出版社，2017.

[6] 王秀兰，芦鸿雁. 外科疾病护理常规 [M]. 北京：阳光出版社，2016.

[7] 杨晓璐，曲淑娜，董玉翠. 常见疾病护理技术 [M]. 长春：吉林科学技术出版社，2021.

[8] 鹿翠云，刘丽，李妍. 新编临床常见疾病护理与护患沟通技巧 [M]. 北京：中国纺织出版社，2018.

[9] 周宇. 现代疾病护理对策与案例分析 [M]. 南昌：江西科学技术出版社，2022.

[10] 阮玲清. 临床常见疾病护理常规思维导图 [M]. 沈阳：辽宁科学技术出版社，2023.

[11] 孙冬梅，郑家琼，许亭亭，等. 新编临床常见疾病护理 [M]. 青岛：中国海洋大学出版社，2019.

[12] 亓娟秀. 外科常见疾病的护理 [M]. 昆明：云南科技出版社，2016.

[13] 李国先，刘洪菊，张雪芹. 妇产科常见疾病护理 [M]. 北京：中国工人出版社，2008.

[14] 齐之洪. 儿科疾病护理常规及护理管理 [M]. 天津：天津科学技术出版社，2005.

[15] 张爱萍，初晓云，林英. 临床儿科疾病诊疗与护理 [M]. 天津：天津科学技术出版社，2011.